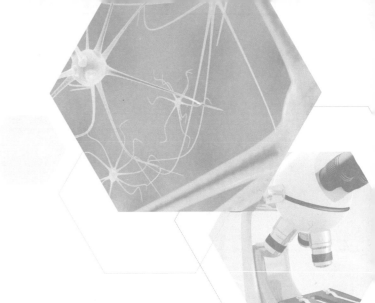

肿瘤内科护理学思维导图

ZHONGLIU NEIKE HULIXUE
SIWEI DAOTU

主审　张广清　宋慧娟
主编　蔡姣芝　缪景霞　姚志琪

SPM 南方出版传媒
广东科技出版社｜全国优秀出版社
·广州·

图书在版编目（CIP）数据

肿瘤内科护理学思维导图 / 蔡姣芝，缪景霞，姚志琪主编．—广州：广东科技出版社，2022.2
ISBN 978-7-5359-7761-8

Ⅰ．①肿… Ⅱ．①蔡… ②缪… ③姚… Ⅲ．①肿瘤学—护理学 Ⅳ．① R473.73

中国版本图书馆 CIP 数据核字（2021）第 211401 号

肿瘤内科护理学思维导图
Zhongliu Neike Hulixue Siwei Daotu

出 版 人：严奉强
责任编辑：曾永琳　郭芷莹
装帧设计：友间文化
责任校对：李云柯
责任印制：彭海波
出版发行：广东科技出版社
（广州市环市东路水荫路11号　邮政编码：510075）
销售热线：020-37607413
http：//www.gdstp.com.cn
E-mail：gdkjbw@nfcb.com.cn
经　　销：广东新华发行集团股份有限公司
印　　刷：广州市东盛彩印有限公司
（广州市增城区新塘镇太平洋工业区十路 2 号　邮政编码：510700）
规　　格：889mm × 1194mm　1/16　印张13.75　字数275千
版　　次：2022年2月第1版
2022年2月第1次印刷
定　　价：58.00元

肿瘤内科护理学思维导图编委会

主　审　张广清　宋慧娟

主　编　蔡姣芝　缪景霞　姚志琪

副主编　廖荣荣　黄碧灵　李　慧　何少丽　邹本燕

编　者　罗宇玲　莫晓琼　杨庭庭　庄伟欢　周小平
李　敏　张甫婷　付双霜　冯细霞　周彩虹
柴燕燕　吕照玲　陈春雨　张洪宇　郑玉荣
包良笑　陈健雯　丁　娟　简　黎　周　瑾
盛小燕　丁玲英　陈丽富　邓伟英　卢志芬
田　杏　李小娥　成燕云　郭利晓　刘　杨
林金香　黄秀艳　陈　洁　龚小华　黄秋桂
曾　艳　程首宏　徐　倩　冯　岚

前 言

读书不觉已春深，一寸光阴一寸金。自《内科护理学思维导图》出版以来，在教材辅助记忆方面，得到了业内同行的一致好评。肿瘤学作为一门独立的学科，在医药卫生领域有着不可替代的作用。随着近年来医护一体化的改革和发展，护理专业在临床教育教学中，显得尤为重要。为适应医学科学技术的发展和促进肿瘤患者的优质护理，进一步加深护理专业的理论知识，我们编著了这本《肿瘤内科护理学思维导图》，旨在提高相关人员的记忆效率，培养创造性思维能力。

思维导图自二十世纪八十年代始传入中国，在各行各业有着广泛的应用。传统的思维导图由点、线、符号、图像等元素构成，是一种辅助记忆的常用工具。本书根据各章节的内容，以思维导图为框架梳理主要知识，用不同的色彩、符号标记，总结、归纳关键词，以主题为中心，分层次、发散式整理，充分利用形象记忆和逻辑记忆互补的优势，达到快速、高效记忆的目标。全书运用图文并茂的展现方式，充分调动左右脑的机能，将肿瘤内科常规护理细节化、科学化，突出各项护理措施的相互隶属和层次关系，利用记忆、阅读、思维的规律，协助相关人员在科学与艺术、逻辑与想象之间快速掌握相关内容，从而形成整体的护理观。

心无旁骛，唯学是先，悬梁刺股，孜孜不倦，不为成败，只求无憾。学习是一场修行，永远没有尽头，握紧筏竿，择其风向，方可披荆斩棘。本书供高等教育护理专业同学和临床护理工作者使用和参考，也可供高校教师辅助教学使用。

人生总会有不期而遇的温暖和生生不息的希望，不负遇见，心存感激，何其有幸与良师益友一起编著本书，感谢各科室和兄弟院校的鼎力相助，在此对本书编写组致以诚挚的感谢。几经执笔，细细思量，唯恐书写不当，曲解精华；千查百对，每每修改，只求厚积薄发，学以致用。虽争分夺秒，亲善亲为，然才疏学浅，各有千秋。故忙中有失，在所难免。恳请各位同仁、院校师生指点迷津，必将博采众议，再接再厉！

目录

CONTENTS

第一部分　总论

第六章　肿瘤营养治疗的护理

第七章　肿瘤患者常见症状的护理

第八章　肿瘤急症的护理

第九章　肿瘤患者突发事件的应急预案

第十章　肿瘤患者人文关怀

第十一章　肿瘤患者常见管道的护理

第二部分　各论

第一章　头颈部肿瘤的护理

第二章　胸部肿瘤的护理

第三章　腹部肿瘤的护理

第四章　泌尿及男性生殖系统肿瘤的护理

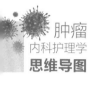

第一部分　总论

第一章

肿瘤化疗的护理

第一节　化疗药物分类及用药原则

化疗药物分类

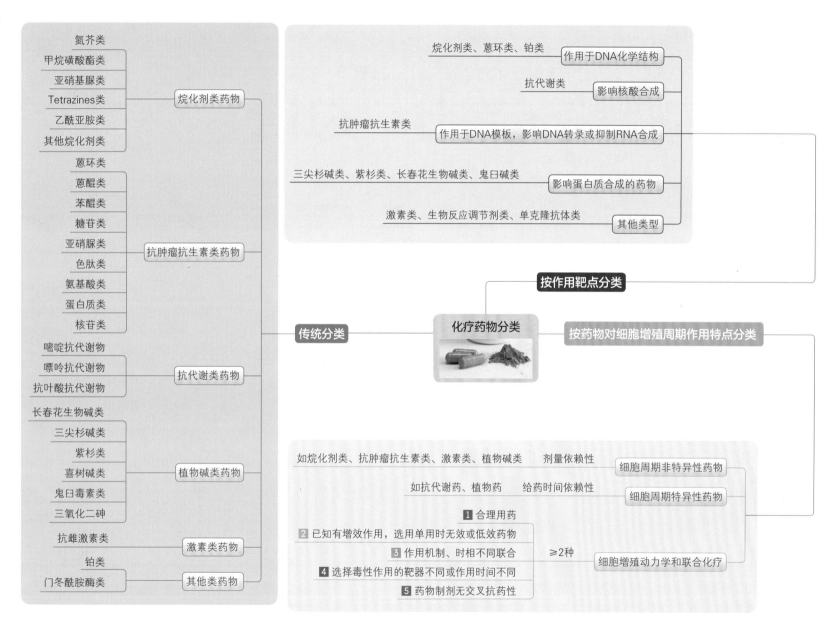

- **传统分类**
  - 烷化剂类药物
    - 氮芥类
    - 甲烷磺酸酯类
    - 亚硝基脲类
    - Tetrazines类
    - 乙酰亚胺类
    - 其他烷化剂类
  - 抗肿瘤抗生素类药物
    - 蒽环类
    - 蒽醌类
    - 苯醌类
    - 糖苷类
    - 亚硝脲类
    - 色肽类
    - 氨基酸类
    - 蛋白质类
    - 核苷类
  - 抗代谢类药物
    - 嘧啶抗代谢物
    - 嘌呤抗代谢物
    - 抗叶酸抗代谢物
  - 植物碱类药物
    - 长春花生物碱类
    - 三尖杉碱类
    - 紫杉类
    - 喜树碱类
    - 鬼臼毒素类
    - 三氧化二砷
  - 激素类药物
    - 抗雌激素类
  - 其他类药物
    - 铂类
    - 门冬酰胺酶类
- **按作用靶点分类**
  - 作用于DNA化学结构：烷化剂类、蒽环类、铂类
  - 影响核酸合成：抗代谢类
  - 作用于DNA模板，影响DNA转录或抑制RNA合成：抗肿瘤抗生素类
  - 影响蛋白质合成的药物：三尖杉碱类、紫杉类、长春花生物碱类、鬼臼碱类
  - 其他类型：激素类、生物反应调节剂类、单克隆抗体类
- **按药物对细胞增殖周期作用特点分类**
  - 细胞周期非特异性药物：剂量依赖性；如烷化剂类、抗肿瘤抗生素类、激素类、植物碱类
  - 细胞周期特异性药物：给药时间依赖性；如抗代谢药、植物药
  - 细胞增殖动力学和联合化疗：≥2种
    - 1 合理用药
    - 2 已知有增效作用，选用单用时无效或低效药物
    - 3 作用机制、时相不同联合
    - 4 选择毒性作用的靶器不同或作用时间不同
    - 5 药物制剂无交叉抗药性

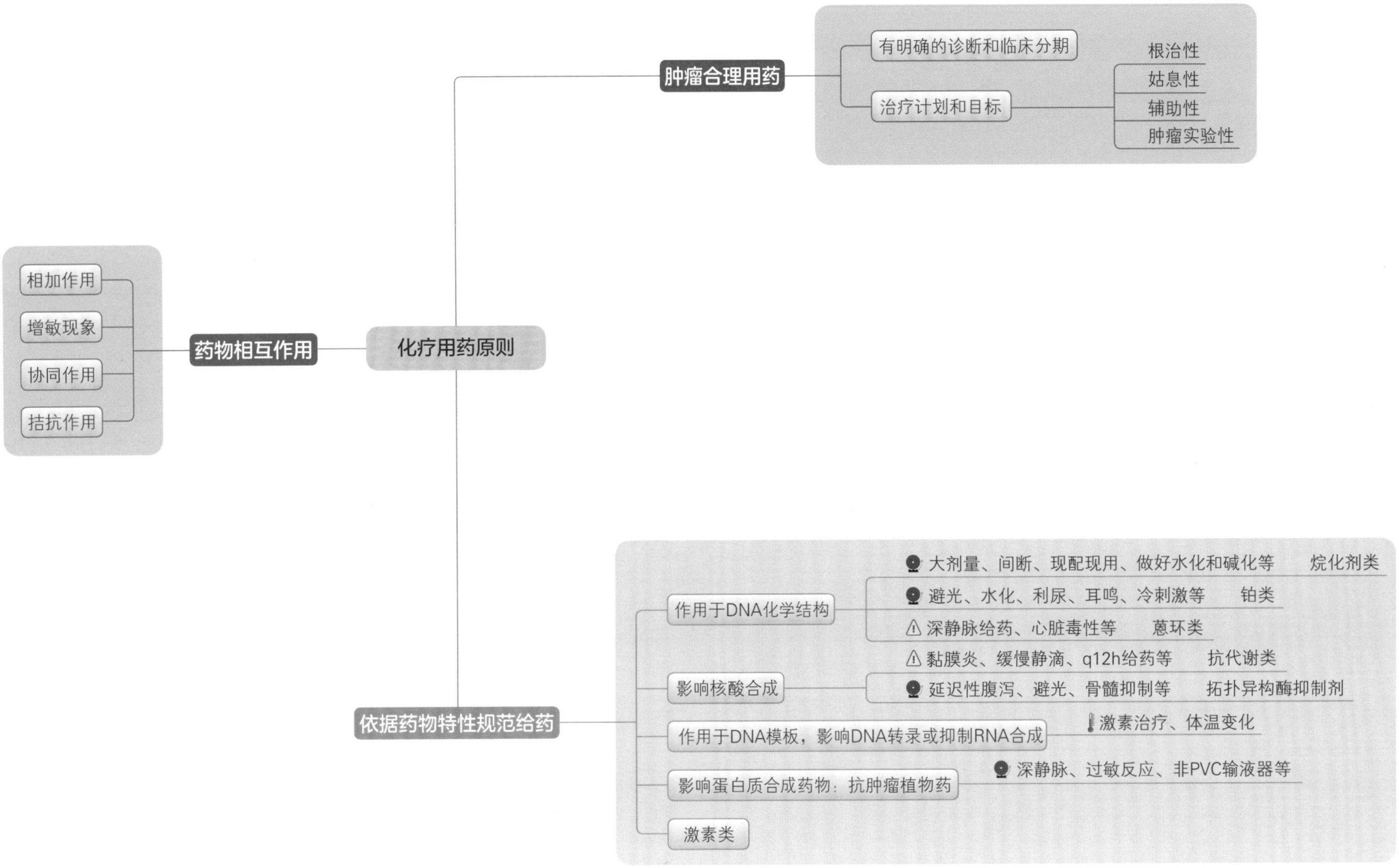
化疗用药原则
肿瘤合理用药
有明确的诊断和临床分期
治疗计划和目标
根治性
姑息性
辅助性
肿瘤实验性
药物相互作用
相加作用
增敏现象
协同作用
拮抗作用
依据药物特性规范给药
作用于DNA化学结构
大剂量、间断、现配现用、做好水化和碱化等
烷化剂类
避光、水化、利尿、耳鸣、冷刺激等
铂类
深静脉给药、心脏毒性等
蒽环类
影响核酸合成
黏膜炎、缓慢静滴、q12h给药等
抗代谢类
延迟性腹泻、避光、骨髓抑制等
拓扑异构酶抑制剂
作用于DNA模板，影响DNA转录或抑制RNA合成
激素治疗、体温变化
影响蛋白质合成药物：抗肿瘤植物药
深静脉、过敏反应、非PVC输液器等
激素类

第二节　化疗药物给药途径及护理

化疗药物给药途径及护理

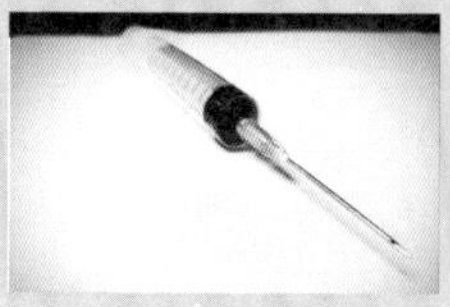

- **胸腔注射**
  - 优点
    - 缓解胸腔积液导致的呼吸困难
    - 减轻晚期患者痛苦
  - 缺点
    - 引起局部疼痛
    - 对长期或复发性胸腔积液的治疗效果差
    - 需行胸腔闭式引流插管
  - 护理
    - 定时改变体位：平卧位→仰卧位→侧卧位→俯卧位交替
    - 注药后停止引流
    - 评估疼痛强度、呼吸状态
- **脊髓腔内注射**
  - 优点
    - 预防及控制脊髓腔内的转移
    - 通过血脑屏障
  - 缺点
    - 腰椎穿刺带来较大痛苦
    - 脑室内无法达到有效浓度
    - 引发速发型中枢神经系统不良反应
    - 引发感染
  - 护理
    - 腰椎穿刺后，去枕平卧6h
    - 帮助患者练习床上排尿
    - 观察患者有无头痛、颈项强直、发热、意识不清或昏迷等症状
    - 注意人工植入器的通畅性及患者自我护理
- **腹腔注射**
  - 优点
    - 药物可到达所有腹腔内器官（除肾脏外）
    - 辅助外科手术或全身性化疗
    - 减轻药物经肝脏代谢的不良反应及并发症
    - 有效控制局部复发及种植
  - 缺点
    - 易造成感染
    - 仅适用于腹腔微小转移
    - 可引起严重骨髓抑制
    - 不适用于腹腔内肿瘤、外科伤口及胃肠粘连
  - 护理
    - 定时改变体位：平卧位→仰卧位→侧卧位→俯卧位交替
    - 灌药后停止引流

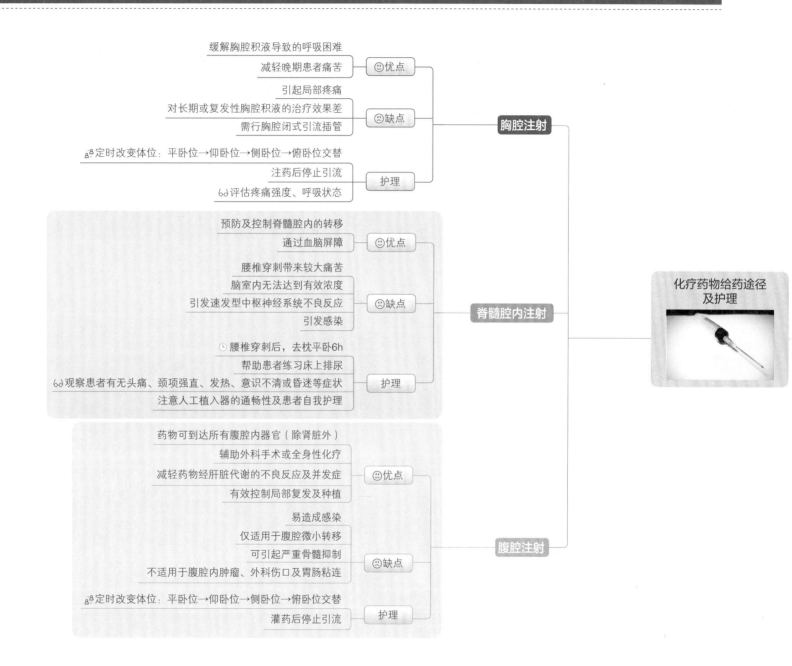

- **口服给药**
  - 优点
    - 安全、经济、方便、易接受
  - 缺点
    - 受胃肠道吸收作用限制，药效降低
    - 因药物引起恶心呕吐，不能遵嘱服药
  - 护理
    - 合理安排服药时间
    - 观察不良反应
    - 及时评估胃肠道反应

- **膀胱灌注**
  - 优点
    - 长时间、高浓度、直接作用于肿瘤
    - 治疗膀胱原位癌
    - 减少全身毒副作用
    - 保留性功能
  - 缺点
    - 留置尿管引起不适
    - 可引起发热、血尿、膀胱痉挛、排尿困难等
  - 护理
    - 治疗前后48h，保证尿量＞2 500mL/d
    - 药物留置1~2h，每15～30min交换一次体位：平卧位→仰卧位→侧卧位→俯卧位交替
    - 观察排尿功能、尿液性质及任何感染征象

- **静脉注射**
  - 优点
    - 快速达到较高的血药浓度
    - 注射/静滴/泵入　选择不同给药方法及途径
  - 缺点
    - 需住院治疗
    - 不良反应严重
    - 可能造成外周静脉及皮肤组织的破坏
  - 护理
    - 专业人员给药
    - 观察速发型变态反应
    - 注意给药顺序、药物互相作用及配伍禁忌
    - 严格把握药物特性
    - 预防药物外渗

- **动脉给药**
  - 优点
    - 用于局部肿瘤或单一器官受侵犯时
    - 药物在靶器官或组织达到最高浓度
  - 缺点
    - 需住院治疗
    - 仅限微小细胞侵犯
    - 治疗肝脏肿瘤时可引起腹胀、腹痛等
    - 引起动脉内栓塞、导管脱位、感染及出血
  - 护理
    - 术肢加压、制动
    - 观察有无出现腹痛、栓塞、感染及出血
    - 监测肝功能

- **皮下/肌内注射**
  - 优点
    - 安全、方便、快捷
    - 吸收比口服快
  - 缺点
    - 限制性大
      - 对局部组织无刺激
      - 易溶于水
  - 护理
    - 观察局部组织的反应
    - 注意血小板及凝血时间
    - 合理制订注射计划

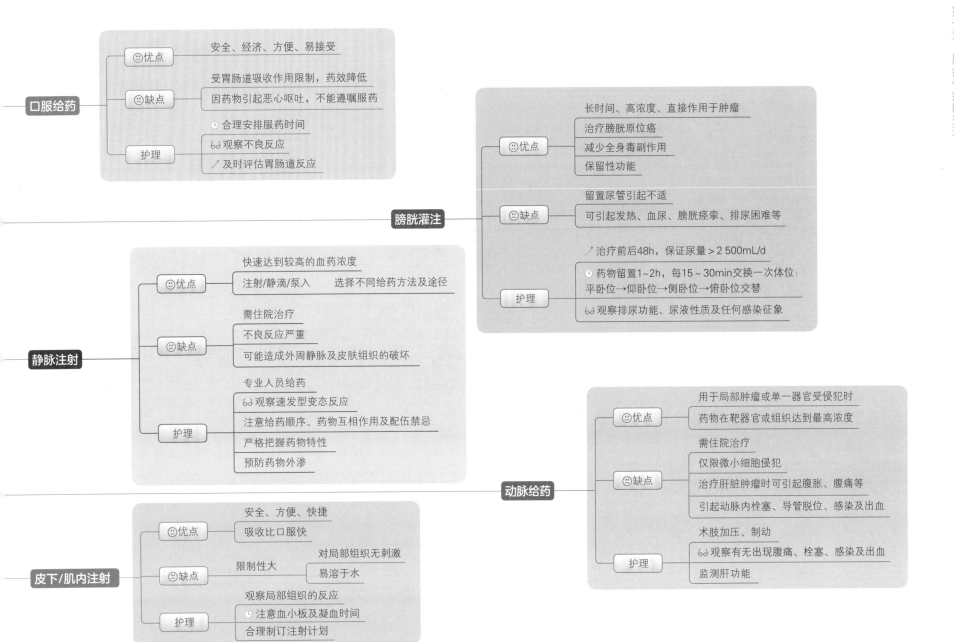

第三节　化疗药物毒副作用的观察及护理

化疗药物毒副作用的观察及护理（一）

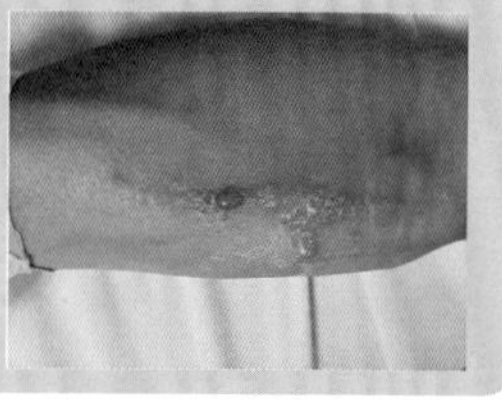

- 心脏毒性
  - 注意有无心脏病史
  - ADM总剂量＜500mg/m²
  - 严密观察病情，心电监护监测
  - 使用护心药物
- 胃肠道毒性反应
  - 恶心、呕吐
    - 主要药物：铂类药物为主，DDP、VP-16
    - 早期使用抗呕吐剂
    - 密切观察高危人群
    - 注意患者营养状况，加强饮食指导
    - 及时用止吐药物
  - 食欲减退
    - 甲地孕酮或甲羟孕酮
    - 少食多餐：高蛋白、富含维生素、易消化的食物
    - 提供舒适的进餐环境
  - 口腔炎
    - 主要药物：MTX、5-FU、ADM、VCR、Ara-C、VLB
    - 饭前、饭后漱口
    - 发生溃疡时对症处理
    - 温热、流质、无刺激饮食
    - 大面积口腔炎或食道炎者采取全胃肠外营养
  - 便秘
    - 适当活动
    - 应用缓泄剂
    - 控制使用5-HT、拮抗剂、止吐药的次数
  - 腹泻
    - 避免咖啡、酒类及奶制品，保持低纤维、高热量及高蛋白的饮食
    - 观察是否有脱水或电解质失衡的症状
    - 应用CPT-11时积极预防迟发性腹泻的发生
    - 适当使用止泻药或抗胆碱能药物
- 肝脏毒性
  - 化疗前后行肝功能检查
  - 给予保肝药物
  - 清淡饮食：适当增加蛋白质、维生素的摄入
  - 心理护理
- 骨髓抑制
  - 主要药物：NHg、BCNU、CCNU、MMC、CBP、CTX、DTIC、5-FU、DDP
  - 化疗前检查血象及骨髓情况
  - 化疗期间观察血象变化
  - 给予支持治疗，如饮食的调整、中药等：如党参合剂、黄芪、阿胶等
  - WBC过低时，预防感染，必要时保护性隔离
  - 血小板降低时，预防出血
  - 血色素低于80g/L时给予成分输血或EPO皮下注射

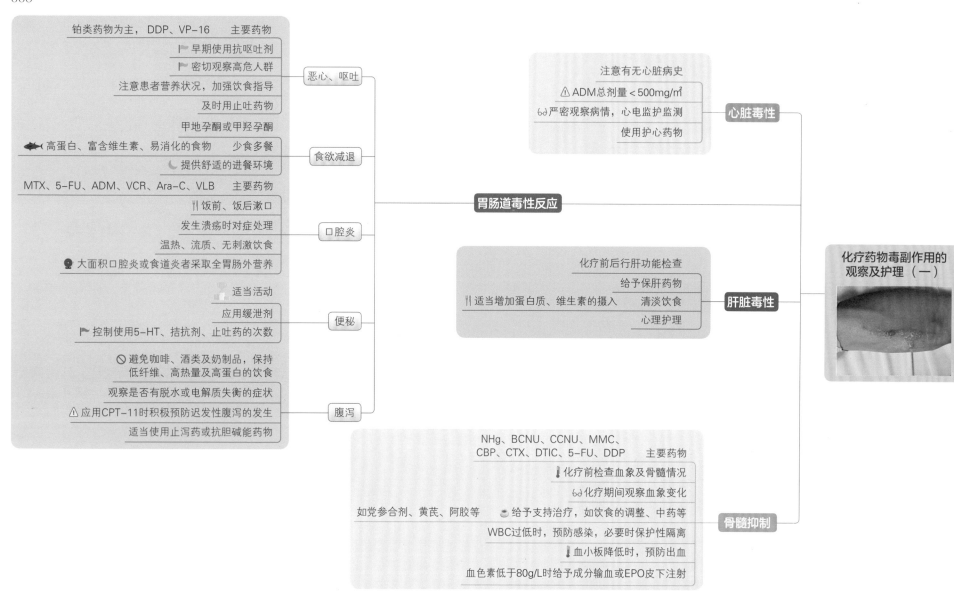

- 局部反应
  - 化学性静脉炎
    - 主要为发疱类或刺激性药物
      - 如氮芥、阿霉素、长春新碱等
    - 1 充分稀释，减少刺激
    - 2 应用中心静脉导管
    - 3 预防可用硫酸镁/中药湿敷
    - 4 化疗后用NS或GS溶液冲洗
  - 抗肿瘤药物外渗
    - 避免一次性钢针
    - 立即停止
      - 一般刺激性药物（氟尿嘧啶、环磷酰胺等）
        - 拔除针头
        - 局部采用25%硫酸镁湿敷
    - 发疱性药物外渗
      - 封闭
        - 保留套管针，回抽
        - 相应拮抗剂
          - 从套管针注入，再行封闭
        - 无相应拮抗剂时可用NS14mL+利多卡因0.5g+地塞米松5mg封闭
          - 行多点放射环形封闭
      - 冷敷或热敷
        - 除植物碱类外，其他药物：24h内冷敷，4~6次/d，20~30min/次
        - 植物碱类：热敷，40~50℃，4~6次/d，15~20min/次，可持续24h
        - 湿敷药物
          - 氢化可的松、25%硫酸镁、2%~4%碳酸氢钠、中药等
      - 抬高患肢48~72h
      - 外渗24h后行红外线、超短波等
      - 清创、换药或植皮等
    - 按照化疗废弃物处理用物

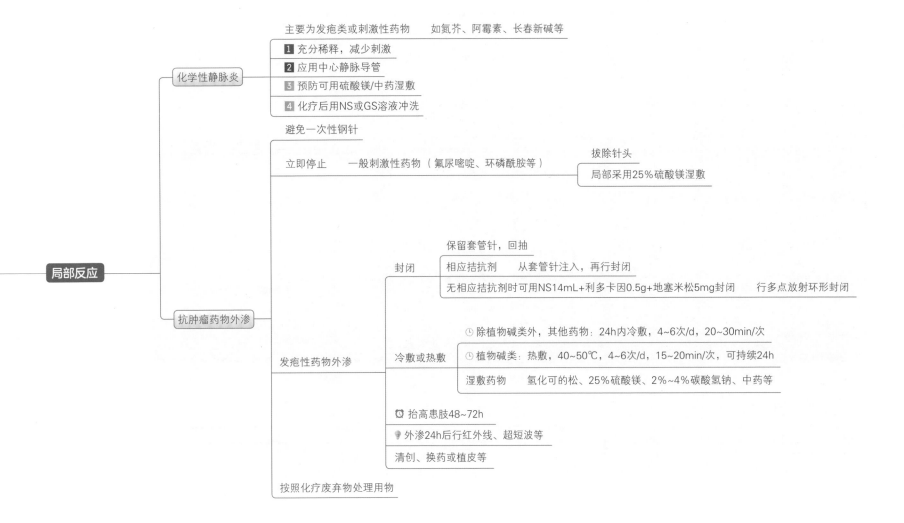

化疗药物毒副作用的观察及护理（二）

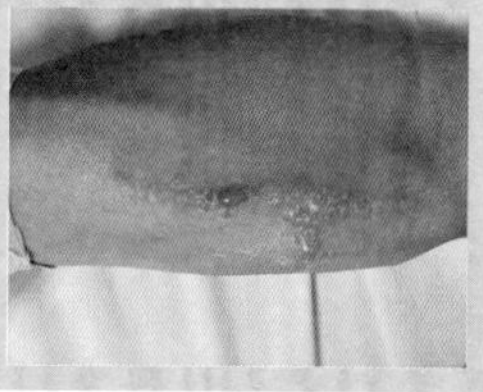

- 皮肤毒性反应
  - 皮炎
    - 主要药物：MTX、5-FU、ADM、DNR、BLM、CTX等
    - 使用抗过敏药物或激素治疗
    - 不可用手抓或过热水洗
    - 严重时可停药
  - 色素沉着
    - 主要药物：CTX、5-FU、ADM、BLM、白消安
    - 忌过热的水、刺激性肥皂、浴液
    - 病变处勿挠抓、乱涂药
    - 避免紫外线直射、防晒
  - 脱发
    - 主要药物：BLM、CTX、5-FU、DNR、ADM、VCR、IFO、MTX、MMC、PTX、VP-16、VLB
    - 心理护理
    - 选择合适的假发
    - 及时清理
- 泌尿系统毒性反应
  - 主要药物：DDP、MTX、DNR
  - 肾脏损伤和电解质的异常
    - 代谢性肾损伤
      - 足够的水分
      - 监测出入量及电解质情况，观察相关症状
    - 可能因化疗药物引起肾损伤
      - 使用DDP时需做好利尿水化，保证尿量>2500mL/d
      - 使用MTX时需碱化尿液，进行CF解救并监测尿pH值
  - 出血性膀胱炎
    - 主要药物：高剂量的IFO及CTX
    - 做好尿液水化、碱化
    - 使用尿路保护剂美司钠，0h、4h、8h给药

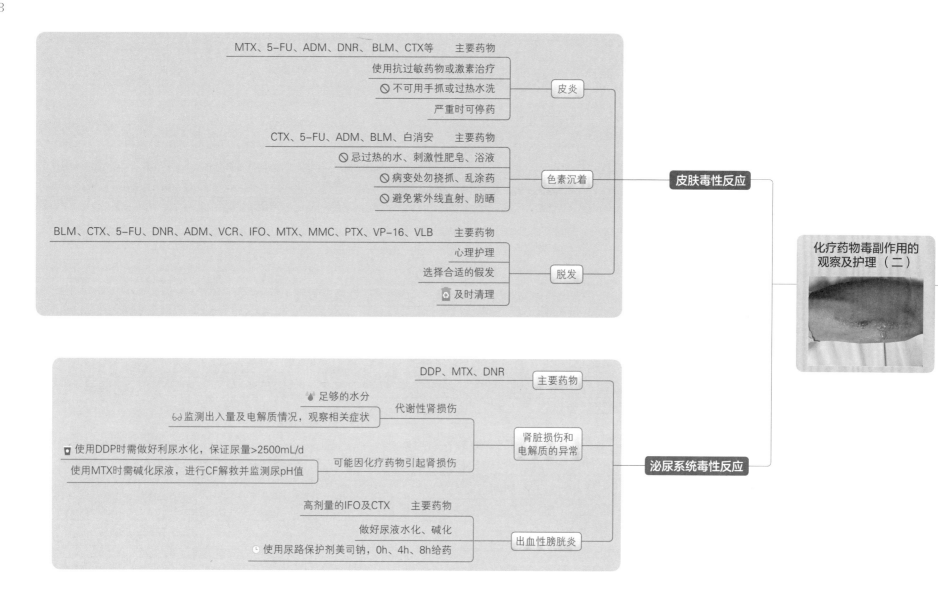

- **疲乏**
  - 详见第七章第二节“癌因性疲乏”
- **过敏反应**
  - 主要药物　左旋门冬酰胺酶、紫杉醇
  - 提前预防
  - 用药后15min监测生命体征及做好记录
    - 轻度症状　无须中断用药
    - 严重过敏反应　停药、就地抢救
  - PTX给药前给予抗组胺药物
  - 紫杉醇给药时采用聚乙烯类输液器
- **肺毒性**
  - 主要药物
    - BLM、CTX、BUS、MTX和亚硝脲类等
  - 评估患者
    - 老年人、肺功能不全者、慢性支气管炎者禁用
    - 定期X线检查
    - 博来霉素总剂量应＜500mg/m²
  - 肺功能异常
    - 调整生活习惯，以适应肺功能的变化
    - 呼吸运动
- **神经系统毒性**
  - 周围神经病变
    - 主要药物　VCR、DDP、L-OHP等
    - 四肢及躯干感觉异常、麻木、肌无力等
    - 进食富含B族维生素、大量水分的食物，如蔬果
    - 避免冷刺激
    - 安全教育
  - 中枢神经病变
    - 主要药物　5-FU、MTX、左旋门冬酰胺酶
    - 联合用药剂量不宜过大
    - 密切观察毒性反应
    - 嗜睡、意识障碍、人格改变、智力减退、定向力障碍等

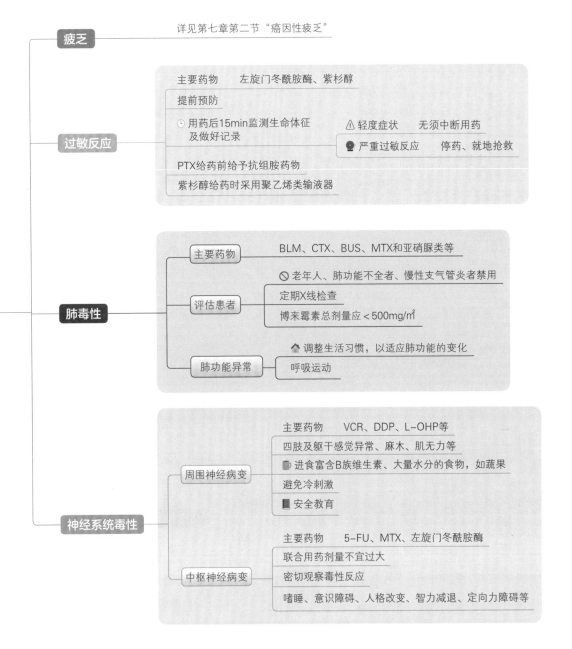

第四节　化疗的防护

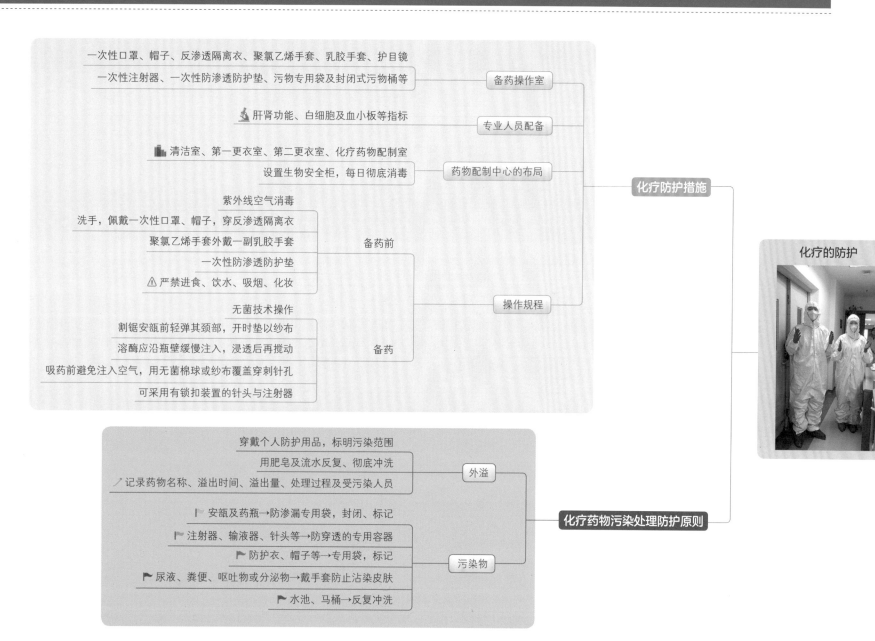

化疗的防护

- 化疗防护措施
  - 备药操作室
    - 一次性口罩、帽子、反渗透隔离衣、聚氯乙烯手套、乳胶手套、护目镜
    - 一次性注射器、一次性防渗透防护垫、污物专用袋及封闭式污物桶等
  - 专业人员配备
    - 肝肾功能、白细胞及血小板等指标
  - 药物配制中心的布局
    - 清洁室、第一更衣室、第二更衣室、化疗药物配制室
    - 设置生物安全柜，每日彻底消毒
  - 操作规程
    - 备药前
      - 紫外线空气消毒
      - 洗手，佩戴一次性口罩、帽子，穿反渗透隔离衣
      - 聚氯乙烯手套外戴一副乳胶手套
      - 一次性防渗透防护垫
      - 严禁进食、饮水、吸烟、化妆
    - 备药
      - 无菌技术操作
      - 割锯安瓿前轻弹其颈部，开时垫以纱布
      - 溶酶应沿瓶壁缓慢注入，浸透后再搅动
      - 吸药前避免注入空气，用无菌棉球或纱布覆盖穿刺针孔
      - 可采用有锁扣装置的针头与注射器
- 化疗药物污染处理防护原则
  - 外溢
    - 穿戴个人防护用品，标明污染范围
    - 用肥皂及流水反复、彻底冲洗
    - 记录药物名称、溢出时间、溢出量、处理过程及受污染人员
  - 污染物
    - 安瓿及药瓶→防渗漏专用袋，封闭、标记
    - 注射器、输液器、针头等→防穿透的专用容器
    - 防护衣、帽子等→专用袋，标记
    - 尿液、粪便、呕吐物或分泌物→戴手套防止沾染皮肤
    - 水池、马桶→反复冲洗

- **化疗安全防护原则**
  - 加强专业人员职业安全教育
  - 在生物安全柜内备药

    - 1 垂直层流装置
    - 2 负压状循环气体
    - 3 吸附剂
  - 改善医疗器具，完善防护设施
  - 药物处理中心化
  - 妊娠及哺乳期避免直接接触
  - 加强化疗废弃物的管理
- **化疗防护中应注意的问题**
  - 加强防护知识的宣传教育
  - 建立操作规范
  - 提供安全环境
    - 注射器、输液器、针头放入防穿透的专用容器
    - 安装排风设施或开窗通风
      - 排风筒必须高于医院的建筑
  - 科学、规范化管理
    - 常规性培训
    - 职业防护
    - 操作规程
    - 定期体格检查
    - 轮换岗位
    - 合理安排休假
  - 患者排泄物和污染物的管理
    - 水池、马桶反复用水冲洗＞2次
    - 化疗污染的被服与其他分开清洗
    - 不混用生活用品
    - 衣物单独清洗

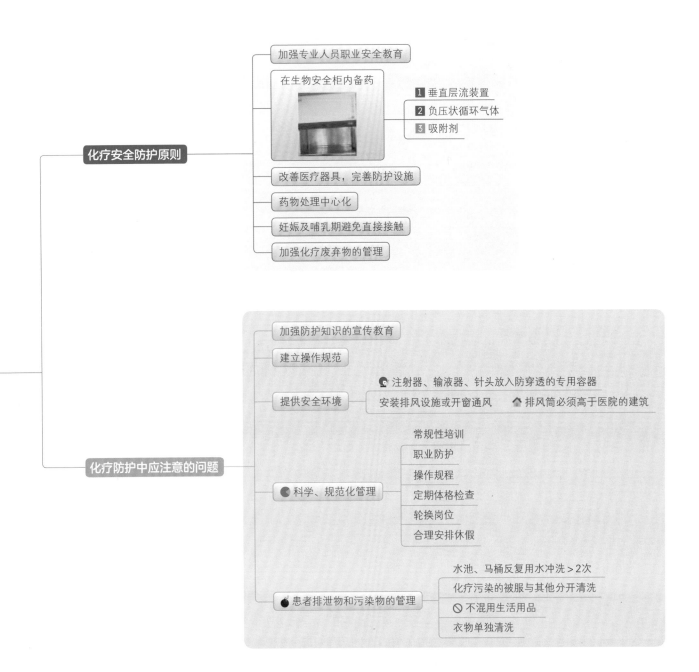

第五节　居家护理

居家护理

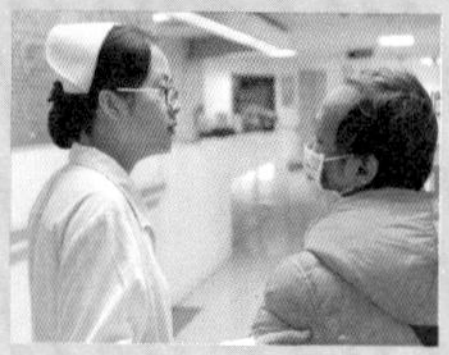

- 居家环境
  - 根据患者喜好布置房间
    - 协调、淡雅、温馨
  - 空气清新无异味
    - 通风2次/d，＞30min/次
      - 可使用柠檬和薰衣草
  - 戒烟酒及避免二手烟
  - 湿性清扫
    - 18~22℃，湿度为50%~60%
  - 防跌倒
  - 处理呕吐物及排泄物
- 口服化疗药物的指导
  - 用药指导
    - 剂量、服用时间、频率
    - 与食物并服/空腹服
    - 配伍禁忌及药物副作用
  - 有清楚标识，放于清洁、阴凉、干燥、避光的环境内
  - 未服用完的药物应拿回医院处理，勿随意丢弃
  - 重视服药依从性
  - 勿咀嚼、压碎、打开胶囊
    - 避免直接接触药物
      - 手套拿取
      - 倒入药杯
    - 服药后洗手，若碰到药物，用肥皂及水清洗
  - 忘记服药则略过一次
  - 若伴有其他疾病应先告知医生
  - 服药期间直到停药5~7d，大小便及呕吐物应按压冲水2次
- 常见问题的应对
  - 观察血象
    - 遵嘱按时查血常规
    - 血象低的指导
      - 避免到人流密集场所
      - 监测体温，观察皮下出血点及大便颜色等
      - 口腔护理
  - 发热
    - 摄入水分充足及富含维生素C的食物
    - 物理降温及口腔清洁
  - 恶心、呕吐
    - 摄入富含营养、易消化的食物
    - 少量多餐

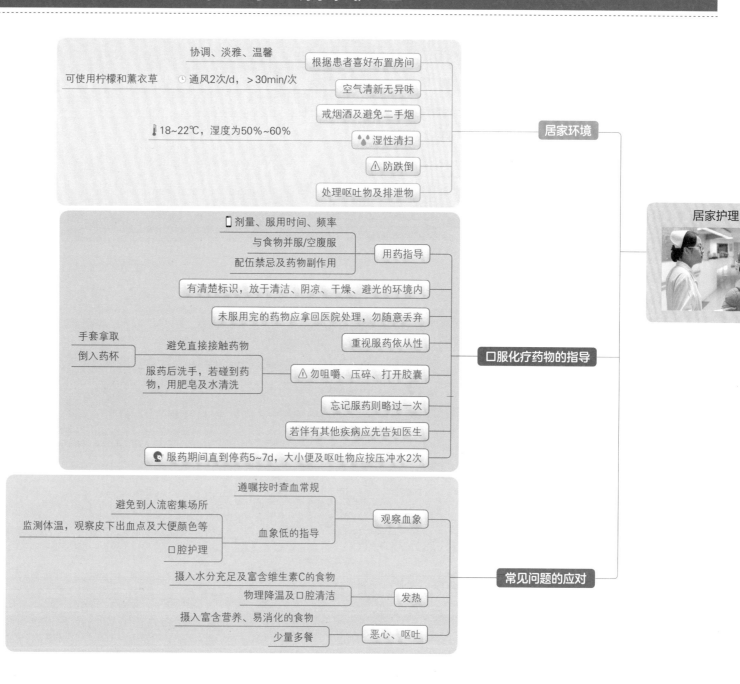

- **心理支持**
  - 家庭支持，多陪伴、沟通
  - 帮助患者处理生活事件
  - 鼓励患者积极参与社会活动
- **饮食营养**
  - 多样化膳食
    - 植物性食物为主的多样化膳食，植物性食物占饭菜2/3以上
    - 足量蛋白质摄入
      - 牛奶、豆类食品等
      - 瘦猪肉、鸡蛋、家禽等
    - 富含维生素的新鲜蔬菜和水果
      - 油菜、菠菜、小白菜、西红柿等
      - 山楂、鲜枣、猕猴桃等
    - 采用煮、炖、蒸等烹饪方式，以利消化
    - 升白细胞食物
      - 枸杞、红枣、黄鳝、牛肉等
    - 含铁食物
      - 动物肝、动物血、菠菜等
    - 进食时保持心情愉快，有助于食物消化吸收
    - 补血食物
      - 黑芝麻、红枣、猪肝、藕、胡萝卜、桂圆肉、黑豆、黑木耳、乌鸡、红糖等
  - 食疗处方
    - 五红汤
      - 枸杞、红皮花生、红豆、红糖、红枣　升血、补血
    - 黄芪红枣枸杞茶
      - 红枣5~6枚，黄芪3~5片，枸杞5~10g　补气补血
    - 菊花蜜饮
      - 菊花50g+蜂蜜　养肝明目、生津止渴、润肠等
    - 玫瑰菊花茶
      - 玫瑰6g，菊花2~3朵　疏肝解郁
    - 枣杞补气茶
      - 红枣5~6枚，红茶10g，枸杞8~10粒　补气
    - 蜜糖红茶
      - 红茶+蜂蜜　温中养胃、护肝驱寒
    - 便秘处方
      - 芹菜0.5kg、苹果1个榨汁，晨起饮用

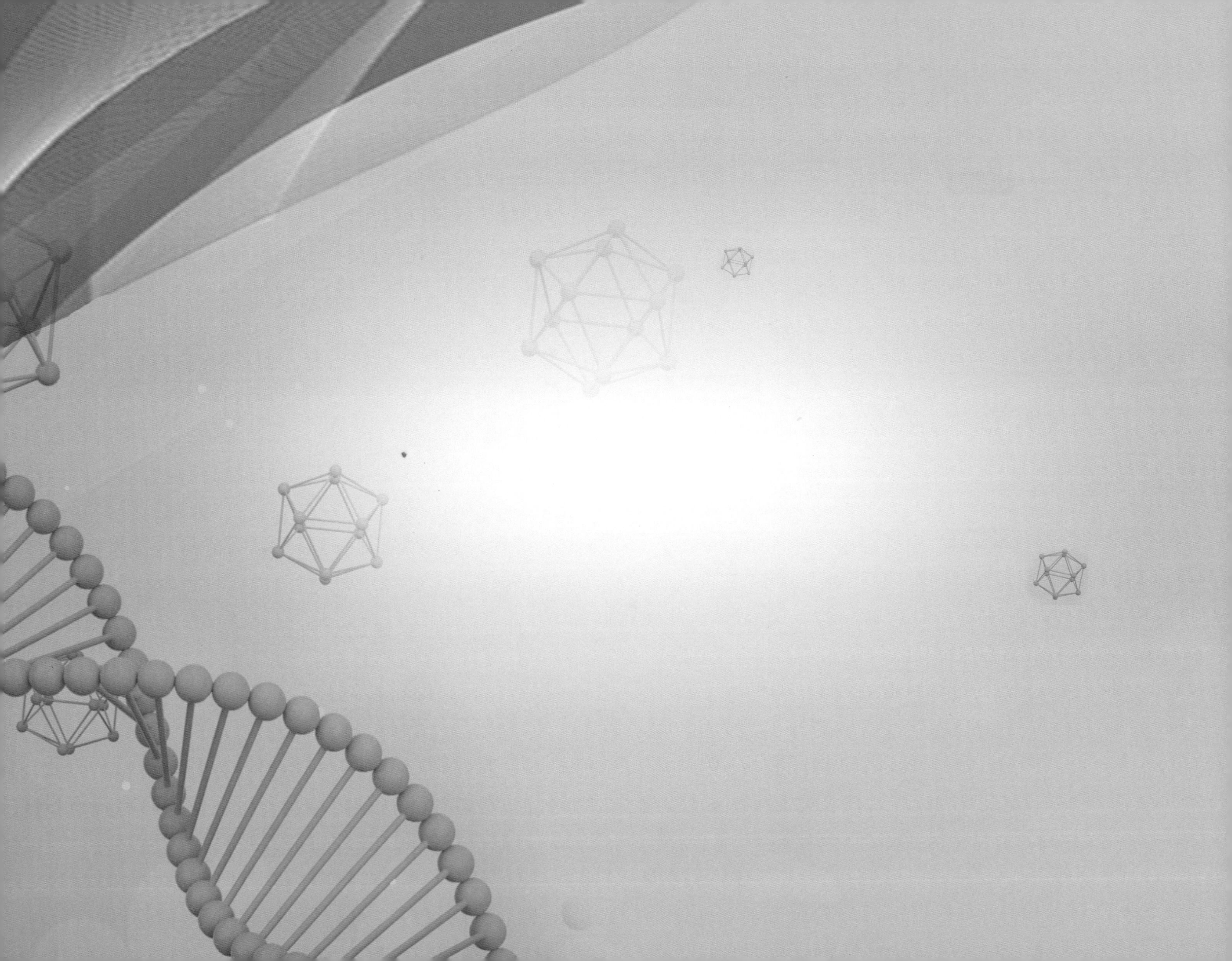

第二章

肿瘤放疗的护理

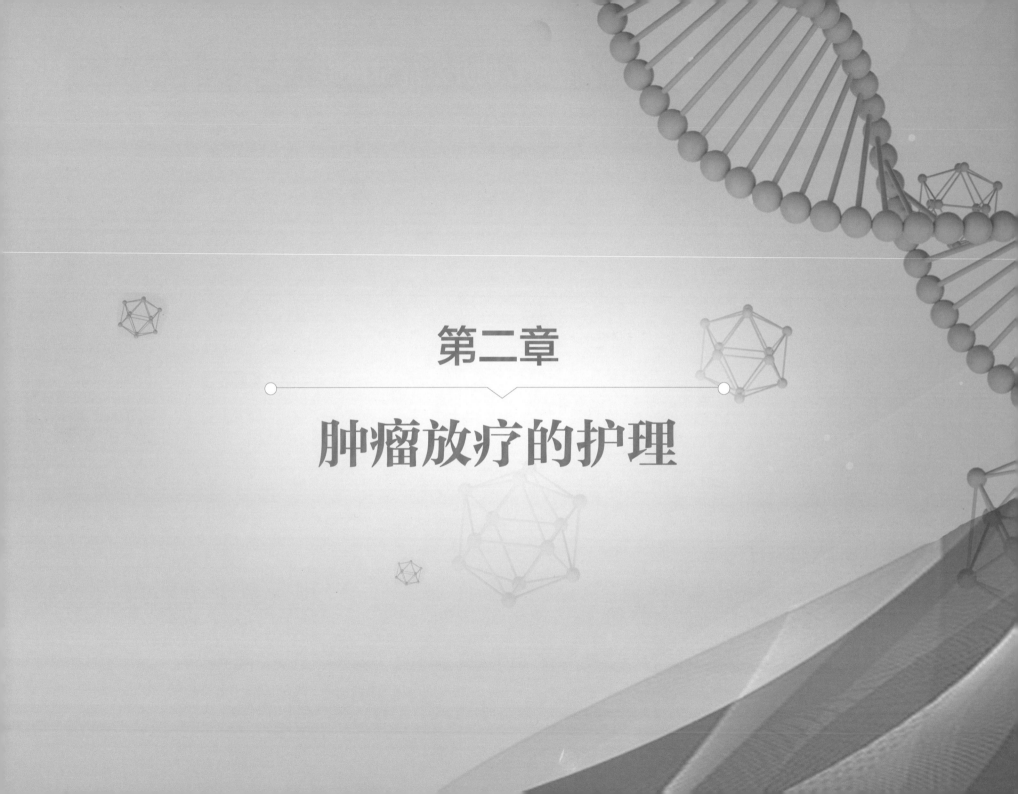

第一节　放疗的并发症与预防

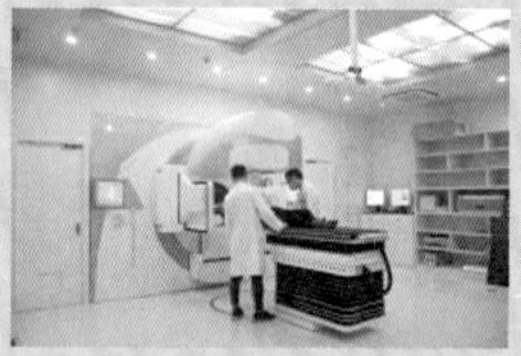

- 放疗的并发症与预防
  - 头颈部
    - 脑组织
      - 临床表现
        - 急性期
          - 脑水肿
            - 颅内压增高
        - 早期迟发损伤
        - 晚期
          - 神经解剖学相关体征
          - 癫痫症状
      - 预防
        - 减少正常组织受量
        - 抗动脉硬化，改善脑缺氧
        - 预防脑水肿
          - 20%甘露醇及激素治疗
    - 耳
      - 临床表现
        - 早期
          - 耳痛、耳闷、噪声敏感
        - 晚期
          - 感音/传导/混合性耳聋
      - 预防
        - 多野照射，减少内耳区照射
        - 使用降低咽鼓管表面张力药物
        - 加强局部清洁
        - 中药改善局部血液循环
    - 眼和附属器
      - 临床表现
        - 轻度：眼睑红斑
        - 严重：视力完全丧失
      - 预防
        - 使用铅罩，保护眼球
        - 冲洗泪道，防粘连阻塞
    - 鼻
      - 临床表现
        - 鼻腔粘连、后鼻孔或鼻咽封锁、鼻窦炎、萎缩性鼻炎
        - 鼻腔和鼻窦黏膜放射性反应
      - 预防
        - 鼻放疗结束后
          - 鼻腔冲洗半年
    - 口腔
      - 临床表现
        - 放射性口腔炎、放射性口腔干燥症、龋齿、骨坏死、张口困难等
      - 预防
        - 放疗前洁牙，修补/拔除龋齿
        - 勤漱口，保持口腔清洁
        - 使用含氟牙膏刷牙
        - 多饮水，每日＞2 500mL
        - 少食甜食，忌辛辣，戒烟酒
        - 放疗后3年内不拔牙
          - 防骨髓炎

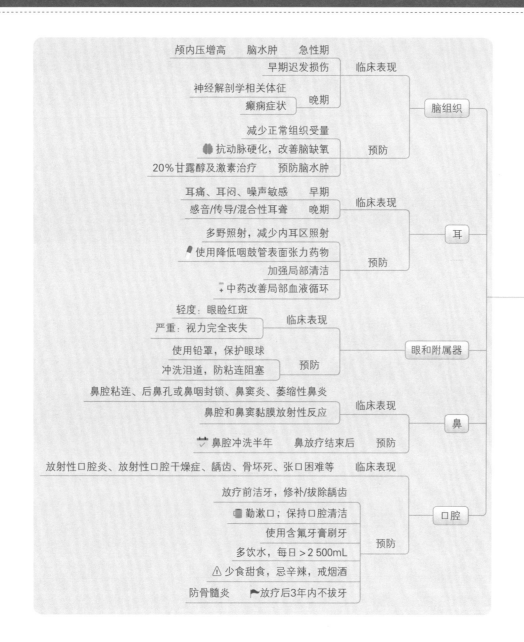

- 胸部
  - 心脏
    - 临床表现
      - 急性放射性心包炎、心肌病、冠状动脉疾病
      - 放射性心瓣膜病
      - 心脏传导异常等
    - 预防
      - 多野照射
      - ⚠ 先化疗后放疗，慎用心脏毒性类化疗药
  - 肺
    - 临床表现
      - 急性放射性肺炎
      - 胸膜反应与渗出性胸膜炎
      - 肺部炎症
    - 预防
      - 积极抗感染
      - ⚠ 慎用肺损伤类化疗药
  - 食管
    - 临床表现
      - 食管气管瘘
      - 食管纵隔炎
      - 上消化道出血
    - 预防
      - ⚠ 放疗期间、放疗后避免进食辛辣、过咸、过冷、过热及粗糙的食物
      - 饭前饭后饮用温水
- 盆腔
  - 膀胱、尿道、输尿管
    - 临床表现
      - 放射性膀胱炎
      - 急性尿道炎
      - 膀胱阴道瘘
      - 输尿管梗阻
    - 预防
      - 术后休息4~6周再放疗
      - 放疗前多饮水＞500mL 保持膀胱充盈
      - 每日饮水2 000~3 000mL
      - 碱化尿液，防止尿路感染
  - 子宫和宫颈
    - 临床表现
      - 宫颈狭窄、积脓
      - 宫腔积血
      - 子宫和宫颈糜烂或坏死等
    - 预防
      - 阴道冲洗＞6个月
      - 放疗结束后应用少量雌、孕激素替代治疗
  - 外阴
    - 临床表现 放射性损伤
    - 预防
      - 局部清洁，避免摩擦，防止感染
      - 放疗中俯卧位、膀胱充盈
  - 阴道
    - 临床表现
      - 放射性阴道炎
      - 阴道直肠瘘
    - 预防
      - 每日阴道扩张，避免狭窄
      - 每日阴道冲洗 放疗结束后3~6个月
      - 阴道局部给药 维生素E、雌激素
- 腹部
  - 肝脏
    - 肝硬化及部分切除对放疗耐受性低
    - 预防
      - 纠正营养不良
      - ⚠ 慎用护肝药物或活血化瘀类中药
      - 高蛋白、热量、维生素，低脂饮食
      - 卧床休息，肝损伤患者需减少蛋白质摄入
  - 胃
    - 临床表现
      - ☹ 厌食、恶心呕吐及体重下降
      - 严重者胃出血、穿孔
    - 预防 降低分次剂量，用止吐药
  - 直肠
    - 不同程度的放射性直肠炎 早期大便次数增多和便急
    - 预防
      - 饮食 ⚠ 多食易消化的食物，忌食刺激性及粗纤维食物
      - 服用思密达
      - 保留灌肠 思密达+地塞米松+庆大霉素+温NS
  - 肾脏
    - 临床表现 放射性肾炎
    - 预防
      - ⚠ 卧床休息
      - 低蛋白饮食，限盐限液

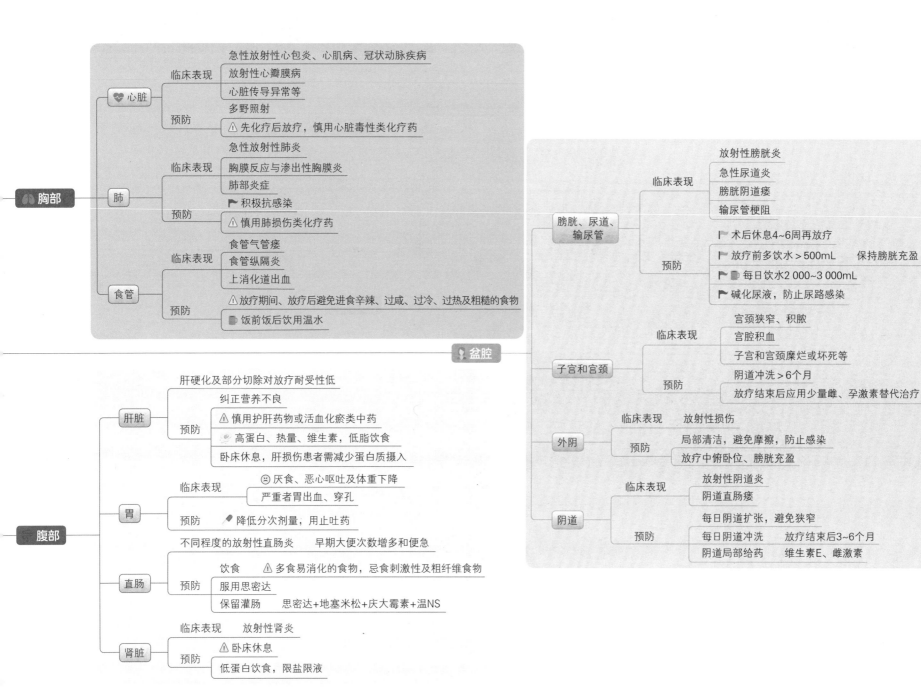

第二节　放疗及其副作用的护理

放疗及其副作用的护理（一）

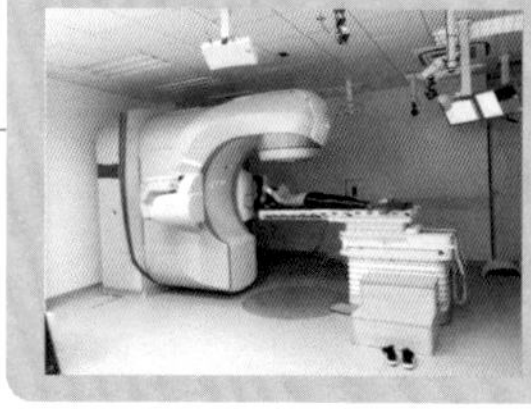

- 放疗前
  - 评估
    - 血象、营养、心理
  - 宣教
    - 放疗流程及配合
    - 不良反应及预期效果
- 放疗期间
  - 注意事项
    - 禁戴金属品
    - 前后使用放疗皮肤保护剂
  - 照射野皮肤
    - 避免损伤
      - 机械性
        - 搔抓
        - 胶布粘贴
        - 戴首饰（头颈放疗）
      - 化学性
        - 肥皂、沐浴露
        - 刺激性消毒、护肤品
      - 温度性
        - 冷热刺激
        - 日光直射、暴晒
  - 增加营养
    - 三高、低脂、易消化饮食
    - 餐前控制疼痛
  - 监测血象变化
    - 必要时暂停放疗
  - 暂停放疗
    1. $T \geqslant 38.5℃$
    2. $WBC < 2.0 \times 10^9/L$
    3. $PLT < 50 \times 10^9/L$
    4. 放疗反应严重
- 放疗后
  - 照射野皮肤保护＞1个月
  - 3~4年勿拔牙，牙科就诊时告知放疗病史
  - 后期放射反应
  - 饮食调理
  - 头颈放疗
    - 口腔功能锻炼3~6个月
    - 缓解口干，可用金银花、菊花泡茶饮用
  - 鼻咽癌
    - 鼻腔冲洗，勿挖鼻
  - 定期复诊
    - 出院1个月
    - 3~4次/年，全面体格检查（第1~3年）
    - 每半年1次（第3~5年）

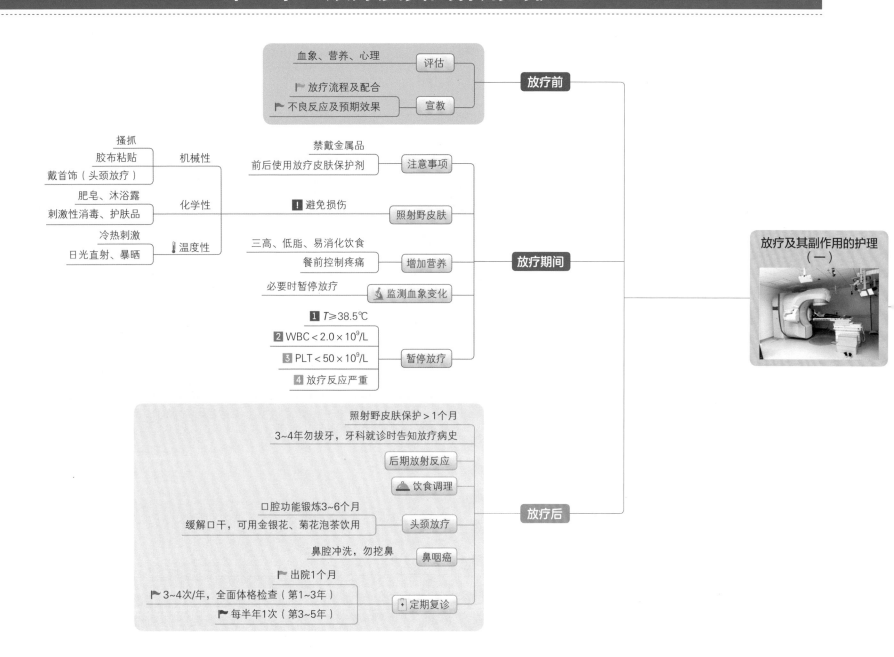

- 放射性口腔黏膜炎
  - RTOG分级
    - 0~IV级
  - 措施
    - 预防
      - 口腔温度⬇
        - 口含冰块
      - 口腔黏膜保护剂
        - 含复方茶多酚
        - 参麦饮
        - 小牛血清去蛋白提取物
      - 口腔护理
        - 根据口腔pH值选择漱口液
    - 分级护理
      - 0级
        - 勤漱口
        - 舔舌运动
      - I级：含冰盐水
      - II级：根据口腔pH值，选择漱口液
      - III级
        - 细胞保护剂和生长因子口喷
        - 疼痛及吞咽困难，麻醉镇痛药
      - IV级
        - 口腔护理
        - 贝复剂
        - 抗真菌感染
          - 3%苏打水+制霉菌素10万U/mL含漱
    - 饮食
      - 三高、清淡、半流质/流质
      - 中医药膳
      - 饮水＞2 500mL/d
- 放射性颞颌关节功能障碍、颈部强直
  - 张口困难程度评价分级SOMA
    - 0~IV级
  - 措施
    - 针灸、推拿
    - 功能锻炼
      - 颈部肌肉锻炼
      - 张口训练
      - 舌操
      - 颞颌关节运动
    - 天容、天窗、完骨穴按摩
    - 口腔穴位按摩

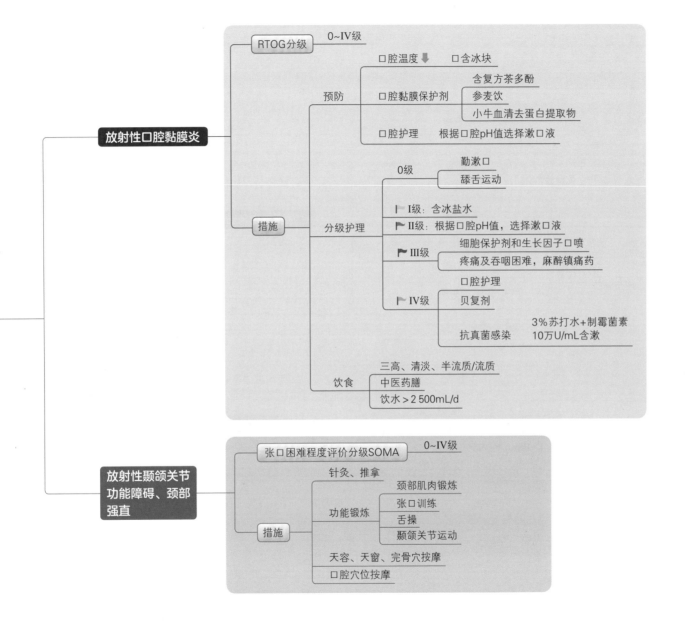

放疗及其副作用的护理（二）

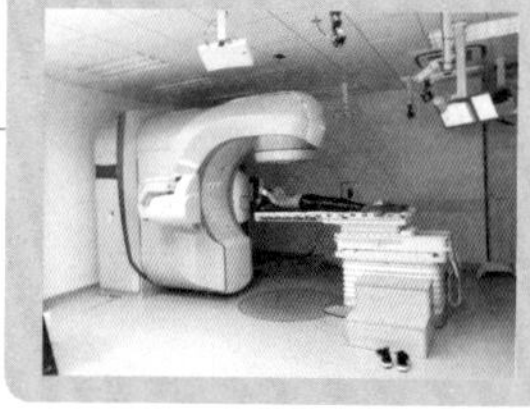

- **放射性直肠炎**
  - RTOG分级
    - 0~IV级
  - 措施
    - 口服给药
      - 止泻剂
      - 抑制前列腺素合成的药物
      - 复方谷氨酰胺肠溶胶囊
    - 直肠给药
      - 解痉止泻剂
      - 黏膜修复剂
    - 中医外治法调理
      - 艾灸、耳穴压豆、脐疗
    - 肛周护理
      - 3M液体敷料、紫草油
      - 清洁、干燥
      - 便后温水清洗
    - 高营养、低脂、易消化饮食+药膳
- **骨髓抑制**
  - WHO骨髓抑制分级
    - 0~IV级
  - 措施
    - 血象监测
      - I级：升血药
      - II级：暂停放疗，升血针
      - III级：抗生素、输血制品
      - IV级：保护性隔离
    - 药膳
      - 五红汤
      - 桂圆肉蒸童子鸡
      - 人参归芪鳝鱼片

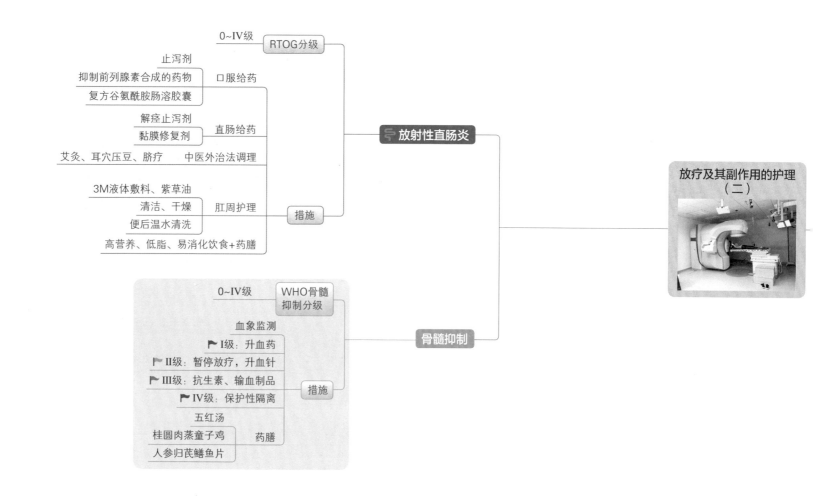

- 放射性膀胱炎
  - RTOG分级
    - 0~IV级
  - 措施
    - 抗菌、消炎、止血
    - 保持会阴卫生
    - 中医外治法调理
    - 三高、易消化饮食+药膳
- 放射性皮炎
  - RTOG分级
    - 0~IV级
  - 措施
    - 用药
      - 乳膏类
        - 比亚芬、利肤宁等
      - 喷剂
        - 奥克喷
        - 3M无痛保护膜
        - 洁悠神等
      - 细胞保护剂和生长因子
        - 金因肽
        - 贝复济
      - 湿性敷料
        - 藻酸盐敷料
        - 软聚硅酮泡沫敷料
      - 粉剂
        - 溃疡粉
      - 中医药
        - 凉血解毒类
          - 双草油
          - 凉肤玉肌膏
        - 清热燥湿类
          - 连柏液
          - 五黄膏
          - 湿润烧伤膏
        - 祛腐生肌类
          - 溃疡油
          - 黑绛丹
    - 物理治疗
      - 氧疗、毫米波、激光
    - 护理
      - 同放疗期间
        - 皮肤护理

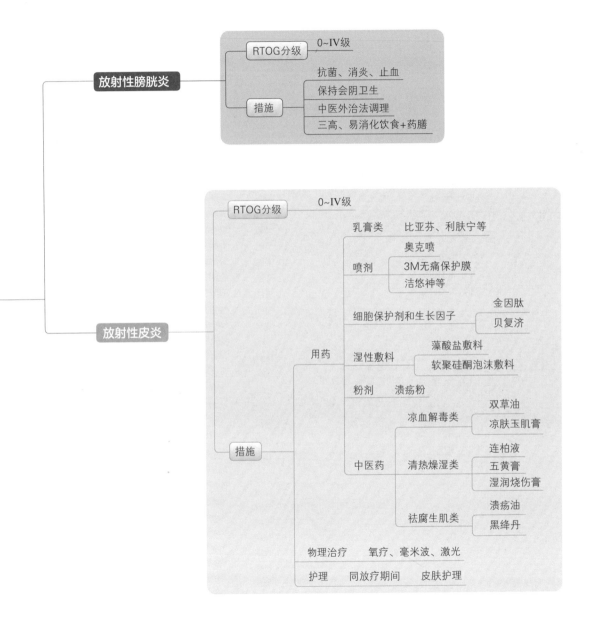

第三节　放疗的防护

放疗的防护

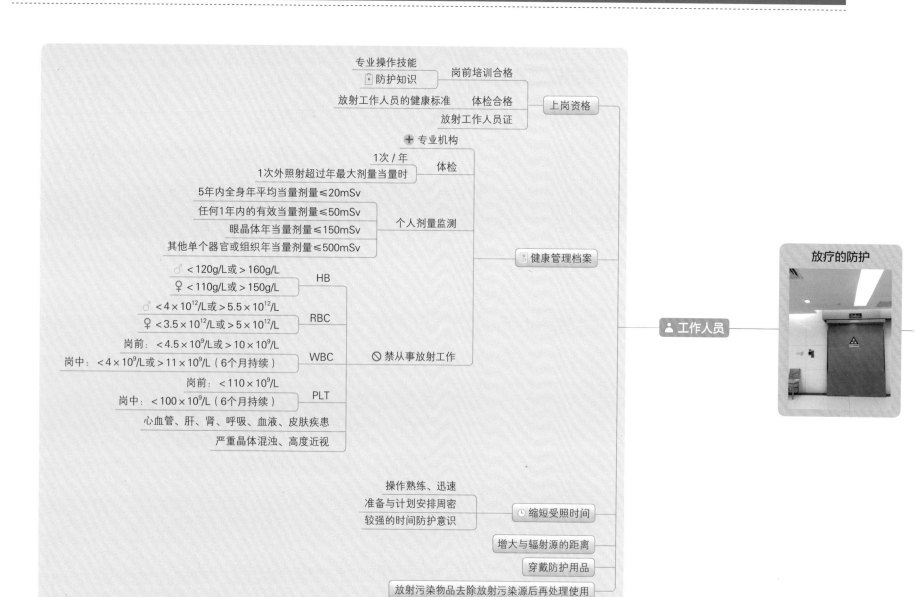

- 工作人员
  - 上岗资格
    - 岗前培训合格
      - 专业操作技能
      - 防护知识
    - 体检合格
      - 放射工作人员的健康标准
    - 放射工作人员证
  - 健康管理档案
    - 专业机构
    - 体检
      - 1次/年
      - 1次外照射超过年最大剂量当量时
    - 个人剂量监测
      - 5年内全身年平均当量剂量≤20mSv
      - 任何1年内的有效当量剂量≤50mSv
      - 眼晶体年当量剂量≤150mSv
      - 其他单个器官或组织年当量剂量≤500mSv
    - 禁从事放射工作
      - HB
        - ♂ <120g/L或>160g/L
        - ♀ <110g/L或>150g/L
      - RBC
        - ♂ $<4\times10^{12}$/L或$>5.5\times10^{12}$/L
        - ♀ $<3.5\times10^{12}$/L或$>5\times10^{12}$/L
      - WBC
        - 岗前：$<4.5\times10^{9}$/L或$>10\times10^{9}$/L
        - 岗中：$<4\times10^{9}$/L或$>11\times10^{9}$/L（6个月持续）
      - PLT
        - 岗前：$<110\times10^{9}$/L
        - 岗中：$<100\times10^{9}$/L（6个月持续）
      - 心血管、肝、肾、呼吸、血液、皮肤疾患
      - 严重晶体混浊、高度近视
  - 缩短受照时间
    - 操作熟练、迅速
    - 准备与计划安排周密
    - 较强的时间防护意识
  - 增大与辐射源的距离
  - 穿戴防护用品
  - 放射污染物品去除放射污染源后再处理使用

- 设施
  - 机房
    - 面积≥30m²
    - 布局合理，控制室—治疗室迷路设计
    - 四周有足够的屏蔽防护厚度
    - 闭门连锁装置、工作指示灯
    - 电离辐射警告标识
    - 防护注意事项标识
    - 紧急开关
  - 控制室
    - TV设备盒对讲系统
    - 观察窗
      - 非注射线方向
      - 玻璃含铅量足够
    - 紧急开关
  - 治疗室
    - 紧急开关
    - 通风设备，换气3~4次/d
- 患者
  - 照射部位和时间准确
  - 靠近危险敏感器官部分屏蔽，保护正常组织
  - 确保设备安全
  - 体内放置有放射源者身体勿移动
  - 治疗期间禁止会客或探视

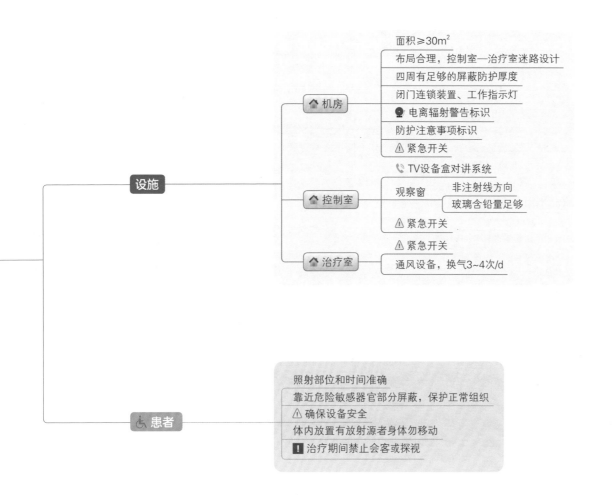

第四节　放射性核素的治疗及护理

- 碘-131（^{131}I）治疗分化型甲状腺癌（DTC）
  - 适应证
    - 甲状腺乳头状癌
    - 甲状腺滤泡状癌及其转移病灶
    - 甲状腺癌治疗后复发
  - 前提
    - 白细胞≥3.0×10^9/L
    - 尿排^{131}I证明在体内滞留
  - 治疗
    - ^{131}I清甲治疗
      - 消除术后残余
      - 口服^{131}I：11.11~3.7GBq
      - 28~48h后 → 促甲状腺激素（TSH）抑制治疗
    - 促甲状腺激素（TSH）抑制治疗
      - 左甲状腺素L-T4
      - 个体化
    - ^{131}I清灶治疗
      - 复发及转移
        - 颈部淋巴结转移口服^{131}I:3.7~5.55GBq
        - 骨转移口服^{131}I:7.4~9.25GBq
        - 肺转移口服^{131}I:5.55~7.4GBq
    - 维甲酸或靶向治疗
      - 复发及转移
      - 失分化DTC
  - 护理
    - 治疗前
      - 准备
        - 低碘饮食1~2周 ＜50μg/d
        - 避免做增强CT
        - 服用^{131}I 12h前禁食禁水
        - 检查
          - T3、T4
          - 促甲状腺激素TSH
          - 甲状腺蛋白Tg
          - 甲状腺球蛋白抗体TgA
          - 碘-131全身显像（^{131}I-WBI）
      - 健康教育
        - 辐射防护指导
          - 患者
            - 隔离3~5d
            - 大小便后盖马桶盖，冲水至少2次
          - 家属
            - 与患者保持1.5~2m距离
            - 单次接触＜30min
    - 治疗后
      - 服用^{131}I 12h后方可进食
      - 口含酸性食物（话梅）促进唾液分泌
      - 不良反应
        - 对症护理
          - 无力、恶心、呕吐、腹泻
        - 放射性炎症反应
          - 口服1~3d内出现
          - 肿胀、吞咽疼痛、腮腺胀痛、味觉减弱、口干
          - 服用泼尼松15~30mg/d，服用1周
      - 出院后
        - 用药：终身服用甲状腺素片
        - 活动：避免过度劳累
        - 饮食：戒烟酒，忌浓茶、咖啡
        - 情绪：避免情绪波动过大
        - 避孕：＞半年
        - 促进钙吸收，防止骨折
        - 主动避让他人：孕妇和儿童
        - 复查
          - 1~2年随访1次
          - T3、T4、TSH、Tg、血常规、X线片、甲状腺摄碘率、^{131}I全身显像

放射性核素的治疗及护理

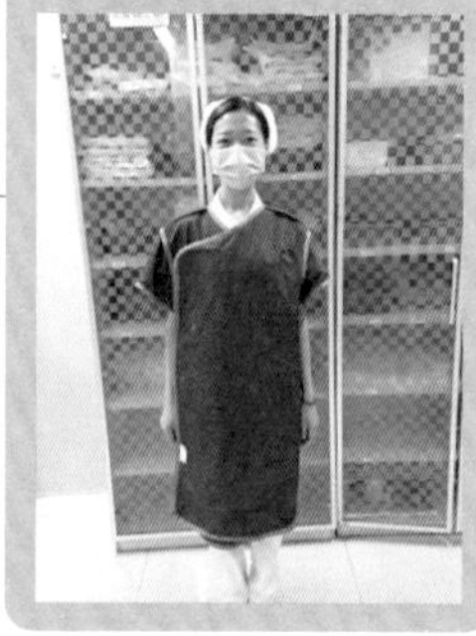

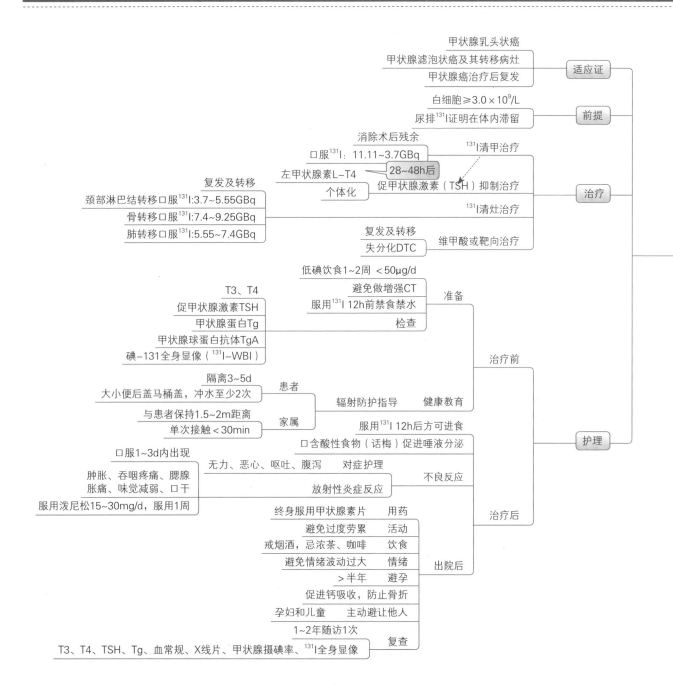

- **医护人员防护**
  - 接受岗前培训
    - 防护知识
    - 核医学技能
    - 法规教育
  - 佩戴剂量计
    - 定期接受剂量监测
    - 5年内全身年平均当量剂量≤20mSv
    - 任何1年内的有效当量剂量≤50mSv
    - 眼晶体年当量剂量≤150mSv
    - 其他单个器官或组织年当量剂量≤500mSv
  - 操作规范
    - 个人防护
      - 工作衣、手套、鞋、帽
      - 薄膜工作服
      - 铅衣
      - 防护眼镜
      - 严格区分清洁区与活性区
    - 工作前先做冷实验
    - 防止交叉污染
      - 不混用高活性区和活性区物品
      - 工作后及时清洁
      - 设备、物品回归原位
    - 高活度放射物
      - 佩戴手套/热室进行
      - 在通风橱内操作液体
    - 意外事件处理
      - 立即停止操作
      - 标识沾染部位、范围
      - 清除沾染，剂量合格后方可继续工作
      - 做好记录并上报
- **住院患者防护**
  - 活动
    - 不允许离开病房
    - 服药1周内在规定范围活动
  - 家属探视
    - 严格限制探视　控制时间和距离
    - 不食用患者的食物、饮料
    - 戴橡胶手套处理便器/痰盂
  - 沾染物
    - 床旁设置临时存放器
      - 用过的器具
      - 衣物
      - （用过的器具、衣物）安全员监测剂量并更换
    - 接触的物品
  - 废弃物
    - 放在指定位置（安全员每日取走，进行2次监测、清理）
    - 大小便后盖上马桶盖，至少冲水2次
    - 安全员确认衣物无污染后方可送洗
  - 解除隔离
    - 评估
      - 病情
      - 患者体内残留放射量（低于400MBq，距患者1m处＜5μGy/h）

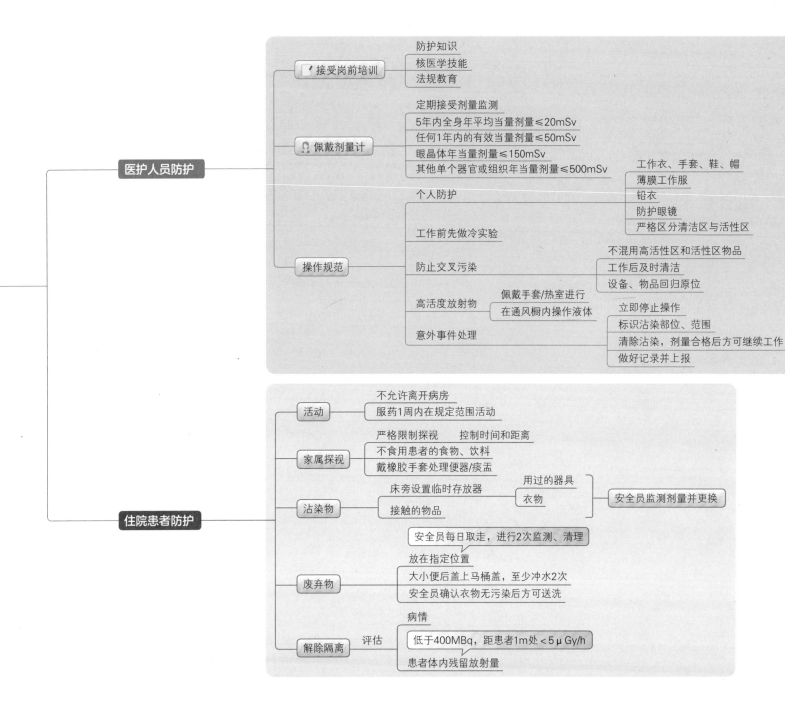

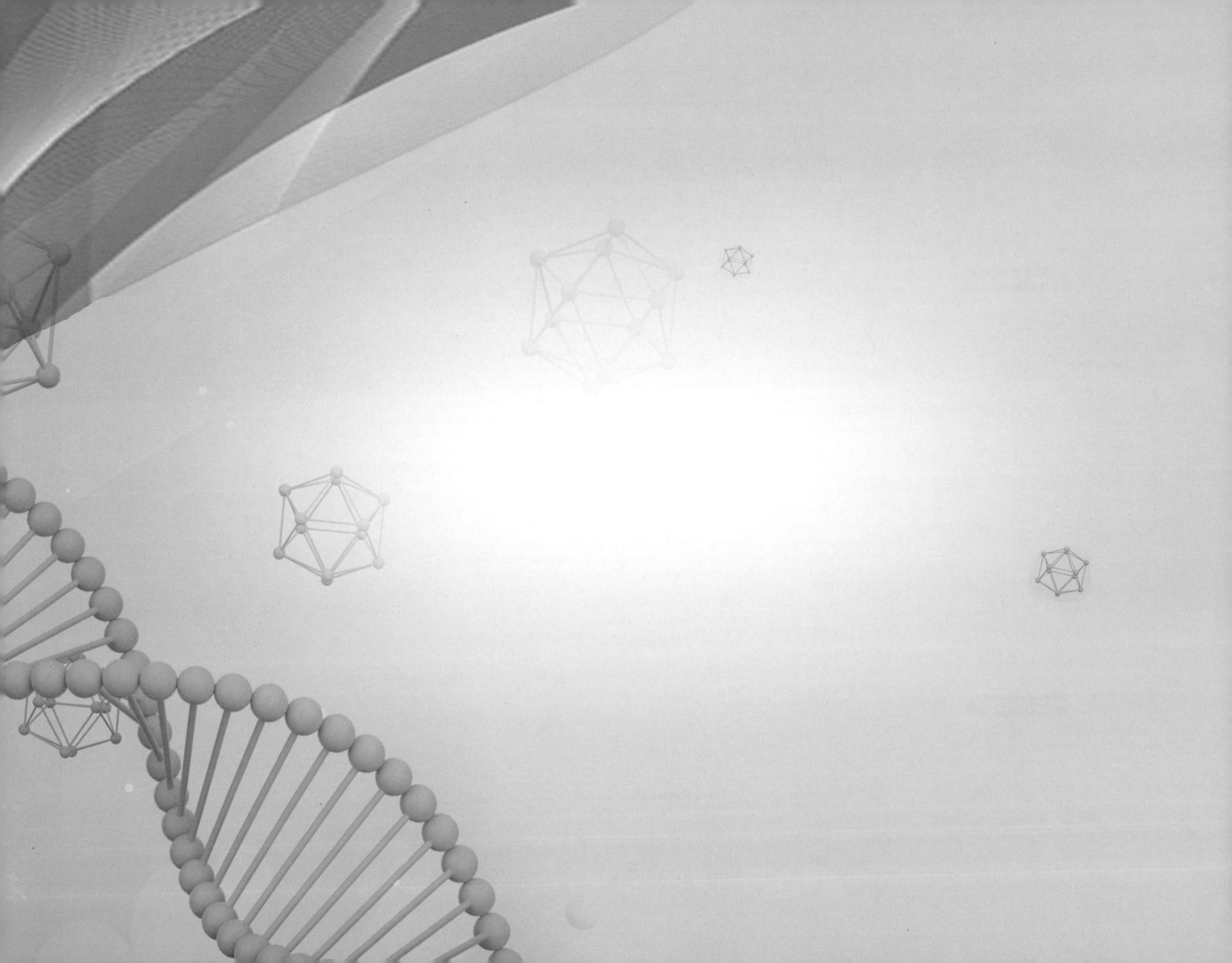

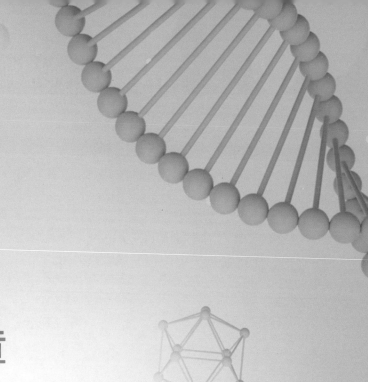

第三章

肿瘤靶向治疗的护理

第一节　肿瘤靶向药物的分类及给药途径

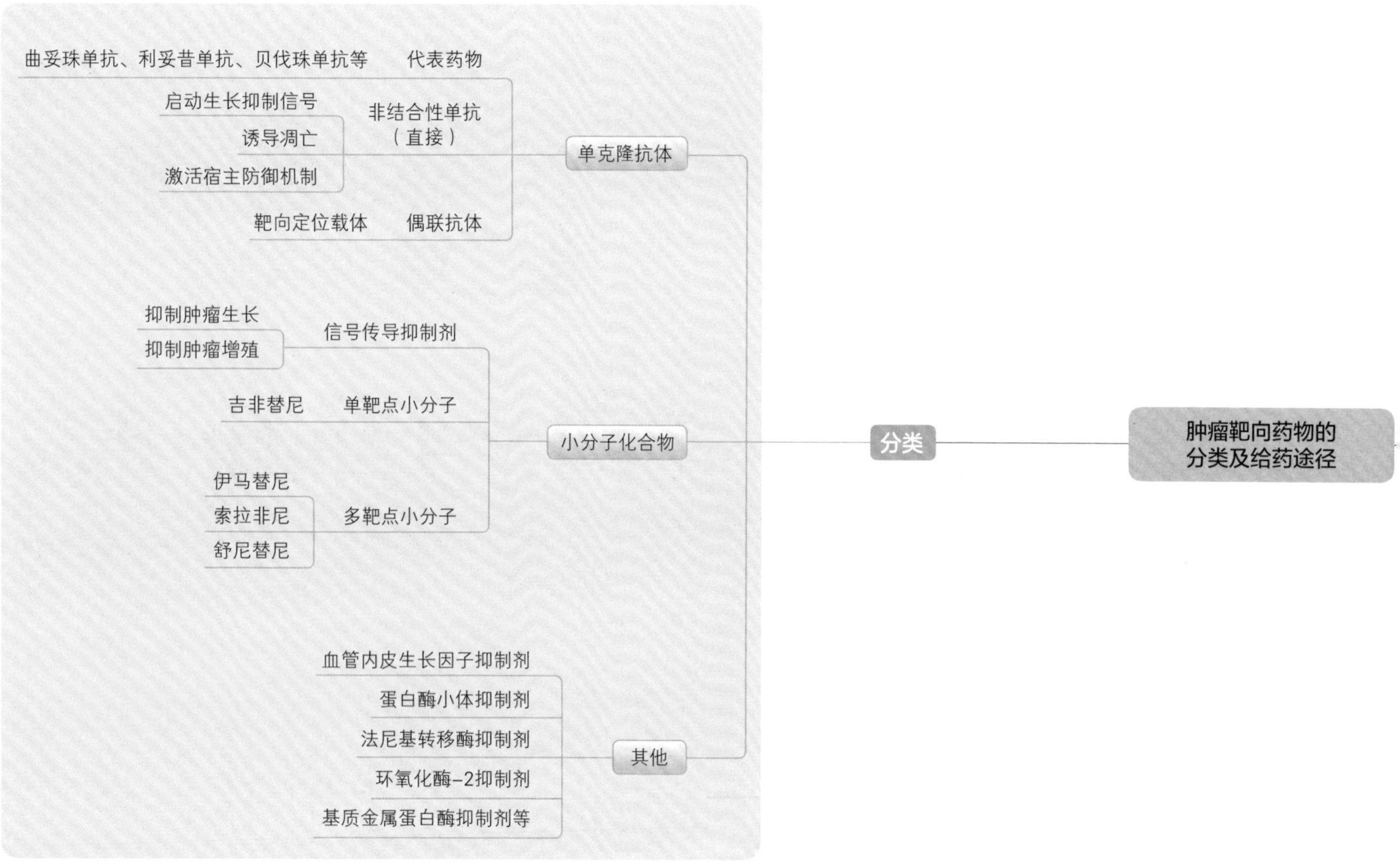

- 给药途径
  - 静滴
    - 注意事项
      - 选择正确的溶媒
      - 前后冲管，防止配伍禁忌
    - 曲妥珠单抗（赫赛汀） HER-2 专用溶媒，浓度为21mg/mL
    - 贝伐珠单抗（安维汀） VEGF 0.9%NS稀释，禁GS
    - 利妥昔单抗（美罗华） CD20 0.9%NS/5%GS
    - 西妥昔单抗（爱必妥） EGFR 忌静脉推注
    - 重组人血管内皮抑制素（恩度） 肿瘤血管内皮细胞 0.9%NS稀释
  - 口服
    - 注意事项 准确的服药时间
    - 吉非替尼片（易瑞沙） 空腹或与食物同服
    - 厄洛替尼片（特罗凯） 进食前1h或餐后2h
    - 拉帕替尼片（泰立沙） 进食前1h或餐后2h
    - 索拉非尼片（多吉美） 口服，低脂饮食

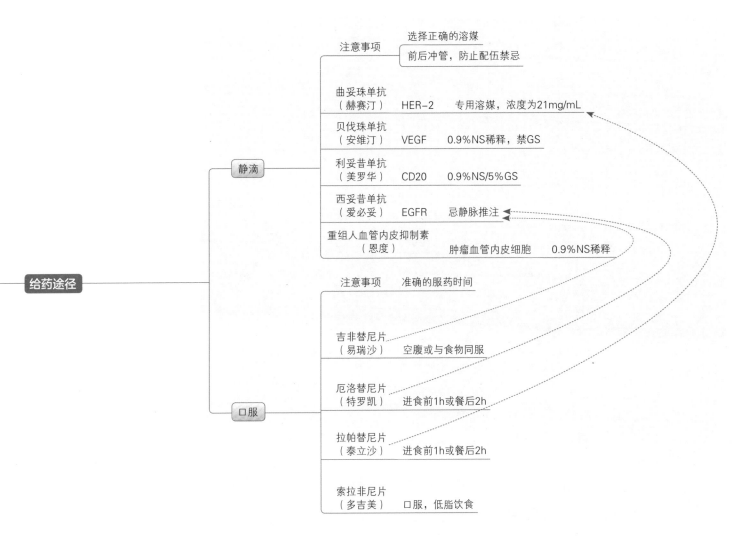

第二节　乳腺癌分子靶向治疗的护理

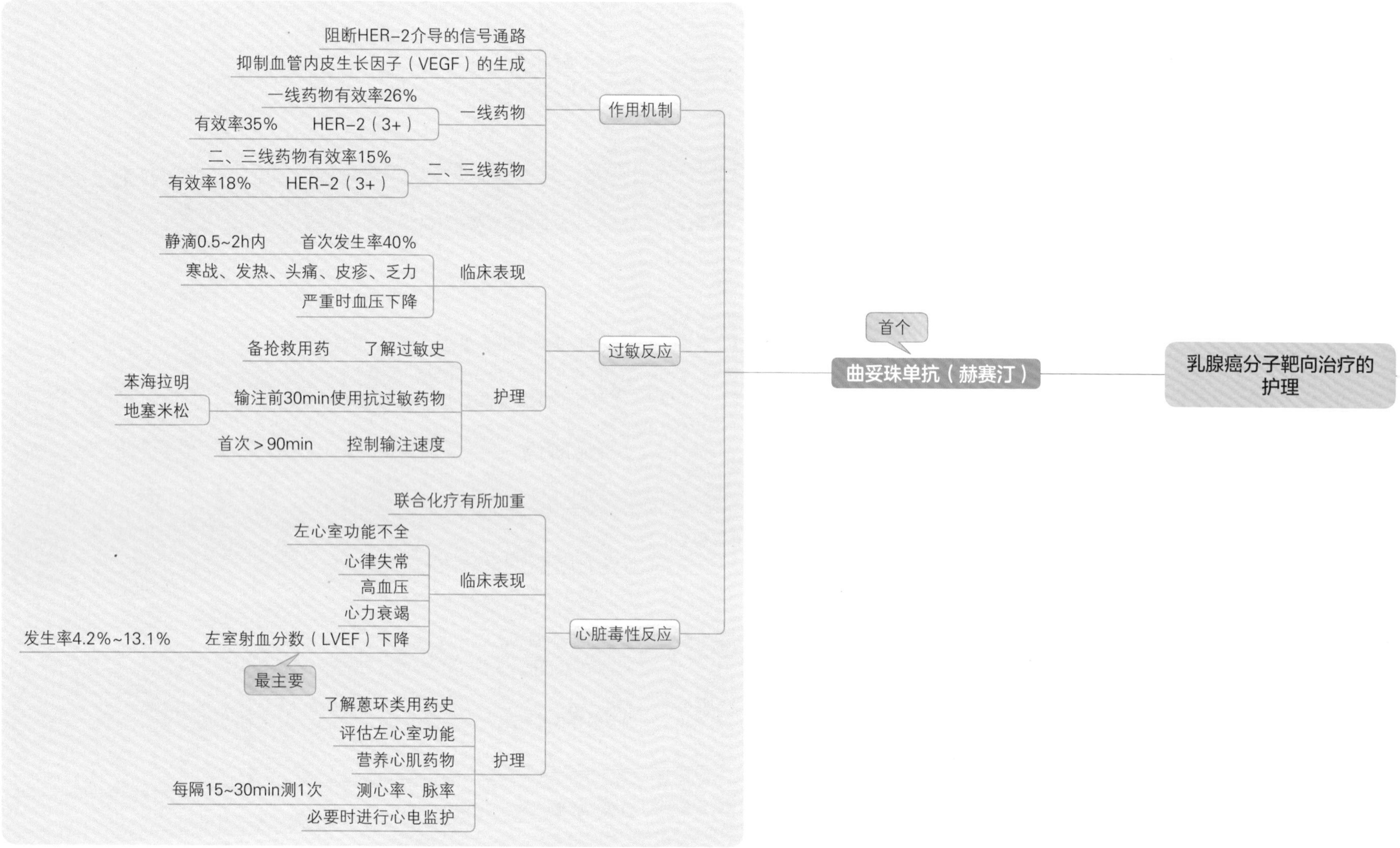
乳腺癌分子靶向治疗的护理
曲妥珠单抗（赫赛汀）
首个
作用机制
阻断HER-2介导的信号通路
抑制血管内皮生长因子（VEGF）的生成
一线药物
一线药物有效率26%
有效率35%　HER-2（3+）
二、三线药物
二、三线药物有效率15%
有效率18%　HER-2（3+）
过敏反应
临床表现
静滴0.5~2h内　首次发生率40%
寒战、发热、头痛、皮疹、乏力
严重时血压下降
护理
备抢救用药　了解过敏史
输注前30min使用抗过敏药物
苯海拉明
地塞米松
控制输注速度　首次＞90min
心脏毒性反应
联合化疗有所加重
临床表现
左心室功能不全
心律失常
高血压
心力衰竭
左室射血分数（LVEF）下降　发生率4.2%~13.1%
最主要
护理
了解蒽环类用药史
评估左心室功能
营养心肌药物
测心率、脉率　每隔15~30min测1次
必要时进行心电监护

- 靶向治疗的分子生物学靶点
  - 表皮生长因子受体（HER）
  - 细胞周期蛋白
  - 环氧化酶-2（COX-2）
  - 蛋白激酶C（PKC）
  - B淋巴细胞瘤-2基因（Bcl-2）
- 拉帕替尼（泰立沙）
  - 作用机制
    - 抑制EGFR、HER-2酪氨酸激酶活性
      - 阻止磷酸化和激活
      - 干扰肿瘤细胞的增殖、分化等
  - 腹泻
    - 最常见
    - 护理
      - 观察大便情况　次数、颜色、性状、量等
      - 饮食
        - 调节肠道菌群食物
        - 禁生冷、油腻食物
        - 少渣、低纤维、易消化食物
      - 肛周护理
      - 合理使用止泻药
      - 补充水、电解质
      - 静脉营养支持
  - 心脏毒性反应
    - 极少见但严重
      - 无症状LVEF　发生率1.4%
      - 有症状LVEF　发生率0.2%
    - 可逆性
    - 护理
      - 首次用药　观察心率
      - 营养心肌药物
      - 定期检测心功能
      - 注意休息
  - 皮肤毒性反应
    - 皮肤干燥、皮疹　发生率 > 10%
    - 红肿、瘙痒、疼痛、麻木等
    - 护理
      - 使用保湿霜
      - 勿搔抓
      - 避免日晒、热水浴
      - 使用抗组胺药物

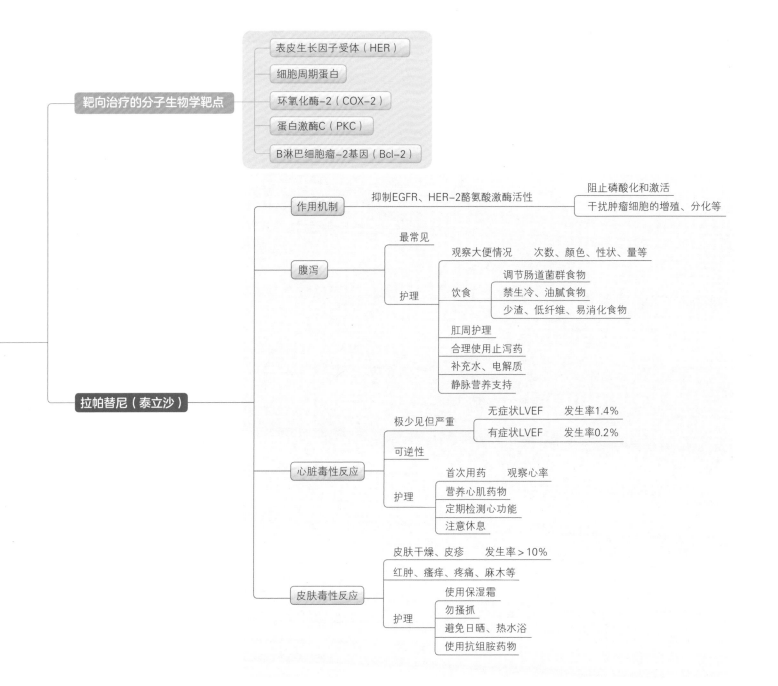

第三节 肺癌分子靶向治疗的护理

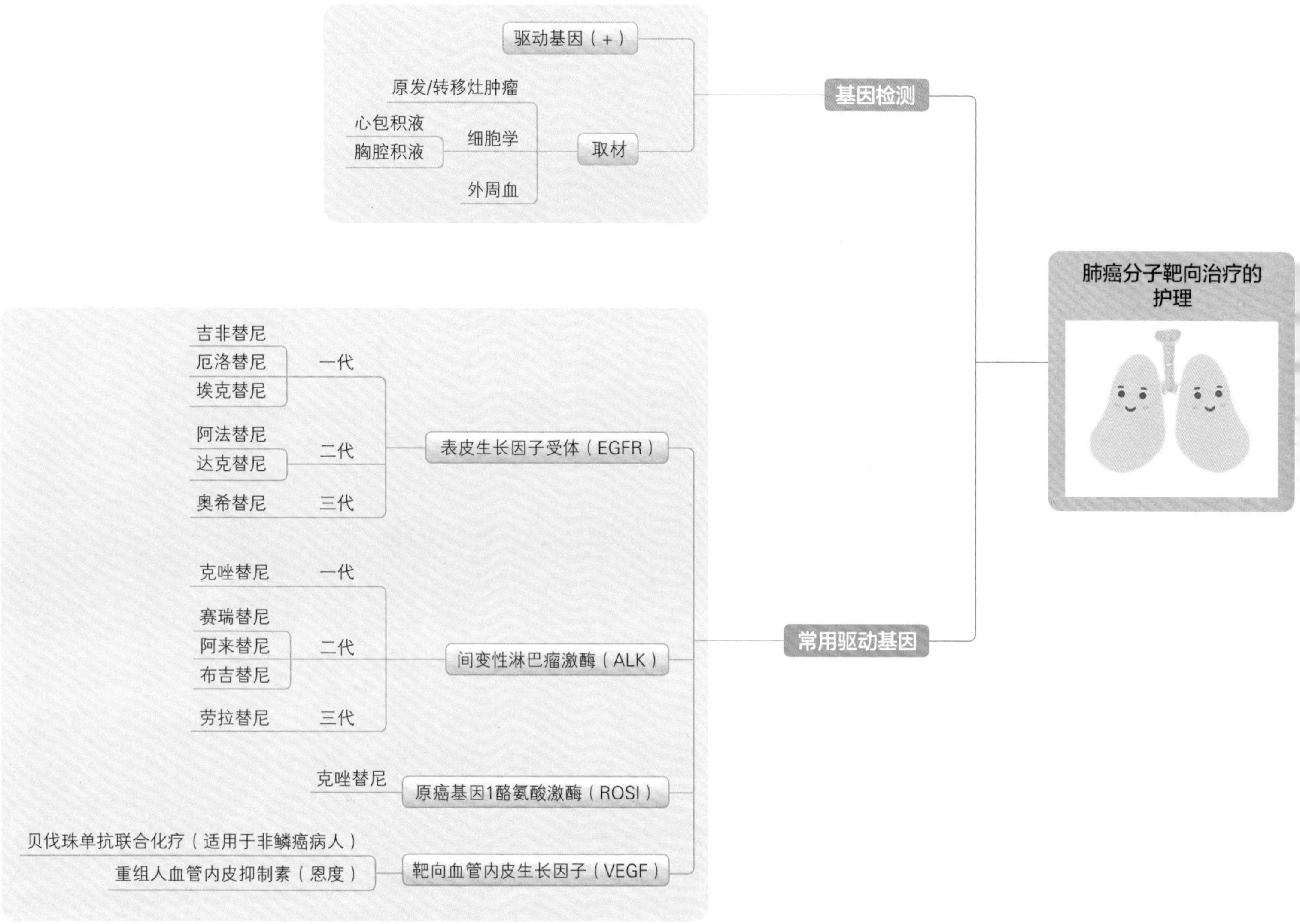

- **常见不良反应及护理**
  - 口服靶向药物
    - 皮肤反应
      - 脓疱性皮疹、痤疮、蜕皮
      - 好发于头面部、躯干
      - 护理
        - 使用不含乙醇的润肤乳
        - 局部用药
        - 穿舒适、柔软的衣服
        - 勿用碱性肥皂和粗毛巾
        - 勿用手挠、抓
        - 防晒
        - 使用抗过敏药物
    - 腹泻
      - 轻度，偶有严重伴脱水的腹泻
      - 护理
        - 止泻药
        - 补充水、电解质
        - 少渣、低纤维饮食，避免油腻
        - 保持肛周清洁
    - 特发性肺纤维化
      - 急性呼吸困难，伴咳嗽、低热、呼吸道不适和SpO_2降低
      - 护理
        - 严密观察肺部症状和体征
        - 定期进行X线检查
        - 若症状加重，应立即停药
  - 贝伐珠单抗
    - 高血压（可逆性）
      - 护理
        - 有高血压、出血、血栓栓塞或蛋白尿病史者慎用
        - 监测生命体征
    - 胃肠道穿孔
      - 典型表现：腹痛，伴便秘或呕吐
      - 护理
        - 止吐药
        - 饮食营养丰富、易消化、清淡
        - 用药时大量饮水
        - 若出现呕血、黑便，应禁食、禁水
    - 蛋白尿
      - 护理
        - 肾病综合征者停用
        - 水化、碱化尿液
        - 记24小时出入量
        - 观察尿液性质及有无膀胱刺激征
        - 定期监测血钾、镁变化
    - 出血
      - 分类
        - 皮肤黏膜出血，发生率50%
          - 鼻出血最常见
          - 牙龈或阴道出血等
        - 肿瘤相关出血，发生率2%
          - 肺癌
            - 肺出血
          - 肠癌
            - 直肠出血
            - 黑便
      - 护理
        - 密切观察出血部位及持续时间等
        - 出血严重程度
          - 遵医嘱处理
  - 重组人血管内皮抑制素
    - 心脏毒性反应最常见
      - 临床表现
        - 用药后第2~7d内心肌缺血
        - 窦性心动过速、心电图ST-T改变、房室传导阻滞等
      - 护理
        - 用药前查心电图
        - 滴注时间为3~4h
    - 消化系统反应
      - 详见第一部分第七章第九节“腹泻”

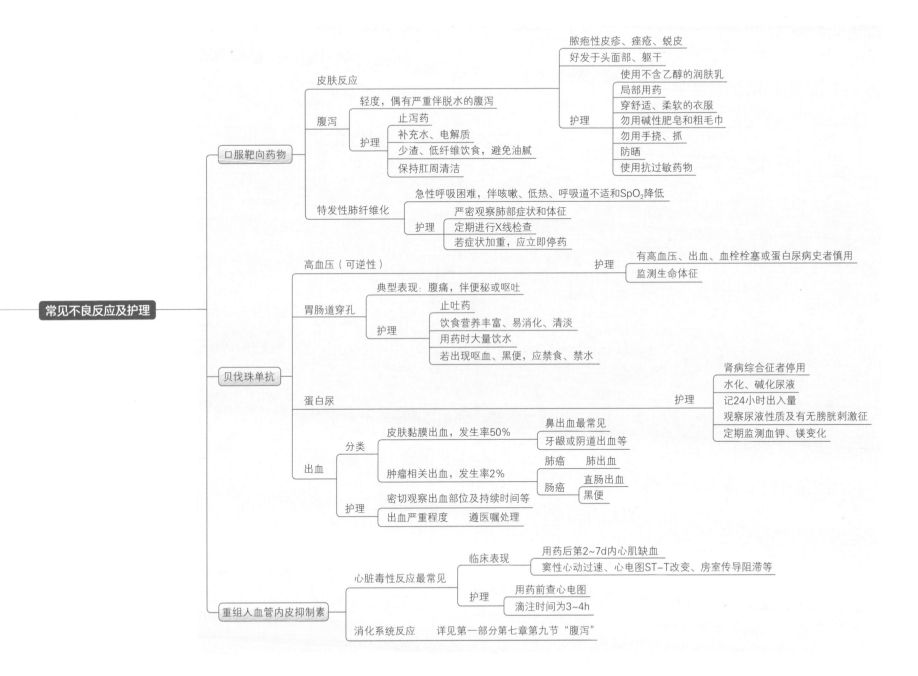

第四节　淋巴瘤分子靶向治疗的护理

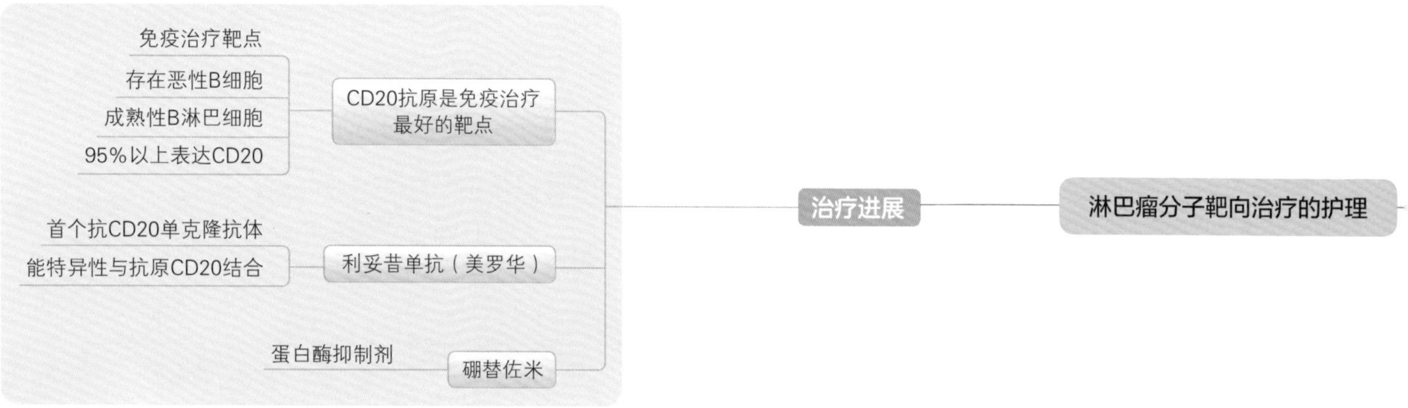
淋巴瘤分子靶向治疗的护理
治疗进展
CD20抗原是免疫治疗最好的靶点
免疫治疗靶点
存在恶性B细胞
成熟性B淋巴细胞
95%以上表达CD20
利妥昔单抗（美罗华）
首个抗CD20单克隆抗体
能特异性与抗原CD20结合
硼替佐米
蛋白酶抑制剂

利妥昔单抗（美罗华）的不良反应

- 过敏反应
  - 了解过敏史，备好抢救用品
  - 表现
    - 流感样症状多见
      - 发热、寒战
        - 首次滴注2h内出现
    - 5%~10%
      - 低血压、呼吸困难/支气管痉挛
      - 恶心、皮疹、瘙痒、头痛等
    - 原有心脏病史
      - 可出现心绞痛、充血性心力衰竭加重
  - 护理
    - 预防为主
      - 抗过敏药
        - 用药前30~60min
        - 苯海拉明、地塞米松
      - 开始缓慢滴注
        - 50mg/h
      - 1h后每30min增加50mg/h
      - 直至最大速度400mg/h
    - ⬆体温升高，给予抗过敏药及物理降温
- 胃肠道反应
  - 表现
    - 恶心、呕吐、腹痛、腹泻等
      - 用药2~3h内出现
    - 单药使用时较轻
      - 联合CHOP化疗方案时重
  - 护理
    - 使用抗组胺药物预防
    - 补充水、电解质
- 其他
  - 出血性副作用
    - 轻微、可逆
    - 严重血小板和中性粒细胞减少
      - 发生率1.8%
    - 严重贫血
      - 发生率1.4%

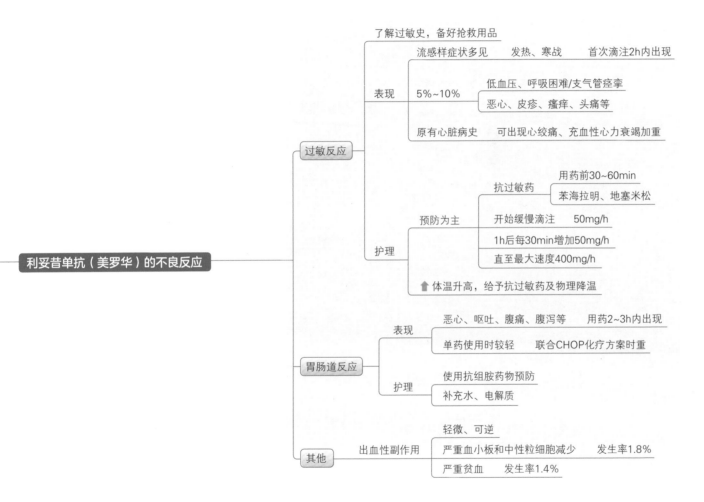

第五节 原发性肝癌分子靶向治疗的护理

原发性肝癌分子靶向治疗的护理

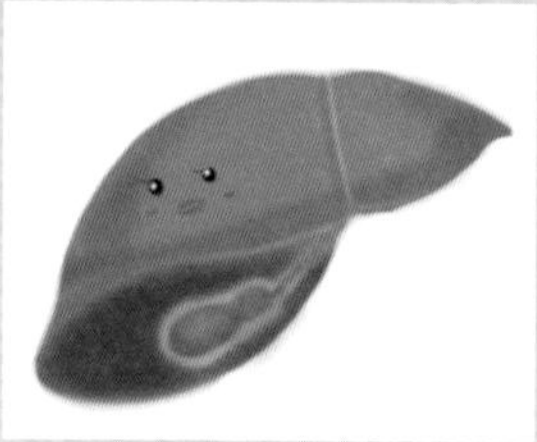

- 常用药物
  - 靶向表皮生长因子受体药物
    - 厄洛替尼
    - 西妥昔单抗
  - 靶向血管内皮生长因子
    - 贝伐珠单抗
  - 多靶点药物
    - 索拉非尼（多吉美）
      - 肝癌首个靶向治疗药物
  - 相关信号通路中信号分子的抑制剂
    - 依维莫司
- 常见不良反应
  - 皮肤毒性反应
    - 炎症
      - 丘疹脓疱性皮疹，又称痤疮样皮疹

      - 手足皮肤反应（HFSR）（发生率21%~30%）
        - 最常见
        - 手足有麻木感、烧灼感、红斑肿胀、皮肤变硬等
        - 手掌和足底
        - 严重者皮肤红肿、剥脱或溃疡，疼痛难忍
      - 黏膜反应
      - 毛发异常
      - 指甲毒性
        - 甲沟炎
        - 其他指甲改变
    - 表皮增殖
      - 皮肤色素沉着和减退
      - 皮肤上皮增殖性疾病
        - 角化病
        - 脂溢性皮炎
        - 寻常疣
        - 日光性角化病
        - 角化棘皮瘤
        - 鳞状细胞癌
  - 血液系统
    - 常见药物索拉非尼
      - 中性粒细胞减少
      - 血小板减少
      - 贫血
      - 寒战、高热、头痛
      - 口腔、咽部黏膜坏死、溃疡
      - 严重的败血症、脓毒血症
      - 常见的感染部位
        - 呼吸道
        - 消化道
        - 泌尿系统
        - 生殖系统
        - 皮肤
  - 循环系统
    - 心脏毒性
      - 左室射血分数降低
      - 充血性心力衰竭
      - 心肌缺血、梗死
    - 高血压
      - 与用药相关
      - 收缩压易受影响
  - 消化系统
    - 腹泻、恶心、呕吐、胃炎及口腔黏膜炎等
    - 腹泻发生率58%，恶心发生率30%，呕吐发生率24%
  - 泌尿系统
    - 蛋白尿
    - 肾功能不全
    - 范可尼综合征
    - 肾血栓性微血管病
  - 神经系统
    - 可逆性后部白质脑病综合征
    - 进行性多灶性白质脑病
    - 脑血管事件
    - 周围神经病变

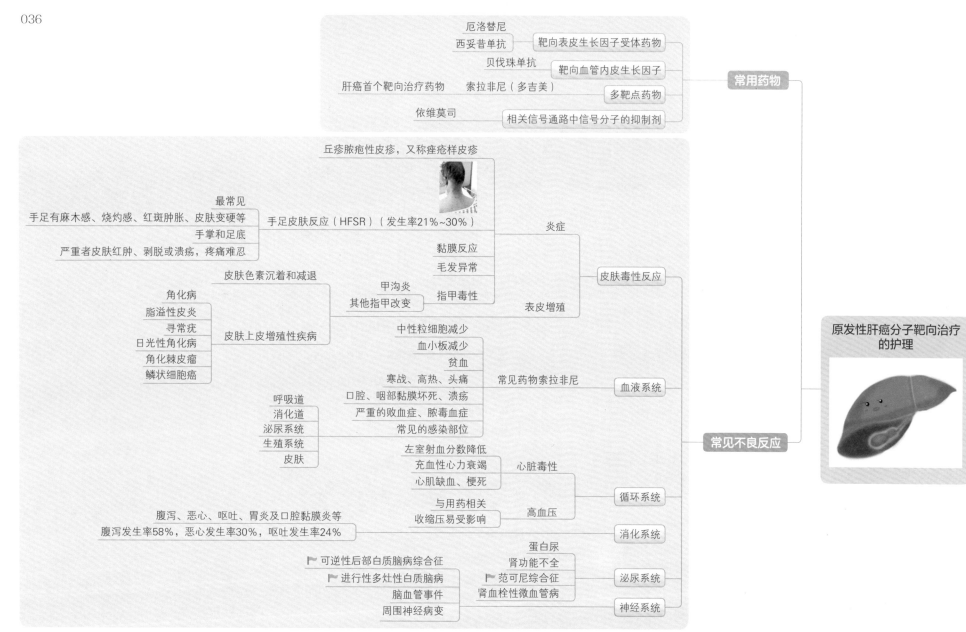

- **护理**
  - 皮肤毒性反应
    - 一般护理
      - 用硫黄皂洗脸
      - 不擦油膏
      - 使用去屑洗发水
      - 穿宽大鞋子，避免咬指甲或指甲剪太短
      - 穿宽松衣服
      - 不泡热水浴
      - 避免用油脂类、粉质类化妆品
      - 避免长期用激素类药品
      - 用不含酒精的润肤乳湿润皮肤
      - 防晒
    - 皮疹的治疗和预防
      - 局部用抗生素、类固醇激素
      - 口服抗生素、免疫调节剂
    - 甲沟炎
      - 避免损伤甲周皮肤
      - 用75%酒精湿敷
      - 局部涂抹抗生素类软膏
      - 用醋浸泡
      - 外敷硝酸盐
      - 口服抗生素（如多西环素100mg/d）
      - 外科拔甲
    - 手足皮肤反应的处理

      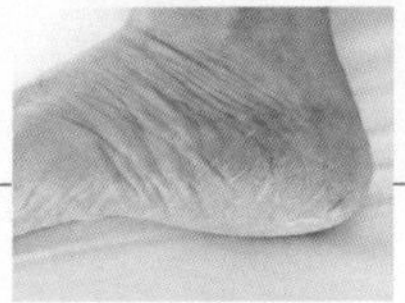

      - 避免手足摩擦受压
      - 避免激烈的运动和体力劳动
      - 保持手足皮肤湿润
      - 口服维生素B_6和塞来昔布
      - 水疱处理
      - 脱皮不可手撕 — 用已消毒剪刀剪去掀起部分
    - 黏膜反应
      - 保持口腔卫生 — 用NS或$NaHCO_3$漱口
      - 避免硬质食物
      - 使用口腔局部麻醉剂及黏膜保护剂
  - 血液系统
    - 预防 — 定期进行血象检查
    - 症状护理 — 详见第一部分第一章第三节“化疗药物毒副作用的观察及护理”
  - 循环系统
    - 心脏毒性
      - 预防
        - 评估用药史、心脏功能
        - 血压监测
        - 禁烟、健康饮食、避免肥胖
        - 体育锻炼
    - 高血压
      - 预防
        - 评估
        - 治疗目标 — 血压维持在140/90mmHg以下
      - 护理
        - 血压监测
        - 中医调理
  - 消化系统
    - 预防
      - 情绪、休息、清洁
      - 治疗
    - 护理 — 详见第一部分第一章第三节“化疗药物毒副作用的观察及护理”
  - 泌尿系统
    - 预防
      - 定时监测尿常规或24h尿蛋白定量
      - 必要时停药
    - 观察
      - 尿量
      - 尿液性质
    - 卧床患者需预防肺部及泌尿系统感染
  - 神经系统
    - 特殊症状护理
      - 癫痫
      - 偏瘫
      - 颅内高压

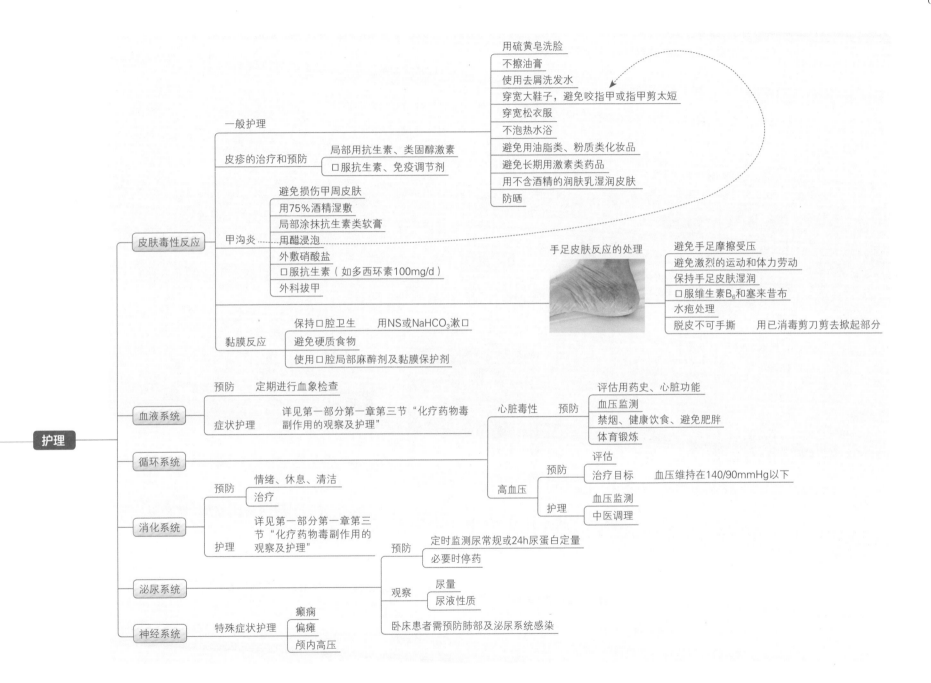

第六节　大肠癌分子靶向治疗的护理

大肠癌分子靶向治疗的护理

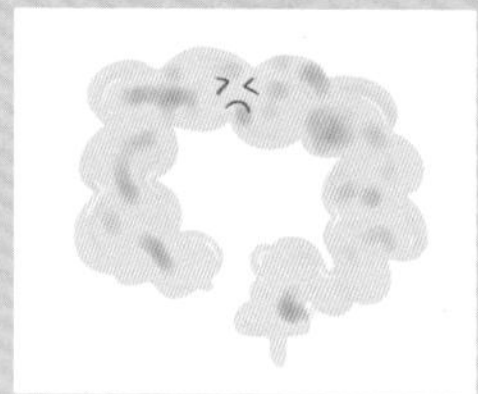

- 常见不良反应
  - 输液反应
    - 轻度至中度输液反应（≥1%）：发热、寒战、头晕、呼吸困难等
    - 严重输液反应常见（≥1%，＜10%）
      - 支气管痉挛、荨麻疹、低血压、意识障碍或休克等
      - 首次滴注期间或滴注后1h出现：发冷、寒战、面部和四肢发绀等
  - 其余常见不良反应详见第一部分第三章第五节“原发性肝癌分子靶向治疗的护理”
- 护理
  - 详见第一部分第三章第五节“原发性肝癌分子靶向治疗的护理”
- 常用药物
  - EGFR（以表皮生长因子受体信号传导通路为靶点）
    - 西妥昔单抗（爱必妥）
    - 帕尼单抗（维克替比）
  - VEGF（以血管内皮生长因子为靶点）
    - 贝伐珠单抗（安维汀）为代表
    - 阿美替尼
    - 阿柏西普
    - 呋喹替尼

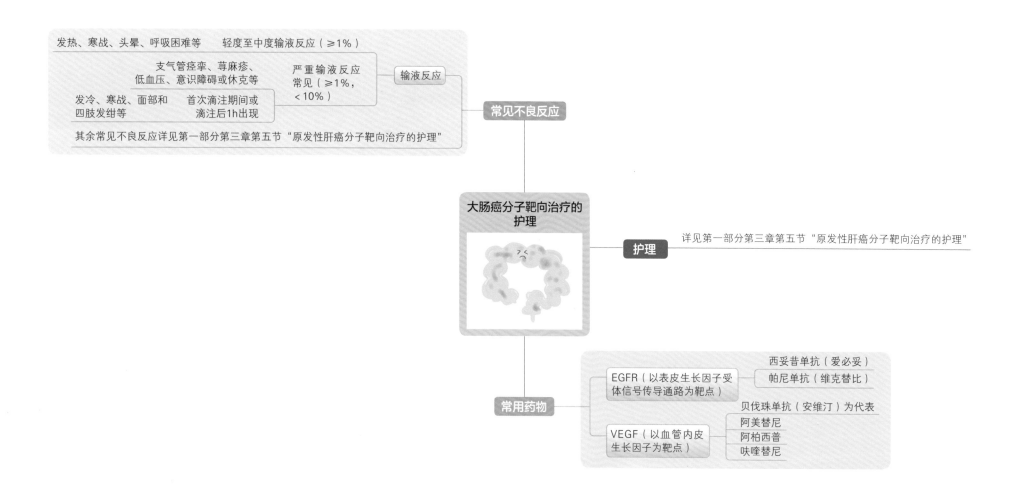

第七节 肾细胞癌分子靶向治疗的护理

肾细胞癌分子靶向治疗的护理

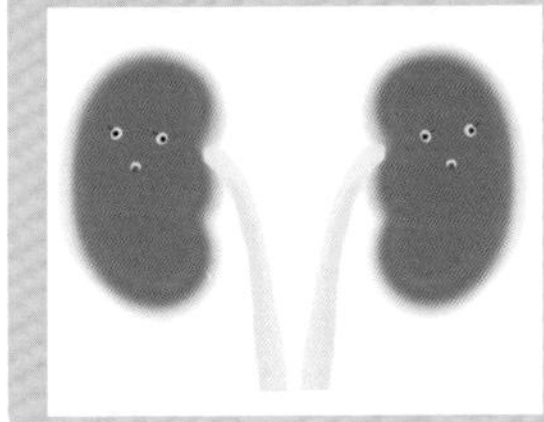

- 病因
  - 遗传因素
    - 散发性
    - 多为显性遗传方式
  - 高危因素
    - 吸烟
    - 肥胖
    - 职业暴露：三氯乙烯、石棉
    - 获得性囊性肾脏疾病
    - 高血压
    - 糖尿病
- 苹果酸舒尼替尼（索坦）
  - 作用机制
    - 小分子多靶点受体抑制剂
    - 作用于肿瘤细胞和肿瘤血管
  - 用法用量
    - 温水口服
    - 50mg，1次/d
    - 服4周停2周
  - 不良反应及护理
    - 皮肤反应及护理详见第三章第五节“原发性肝癌分子靶向治疗的护理”
    - 高血压
      - 监测
      - 加强安全指导
    - 血液系统
      - ⬇贫血、血小板、白细胞低
      - 防感染、防出血
    - 胃肠道
      - 腹泻、恶心、呕吐
      - 加强饮食指导
      - 观察腹泻次数、性质及量
      - 记录出入量，防电解质紊乱
    - 其他
      - 甲状腺功能减退、乏力、脱发
      - 加强心理护理
- 索拉非尼（多吉美）
  - 作用机制
    - 多靶点
    - 作用于肿瘤细胞和肿瘤血管
    - 经肝脏清除
  - 用法用量
    - 温水口服
    - 0.4g，2次/d
    - 空腹服用，低脂、中脂饮食
  - 不良反应及护理
    - 皮肤毒性反应（最常见）
      - 发生率16%~40%
        - 手足皮肤反应：手指或足趾弯曲处角化（与传统化疗的区别）
        - 皮疹
        - 皮肤红斑、出血
      - 护理
        - 局部保湿
        - 观察皮肤反应
        - 勿抓挠
        - 温水清洁：避免冷热刺激
        - 勿久站
        - 穿宽松、柔软的衣物和鞋袜
        - 遵嘱用药
    - 心脏毒性
      - 表现
        - 高血压（发生率16%~42.6%）用药3~4周出现
        - 心肌缺血
      - 护理
        - 了解病史：高血压、出血、血栓
        - 治疗前6周监测血压
        - 监测血压、心率、心律、呼吸对症处理
    - 胃肠道毒性
      - 腹泻（发生率58%）
      - 恶心（发生率30%）
      - 呕吐（发生率24%）
      - 胃炎
      - 口腔黏膜炎

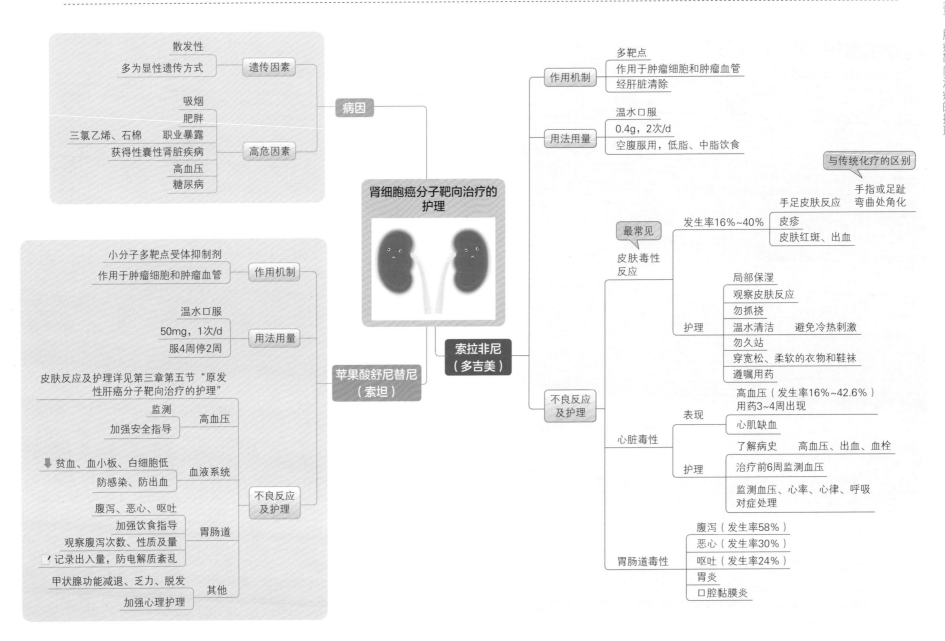

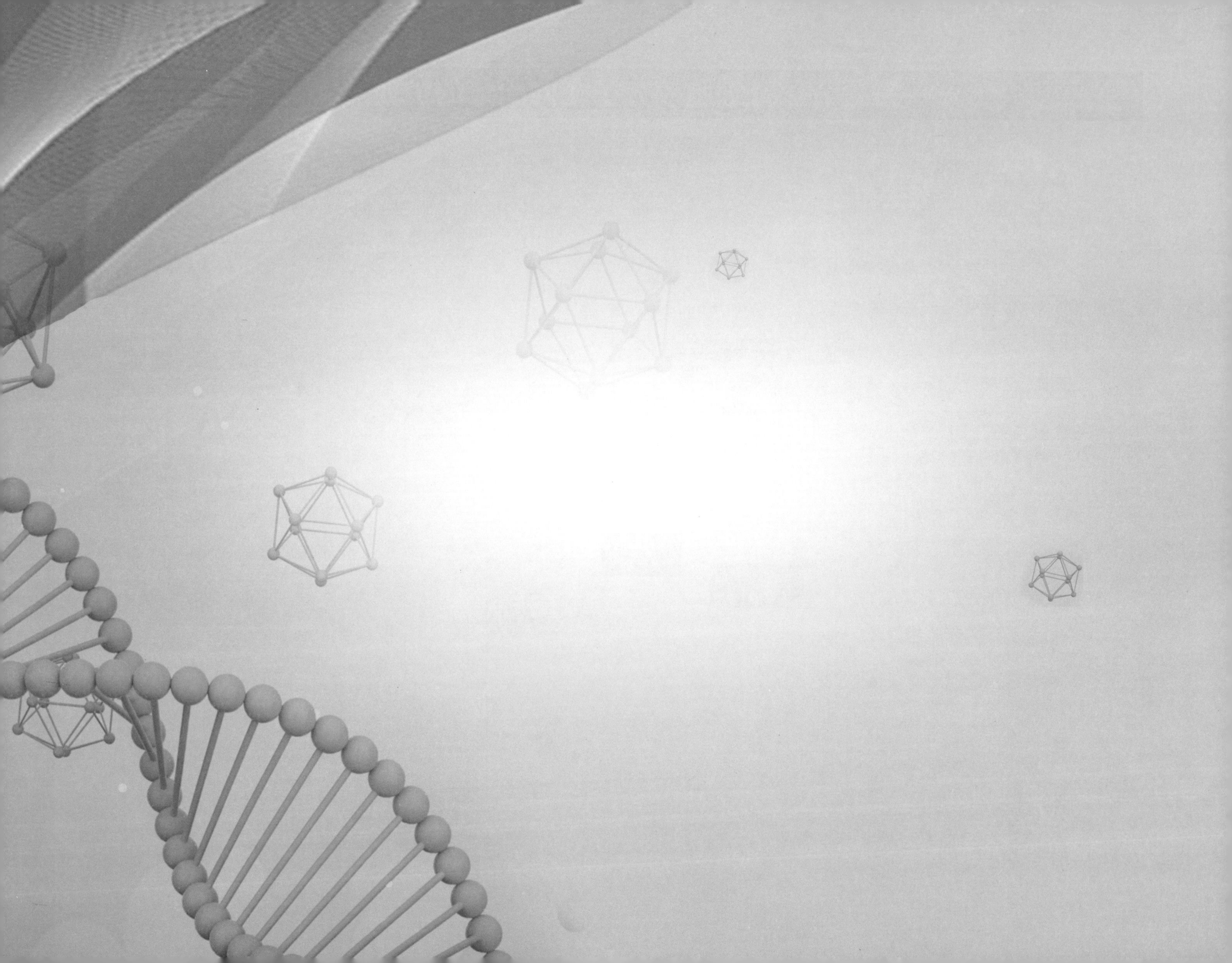

第四章

肿瘤免疫治疗的护理

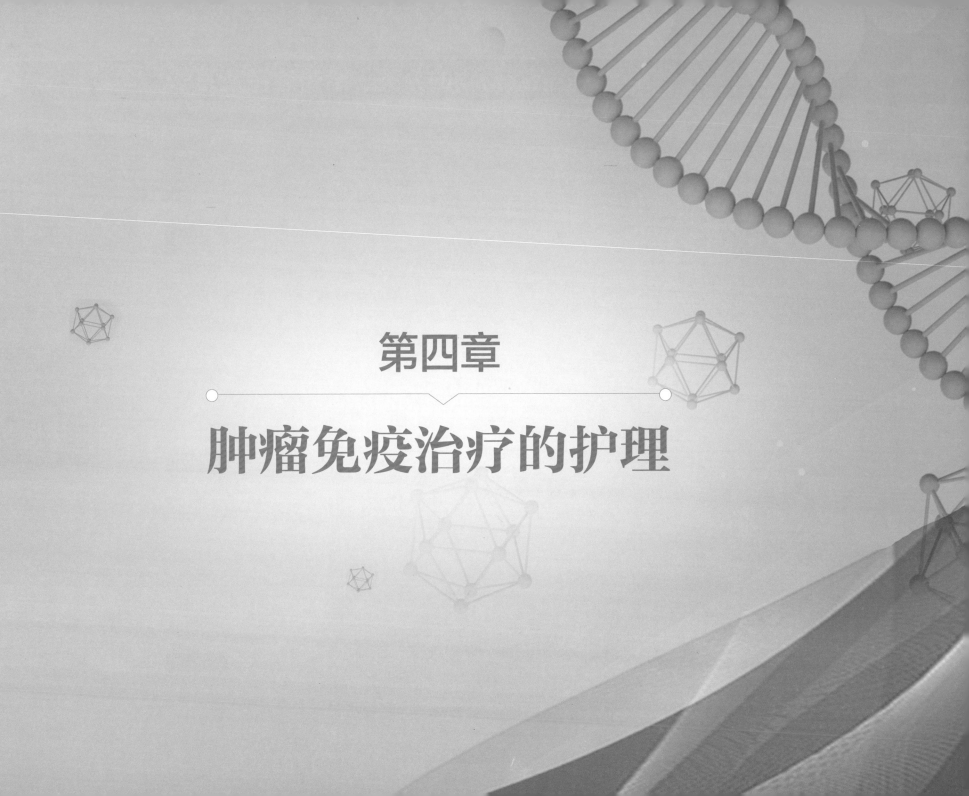

第一节　免疫治疗药物的分类、给药途径及方法

免疫治疗药物的分类、给药途径及方法

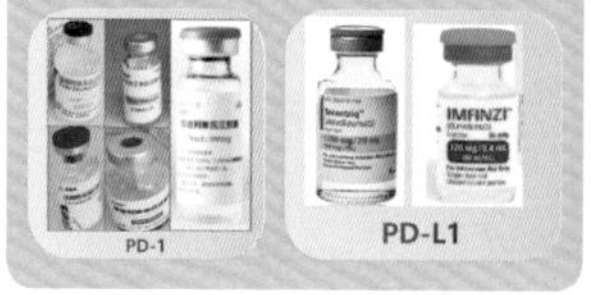

- **被动免疫**
  - 淋巴因子激活杀伤细胞（LAK）单个核细胞“多克隆化”扩增后回输
  - 细胞因子活化杀伤细胞（CIK）单个核细胞“多克隆化”扩增后回输
  - 患者体内分离特异性T细胞，肿瘤浸润性淋巴细胞（TIL）扩增后回输
  - 细胞毒性T淋巴细胞（CTL）异体肿瘤特异性T细胞系扩增后回输
  - 嵌合性抗原受体 T 细胞治疗（CAR-T）基因工程修饰T细胞，获得特异性
- **肿瘤疫苗**
  - 卡介苗
    - 适应证
      - 绝对适应证：高危非肌层浸润性膀胱癌（NMIBC）和原位癌
      - 相对适应证：中危 NMIBC
    - 给药途径
      - 膀胱内灌注
    - 给药方法
      - 贮存条件：2~8℃，避光
      - 留置尿管，将卡介苗稀释液经尿管注入膀胱
      - 注药后拔除尿管
        - 2h内要做体位变换
      - 给药间隔时间参照临床指引
- **细胞因子**
  - 干扰素 α-2b
    - 适应证
      - 参考说明书
    - 给药途径
      - 皮下注射、肌内注射或者静脉滴注
    - 给药方法
      - 不同类型恶性肿瘤的给药剂量和间隔时间有差异

- **主动免疫**
  - 细胞因子
    - 白介素-2（IL-2）
    - 干扰素-α（IFN-α）
  - 肿瘤疫苗
    - 肿瘤细胞疫苗
    - 肿瘤多肽疫苗
    - 树突状细胞疫苗
    - 抗独特型抗体疫苗
  - 免疫检查点抑制剂（ICIs）
    - 抗CTLA-4抗体
      - 伊匹木单抗
    - 抗PD-1抗体
      - 帕博利珠单抗
      - 纳武利尤单抗
      - 替雷利珠单抗
      - 特瑞普利单抗（国产）
      - 信迪利单抗（国产）
      - 卡瑞利珠单抗（国产）
    - 抗PD-L1抗体
      - 阿特珠单抗
      - 度伐利尤单抗
- **免疫检查点抑制剂**
  - 适应证
    - 按NMPA批准的适应证
  - 给药途径
    - 静脉点滴
  - 给药方法
    - 贮存温度：2~8℃，避光，配制后有使用时限
    - 使用前按说明书复温
    - 配药浓度：按说明书要求
    - 输液管路：无菌、无热源，无须避光
过滤孔径按要求选择
    - 输注时间：按医疗指引

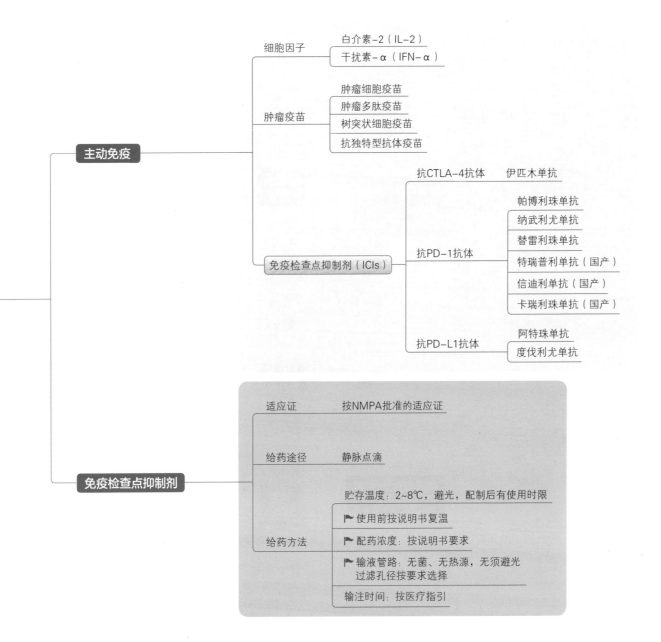

第二节　免疫检查点抑制剂的不良反应及护理

免疫检查点抑制剂的不良反应及护理（一）

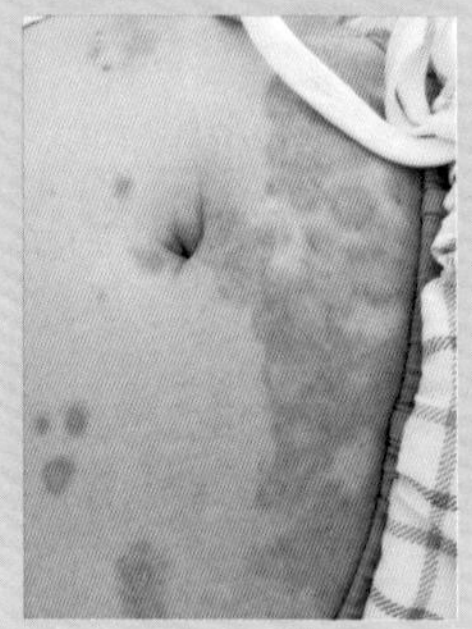

- 免疫相关性毒副反应（irAEs）综合管理要点
  - irAEs谱
    - 多见　皮肤黏膜、胃肠道、肝脏、内分泌不良反应
    - 少见　心脏、肾、眼、神经、血液等
  - 特殊患者
    - 自身免疫性疾病患者、慢性感染患者、年龄＞65岁患者、妊娠期和哺乳期妇女
  - 不良反应处理原则
    - G1：轻度毒性　可继续使用ICIs
    - G2：中度毒性　使用糖皮质激素（GC），暂停ICIs
    - G3：重度毒性　住院，静脉使用GC，停用ICIs
    - G4：危及生命
      - 考虑收入ICU，进行全身GC治疗
      - 使用其他免疫抑制剂，永久停用ICIs
    - G5：死亡
  - 全程化评估与密切监测irAEs
- 皮肤不良反应
  - 临床症状
    - 红斑、皮疹、瘙痒　多见
    - 斑秃、口腔炎、皮肤干燥症和光敏感　少见
    - 中毒性表皮坏死松解症、Steven-Johnson综合征　罕见
  - 护理
    - 评估
      - 皮肤完整性、颜色、瘙痒/抓痕
      - 口腔黏膜情况
    - 措施
      - 温水洗澡，不用肥皂
      - 沿毛发生长方向涂抹保湿剂
      - 严格防晒
- 类风湿性/骨骼肌不良反应
  - 临床症状
    - 多见　风湿性关节炎、肌炎或肌痛
    - 少见　干燥综合征、腮腺炎、炎症性肌病、横纹肌溶解、血管炎
  - 护理
    - 评估
      - 骨关节病史，骨溶解或骨转移
      - 是否影响日常生活能力（ADL），疼痛程度
    - 措施
      - 进行低-中强度体力活动
      - 预防性使用镇痛药
- 内分泌不良反应
  - 临床症状
    - 甲减、甲亢
    - 垂体炎
    - 原发性肾上腺皮质功能减退症
    - 高血糖（首选空腹）
  - 护理
    - 评估
      - 无精打采/亢奋
      - 怕热/怕冷
      - 复视、口渴、头疼
      - ⬆尿量增多
      - ⬆血糖升高
      - 检验检查异常结果
    - 措施
      - 告知甲减、1型糖尿病不可逆需长期用药

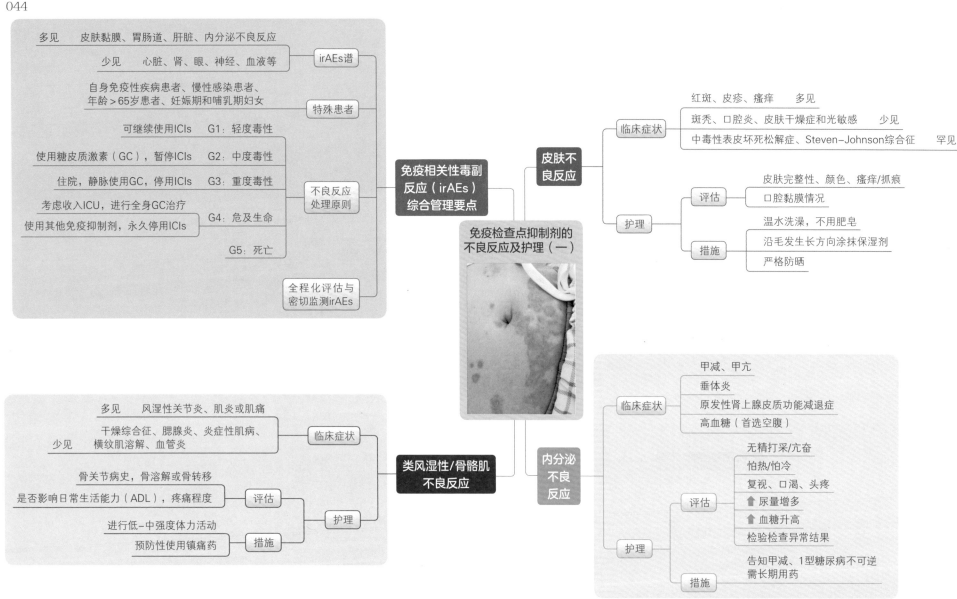

免疫检查点抑制剂的不良反应及护理（二）

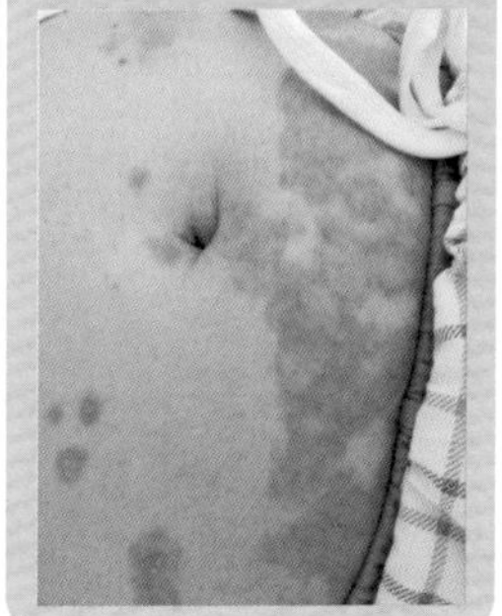

肺部不良反应

- 临床症状
  - 呼吸困难、咳嗽、发热、胸痛、呼吸衰竭
  - 中位发生时间在2.8个月左右
- 护理
  - 评估
    - 确定高危个体：慢性阻塞性肺疾病（COPD）、哮喘
    - 肺炎症状
  - 措施
    - 治疗周期＞1个月
    - 做好健康教育，提高用药依从性
    - 气道护理

胃肠道不良反应

- 临床症状
  - 腹泻、结肠炎
- 护理
  - 评估
    - 大便性状、次数、颜色
    - 脱水症状
    - 腹胀、腹痛、食欲下降
  - 措施
    - 饮食调整（非常重要）
    - 遵嘱用止泻药
    - 生命体征、出入量监测

肝脏不良反应

- 临床症状
  - 谷丙转氨酶和/或谷草转氨酶升高
  - 伴或不伴有胆红素升高
  - 疲乏、食欲下降、腹痛
  - 大小便、皮肤颜色变化
  - 神志改变
- 护理
  - 评估
    - 相关症状
    - 潜在病因，如病毒、药物毒性；疾病进展
    - 检验检查结果
  - 措施
    - 病情观察
    - 对症护理

其他少见不良反应

- 神经不良反应
  - 重症肌无力
  - 格林-巴利综合征
  - 周围神经病
  - 脑、脊髓炎
  - 中位发生时间为用药后第6周
- 血液系统不良反应
  - 溶血性贫血、红细胞再生障碍
  - 嗜中性粒细胞减少症、血小板减少症
  - 脊髓发育不良和A型血友病等
- 肾脏毒性反应
  - 尿少、血尿、水肿、厌食
  - 实验室检查异常
  - 一般出现在治疗后3~10个月
- 心脏不良反应
  - 心肌炎、心包炎、心律失常和心室功能受损
  - 一般发生在用药后的第1个月
- 眼不良反应
  - 眼球炎症、眼眶炎症和视网膜及脉络膜疾病
- 护理原则
  - 定期随访
  - 鼓励报告任何不适症状
  - 协助诊断
  - 对症支持护理

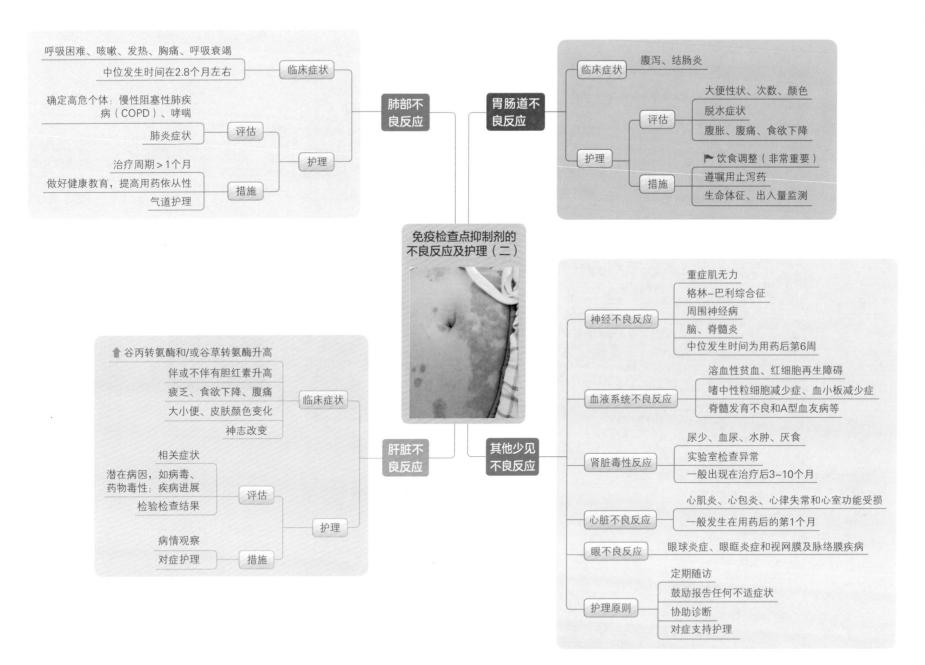

第三节 恶性黑色素瘤免疫治疗的护理

恶性黑色素瘤免疫治疗的护理

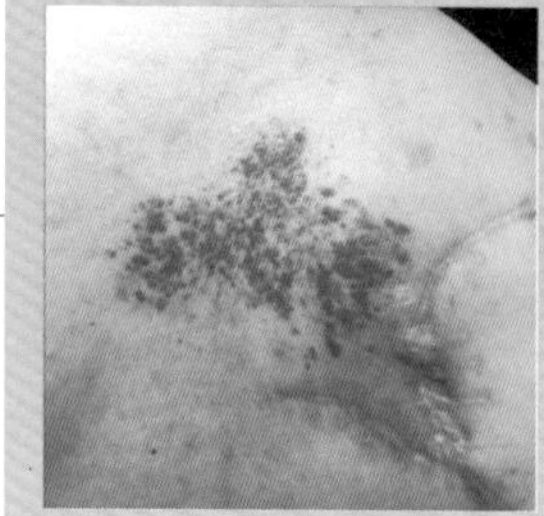

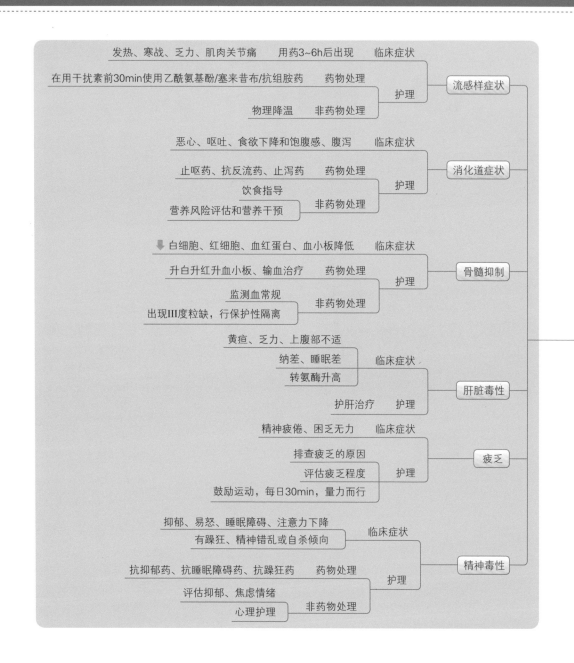

- 干扰素（IFN）α的不良反应与护理
  - 流感样症状
    - 临床症状
      - 用药3~6h后出现
        - 发热、寒战、乏力、肌肉关节痛
    - 护理
      - 药物处理
        - 在用干扰素前30min使用乙酰氨基酚/塞来昔布/抗组胺药
      - 非药物处理
        - 物理降温
  - 消化道症状
    - 临床症状
      - 恶心、呕吐、食欲下降和饱腹感、腹泻
    - 护理
      - 药物处理
        - 止呕药、抗反流药、止泻药
      - 非药物处理
        - 饮食指导
        - 营养风险评估和营养干预
  - 骨髓抑制
    - 临床症状
      - ↓白细胞、红细胞、血红蛋白、血小板降低
    - 护理
      - 药物处理
        - 升白升红升血小板、输血治疗
      - 非药物处理
        - 监测血常规
        - 出现III度粒缺，行保护性隔离
  - 肝脏毒性
    - 临床症状
      - 黄疸、乏力、上腹部不适
      - 纳差、睡眠差
      - 转氨酶升高
    - 护理
      - 护肝治疗
  - 疲乏
    - 临床症状
      - 精神疲倦、困乏无力
    - 护理
      - 排查疲乏的原因
      - 评估疲乏程度
      - 鼓励运动，每日30min，量力而行
  - 精神毒性
    - 临床症状
      - 抑郁、易怒、睡眠障碍、注意力下降
      - 有躁狂、精神错乱或自杀倾向
    - 护理
      - 药物处理
        - 抗抑郁药、抗睡眠障碍药、抗躁狂药
      - 非药物处理
        - 评估抑郁、焦虑情绪
        - 心理护理

- 治疗进展
  - 细胞因子
    - 干扰素α　1995年批准（FDA）
  - 免疫检查点抑制剂使用及获批时间
    - 伊匹木单抗　2014年12月（FDA）
    - 帕博利珠单抗　2014年9月（FDA）
    - 纳武利尤单抗　2014年（FDA）
    - 特瑞普利单抗　2018年12月（NMPA）
- 恶性黑色素瘤免疫治疗方案
  - 皮肤黑色素瘤术后
    - 大剂量IFN α-2b　1 500MIU/（m^2·d）x 4w+900MIU tiw x 48w，治疗1年
    - 帕博利珠单抗单药　200mg或2mg/kg，q3w，治疗1年
    - 纳武利尤单抗单药　3mg/kg，q2w，治疗1年
    - 伊匹木单抗方案　10mg/kg，q3w，序贯10mg/kg，q12w，治疗3年
  - 肢端黑色素瘤术后
    - 同皮肤黑色素瘤术后
  - 黏膜黑色素瘤术后
    - 干扰素α-2b
      - 静脉注射15×10^9U/（m^2·d），1~5d/周，持续4周
      - 然后皮下注射9×10^9U/d，tiw，持续48周
    - 特瑞普利单抗　3mg/kg，q2w，治疗1年
    - 帕博利珠单抗　2mg/kg，q3w，治疗1年
  - 眼部黑色素瘤术后
    - 干扰素α-2b（同黏膜黑色素瘤术后干扰素α-2b方案）
- irAEs
  - 白癜风
    - 临床症状
      - 全身性、局灶性或节段性皮肤白斑，毛发脱色
    - 护理
      - 告知该症状不可逆
      - 皮肤防晒
      - 心理护理
  - 其余详见第一部分第四章第二节“免疫检查点抑制剂的不良反应及护理”

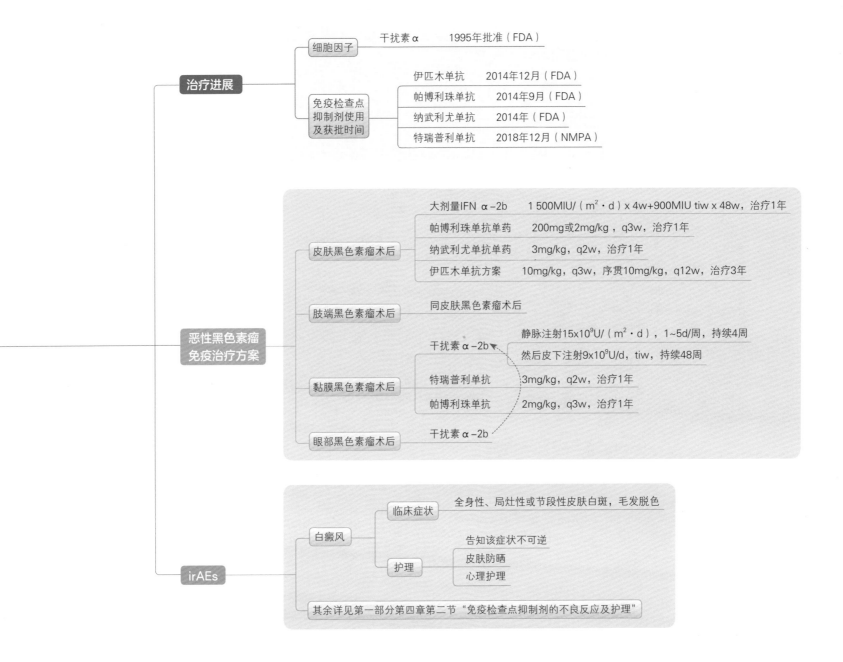

第四节 非小细胞肺癌免疫治疗的护理

非小细胞肺癌（NSCLC）免疫治疗的护理

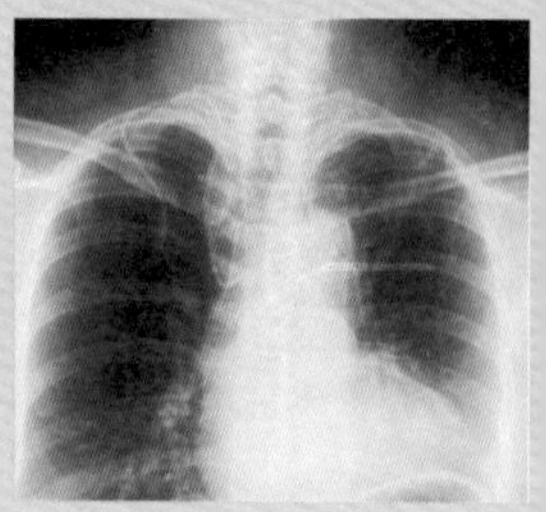

- 治疗方案
  - 晚期NSCLC一线免疫治疗
    - PD-L1≥50%
      - 帕博利珠单抗单药
    - 1%≤PD-L1≤49%
      - 鳞癌：帕博利珠单抗单药
      - 非鳞癌：帕博利珠单抗联合铂类+培美曲塞
    - PD-L1＜1%或者未知
      - 鳞癌：帕博利珠单抗联合铂类+紫杉类
      - 非鳞癌：帕博利珠单抗联合铂类+培美曲塞
      - 非鳞癌：阿特珠单抗联合贝伐珠单抗联合化疗（卡铂和紫杉醇）
  - 晚期NSCLC二线免疫治疗
    - 既往无PD-L1抑制剂治疗史
      - PD-L1未知或者无论表达状态如何 纳武利尤单抗单药
    - 既往有PD-L1抑制剂治疗史
      - 既往只行单药治疗 换用化疗药
      - 既往有免疫治疗 行多西他赛或其他单药化疗
  - 晚期NSCLC三线免疫治疗
    - 纳武利尤单抗单药治疗
  - III期不可切除的NSCLC免疫治疗
    - 根治性同步放化疗→度伐利尤单抗巩固治疗

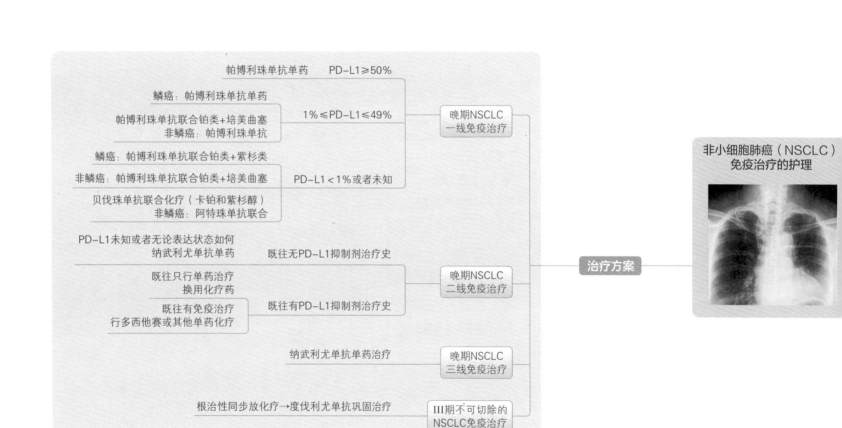

- 治疗进展
  - 帕博利珠单抗
    - 转移性NSCLC
    - 转移性非鳞状NSCLC
  - 纳武利尤单抗
    - 经治转移性鳞状/非鳞状NSCLC
    - EGFR阴性和ALK阴性二线NSCLC治疗
  - 阿特珠单抗
    - 铂类化疗后疾病进展转移性NSCLC
    - NSCLC患者的一线治疗药物
  - 度伐利尤单抗
    - 治疗无法手术切除的局部晚期（III期）NSCLC
- irAEs的护理
  - 肺炎发生率在NSCLC中较高
    - 警惕呼吸衰竭
  - 阿特珠单抗联合贝伐珠单抗+化疗
    - 3级以上irAEs的发生率明显升高
  - 其他不良反应护理详见第一部分第四章第二节“免疫检查点抑制剂的不良反应及护理”

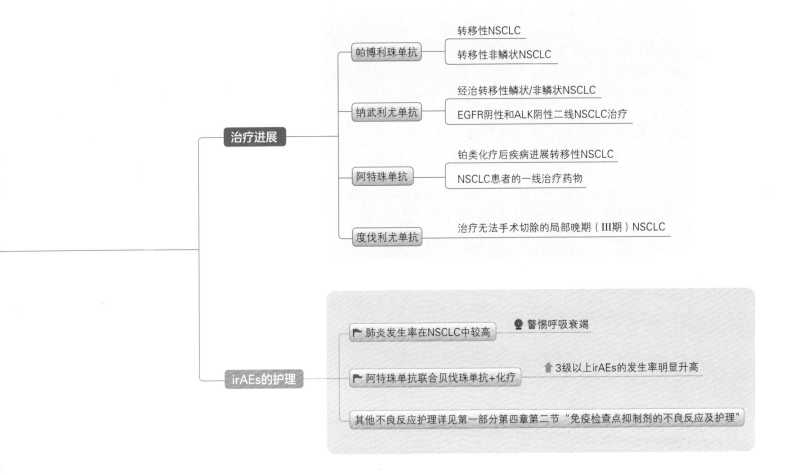

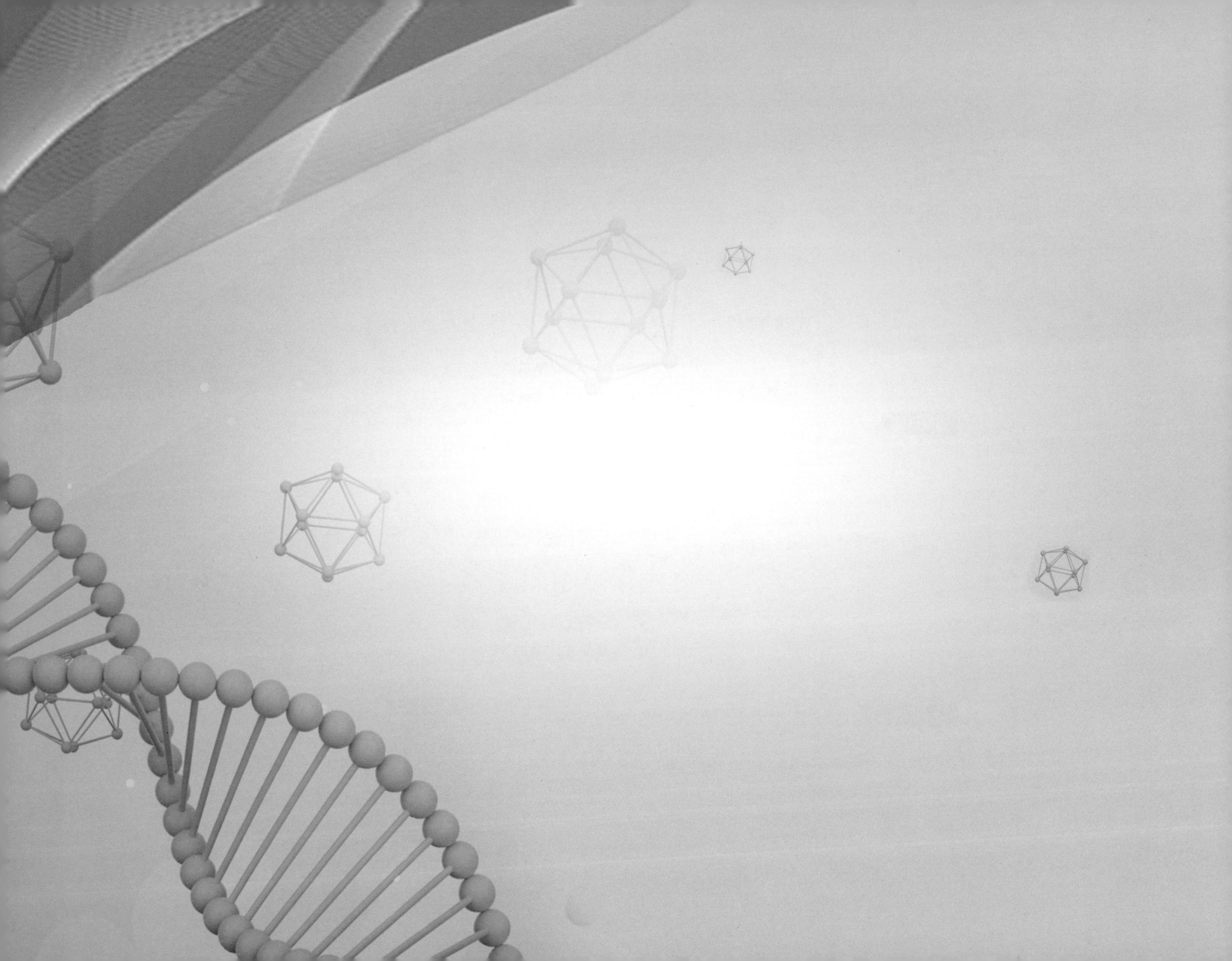

第五章

肿瘤微创治疗的护理

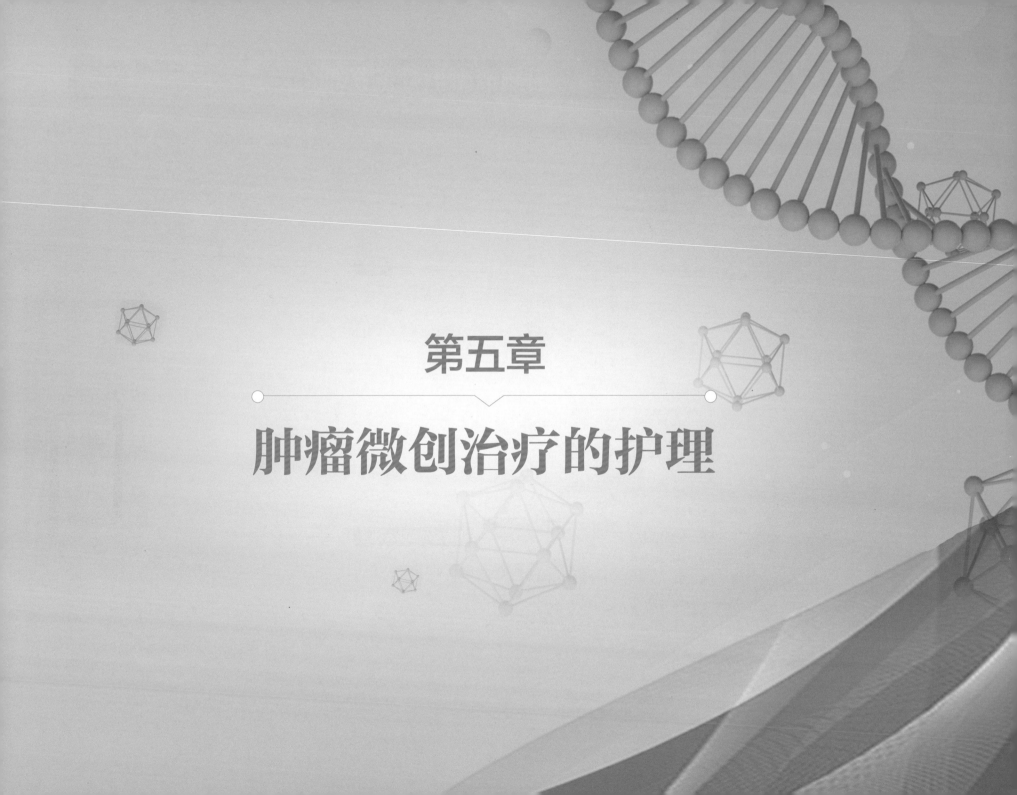

第一节　射频消融治疗的护理

射频消融治疗的护理

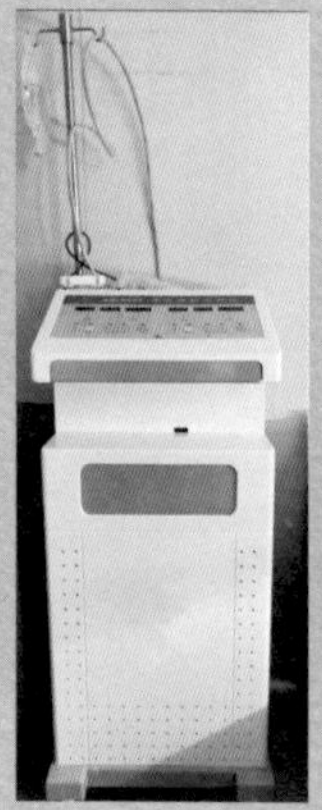

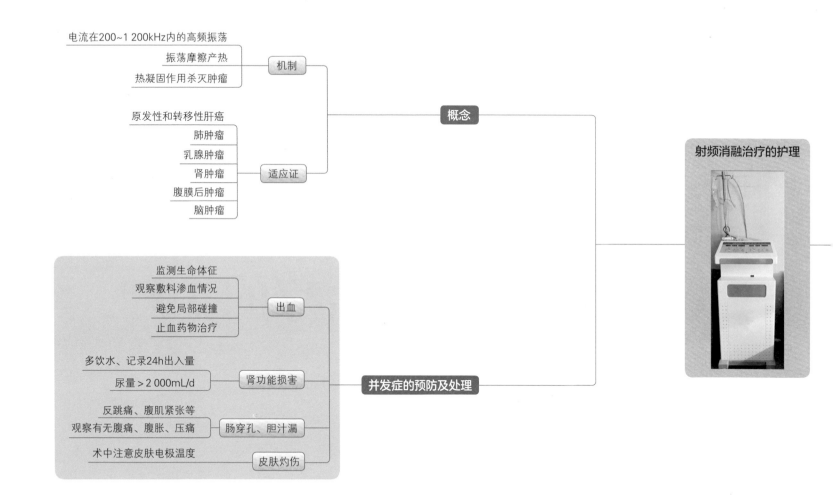

- 概念
  - 机制
    - 电流在200~1 200kHz内的高频振荡
    - 振荡摩擦产热
    - 热凝固作用杀灭肿瘤
  - 适应证
    - 原发性和转移性肝癌
    - 肺肿瘤
    - 乳腺肿瘤
    - 肾肿瘤
    - 腹膜后肿瘤
    - 脑肿瘤
- 并发症的预防及处理
  - 出血
    - 监测生命体征
    - 观察敷料渗血情况
    - 避免局部碰撞
    - 止血药物治疗
  - 肾功能损害
    - 多饮水、记录24h出入量
    - 尿量＞2 000mL/d
  - 肠穿孔、胆汁漏
    - 反跳痛、腹肌紧张等
    - 观察有无腹痛、腹胀、压痛
  - 皮肤灼伤
    - 术中注意皮肤电极温度

- 治疗前
  - 患者准备
    - 皮肤准备、术前禁食禁水
    - 术前使用改善凝血机制药物
  - 器械和药物准备
    - 紫外线消毒处置室
    - 检查超声和射频消融设备功能
    - 术前建立静脉通道及准备镇静止痛药物
- 治疗中
  - 患者保持舒适体位并补液
  - 吸氧改善咳嗽、气促等症状
  - 出现咯血时遵嘱用止血药物
  - 出现喘憋、不能平卧位呼吸时
    - 停止射频消融治疗
- 治疗后
  - 一般护理
    - 平卧、低流量给氧、监测生命体征
    - 观察穿刺点和腹部情况
  - 发热护理
    - 密切监测体温
    - 物理降温　$T<38.5℃$
    - 必要时使用抗生素治疗　$T\geqslant38.5℃$
  - 肝区不适或疼痛的护理
    - 密切观察术后患者的腹部情况
    - 取舒适体位
    - 鉴别术后疼痛、急腹症、出血等并发症
  - 一过性AST升高反应的护理
    - 3d内卧床休息
    - 低脂、易消化饮食
    - 鼓励补充高蛋白/热量/维生素
    - 观察黄疸情况
    - 给予护肝治疗
    - 及时发现肝昏迷前期症状
    - 定期监测肝功能及电解质

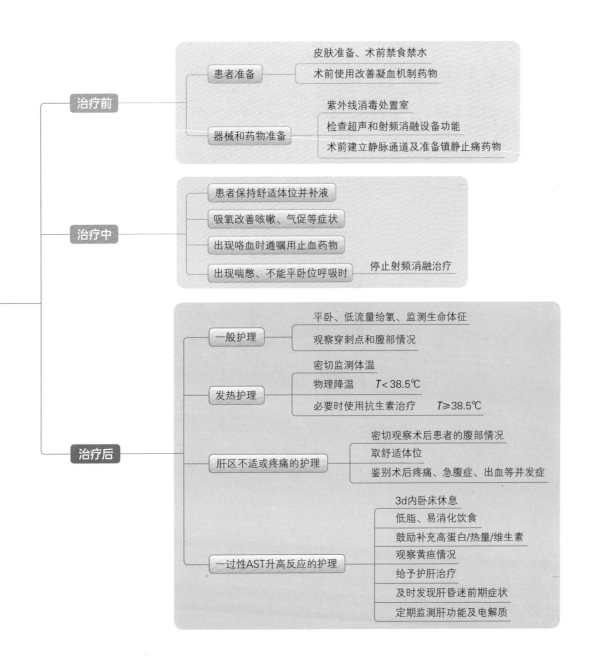

第二节　光动力治疗的护理

光动力治疗的护理

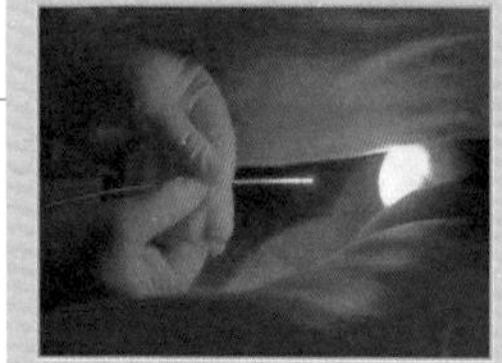

- 治疗前
  - 治疗宣传教育
  - 病房
    - 窗帘遮光
    - 床头灯光柔和
  - 光敏剂
    - 避光保存
    - 4℃冰箱
    - 现配现用
    - 输注时避光
  - 患者准备
    - 血常规、凝血功能检查
    - 心肺功能检查
    - 镇静
      - 地西泮
      - 全身静脉麻醉
        - 精神紧张
        - 高度敏感
    - 食管、支气管癌
      - 禁食、禁水
      - 阿托品
    - 口咽癌
      - 治疗前气管切开
    - 结肠癌
      - 肠镜准备
      - 禁用甘露醇
    - 直肠癌
      - 低位清洁灌肠
    - 肝癌
      - B超定位
    - 膀胱癌
      - 灌洗
      - 0.9%NS250mL
- 治疗中
  - 根据肿瘤部位选择合适体位
  - 机器准备
  - 光照要求
  - 生命体征观察
- 治疗后
  - 监测生命体征
  - 避光护理
    - 皮肤避光　30d
    - 眼睛避光
    - 帽子、伞
  - 减少皮肤刺激
  - 少食食物
    - 芹菜、菠菜、杧果等
  - 光过敏反应
    - 4周时间内
    - 皮肤红肿
    - 瘙痒、皮疹、水疱
    - 抗过敏
  - 光过敏试验

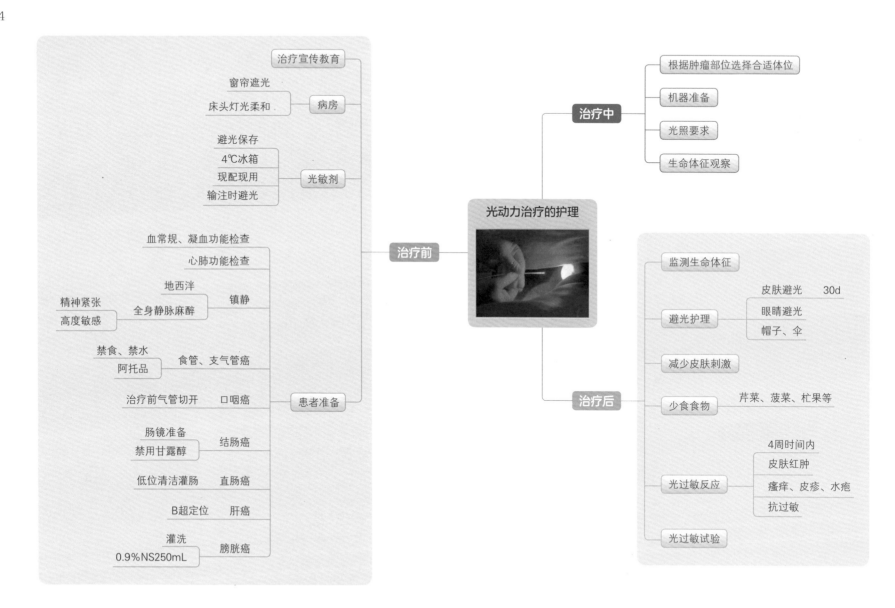

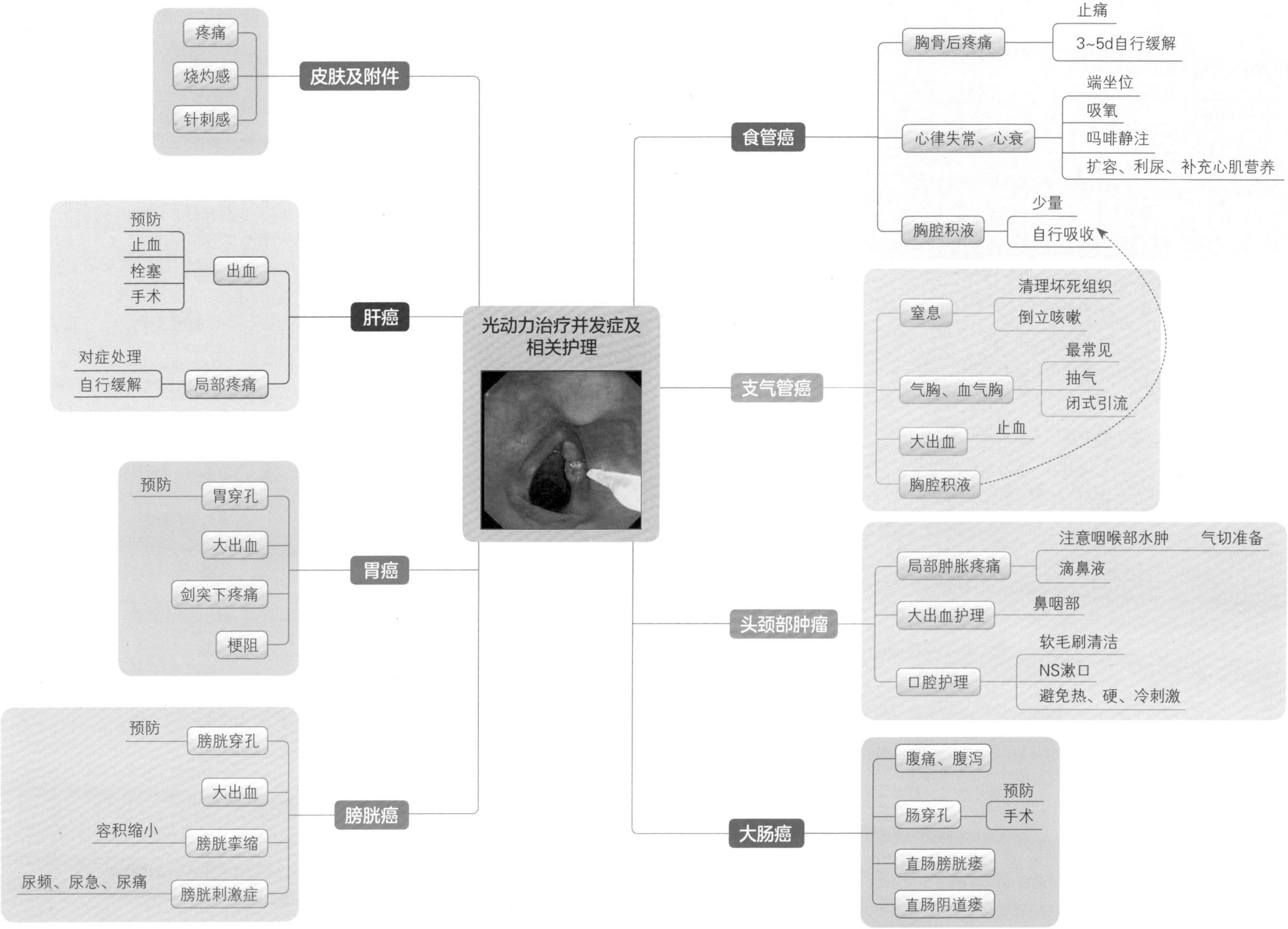
光动力治疗并发症及相关护理
皮肤及附件
疼痛
烧灼感
针刺感
肝癌
出血
预防
止血
栓塞
手术
局部疼痛
对症处理
自行缓解
胃癌
胃穿孔
预防
大出血
剑突下疼痛
梗阻
膀胱癌
膀胱穿孔
预防
大出血
膀胱挛缩
容积缩小
膀胱刺激症
尿频、尿急、尿痛
食管癌
胸骨后疼痛
止痛
3~5d自行缓解
心律失常、心衰
端坐位
吸氧
吗啡静注
扩容、利尿、补充心肌营养
胸腔积液
少量
自行吸收
支气管癌
窒息
清理坏死组织
倒立咳嗽
气胸、血气胸
最常见
抽气
闭式引流
大出血
止血
胸腔积液
头颈部肿瘤
局部肿胀疼痛
注意咽喉部水肿
气切准备
滴鼻液
大出血护理
鼻咽部
口腔护理
软毛刷清洁
NS漱口
避免热、硬、冷刺激
大肠癌
腹痛、腹泻
肠穿孔
预防
手术
直肠膀胱瘘
直肠阴道瘘

第三节 高频热疗的护理

高频热疗的护理

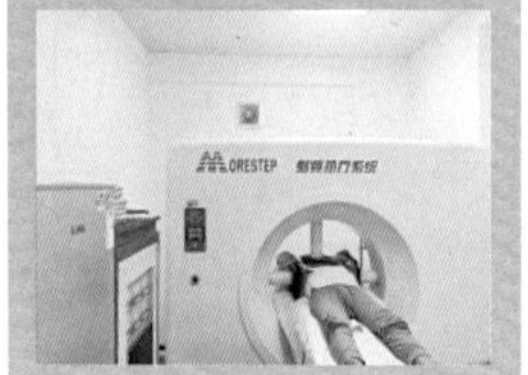

- 护理
  - 治疗前
    - 交代注意事项
    - 少喝水
    - 排空大小便
    - 去除金属
    - 评估是否适合热疗
  - 治疗中
    - 有无心律失常
    - 肺部肿瘤患者
      - 有无咳嗽、咳痰加重
    - 肿瘤骨转移
      - 减少体位变换
    - 避免烫伤
    - 避免触电
  - 治疗后
    - 补充水分
      - 温开水
    - 热疗3h内不能洗浴
  - 并发症
    - ⬆体温升高
      - *T*≥38℃、心率快、出汗多
        - 中止
    - 皮肤烧伤
      - 烫伤膏
    - 皮下疼痛和硬结
      - 50%$MgSO_4$湿敷
      - 1~2周消退
    - 晶体和睾丸损伤
      - 避免直接照射
      - 间隔14d
- 机制
  - 3.56MHz高频振荡电磁场
  - 肿瘤内部温度达43℃
  - 温度差
  - 酸化效应
  - 直接损伤瘤细胞
- ✔适应证
  - 膀胱癌、前列腺癌
  - 食管癌、肺癌
  - 胃癌、结直肠癌、肝癌
  - 卵巢癌
  - 乳腺癌
  - 肺/肝/骨转移癌
  - 各类肉瘤
  - 胸腹腔积液
  - 晚期癌顽固性疼痛
- ✖禁忌证
  - 心脏病、起搏器
  - 治疗范围内置入钢板、支架等
  - 活动结核性胸膜炎
  - 血小板低、凝血功能差
  - 眼球、睾丸部位
  - 白血病
  - 体温调节障碍

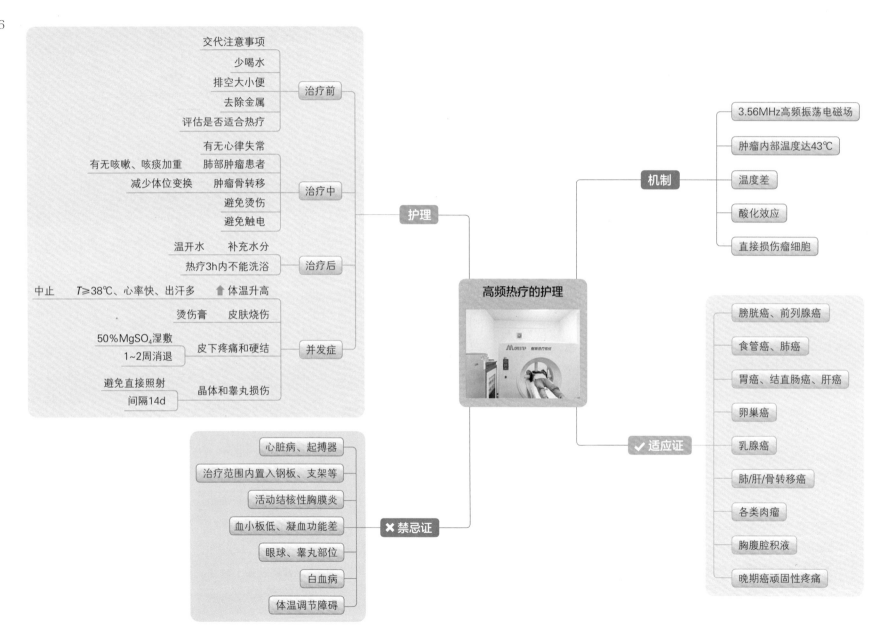

第四节 热灌注疗法的护理

热灌注疗法的护理

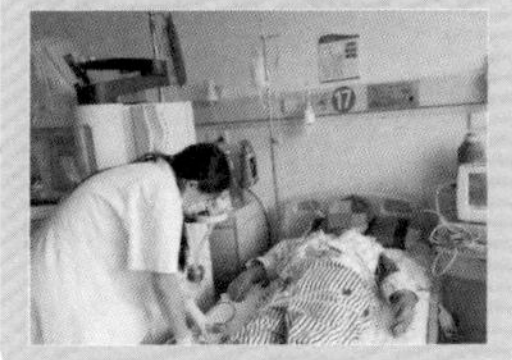

- 适应证
  - 腹膜广泛转移癌
  - 术后腹膜转移预防
  - 恶性腹水
  - 膀胱恶性肿瘤
  - 恶性胸腔积液
- 并发症
  - 化学性腹膜炎
    - 注意注水量
    - 使用抗炎止痛药
  - 管道堵塞
    - 暂停或调慢灌注速度
    - 挤压导管
    - 转动导管
    - 调整体位
  - 腹痛、腹胀
    - 注意灌注速度
    - 使用止痛药
  - 发热
    - 监测体温
    - 擦拭汗液
    - 物理降温
    - 补充体液
- 治疗前
  - 环境温度24~26℃
  - 紫外线消毒
  - 治疗前2h勿饱腹
  - 排空尿液
  - 建立静脉通道
  - 镇静、镇痛、止吐、抗过敏
- 治疗中
  - 监测、记录生命体征
  - 擦干汗液、避免受凉
  - 确保管路固定连接好
  - 腹腔注水量达2 500~3 000mL
  - 注意灌注液温度
    - 入液温度43℃
    - 出液温度40~42℃
- 治疗后
  - 消毒管道、皮肤
  - 纱布覆盖
  - 2h内，每15min变换1次体位
  - 观察副反应
  - 固定管道
  - 监测生命体征
  - 记录出入量

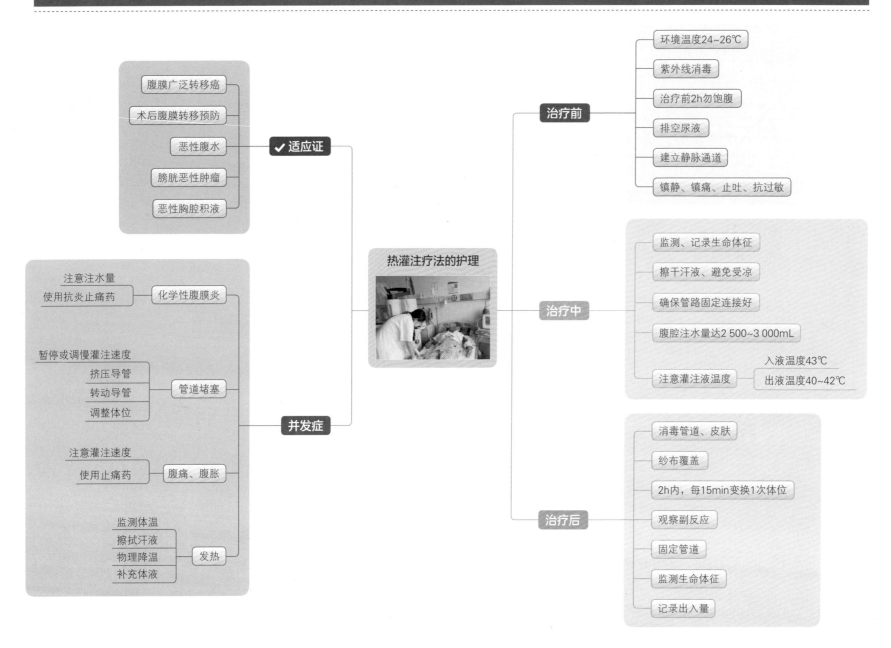

第五节　高能超声聚焦刀治疗的护理

高能超声聚焦刀的护理

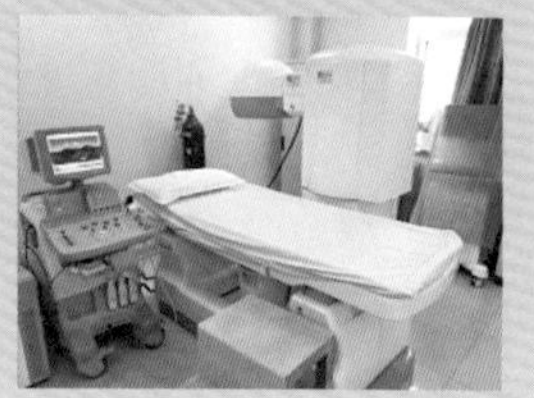

- 原理和设备
  - 目的
    - 微创、精准杀灭肿瘤细胞
  - 作用原理
    - 产生物理生物效应
      - 热效应
      - 空化效应
      - 机械效应
  - 设备基本构成
    - 控制系统
      - 计算机
      - 控制台
      - 系统控制软件
    - 定位系统
      - 数字式彩色B超
      - 治疗床
    - 治疗系统
      - 超声换能器
      - 功率驱动器
    - 水处理系统
- ✔适应证
  - 良性、恶性实体肿瘤
  - 放疗、化疗及手术等手段不能治疗
  - 年老体弱
  - 不愿意接受手术
- ✖禁忌证
  - 肝弥漫性（＞50%）占位
  - 严重心肺肾疾病
  - 终末期
  - 不能配合治疗
  - 治疗通路上的皮肤疼痛反应迟钝、丧失

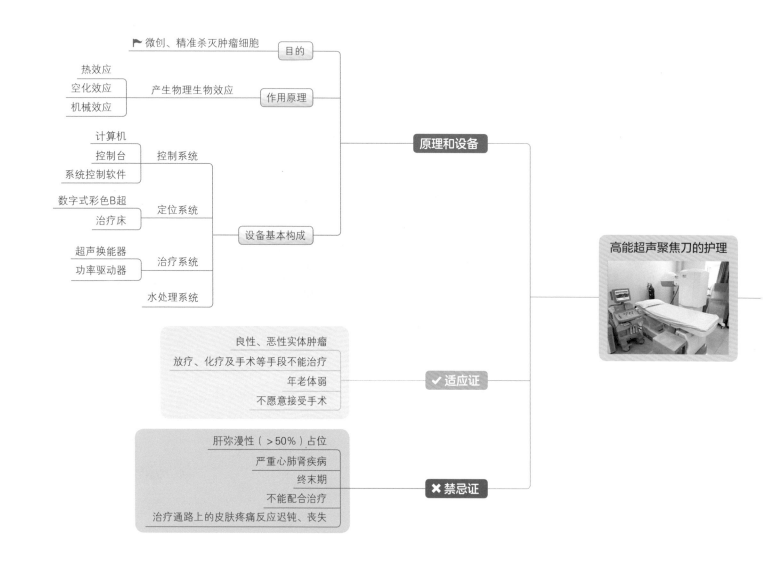

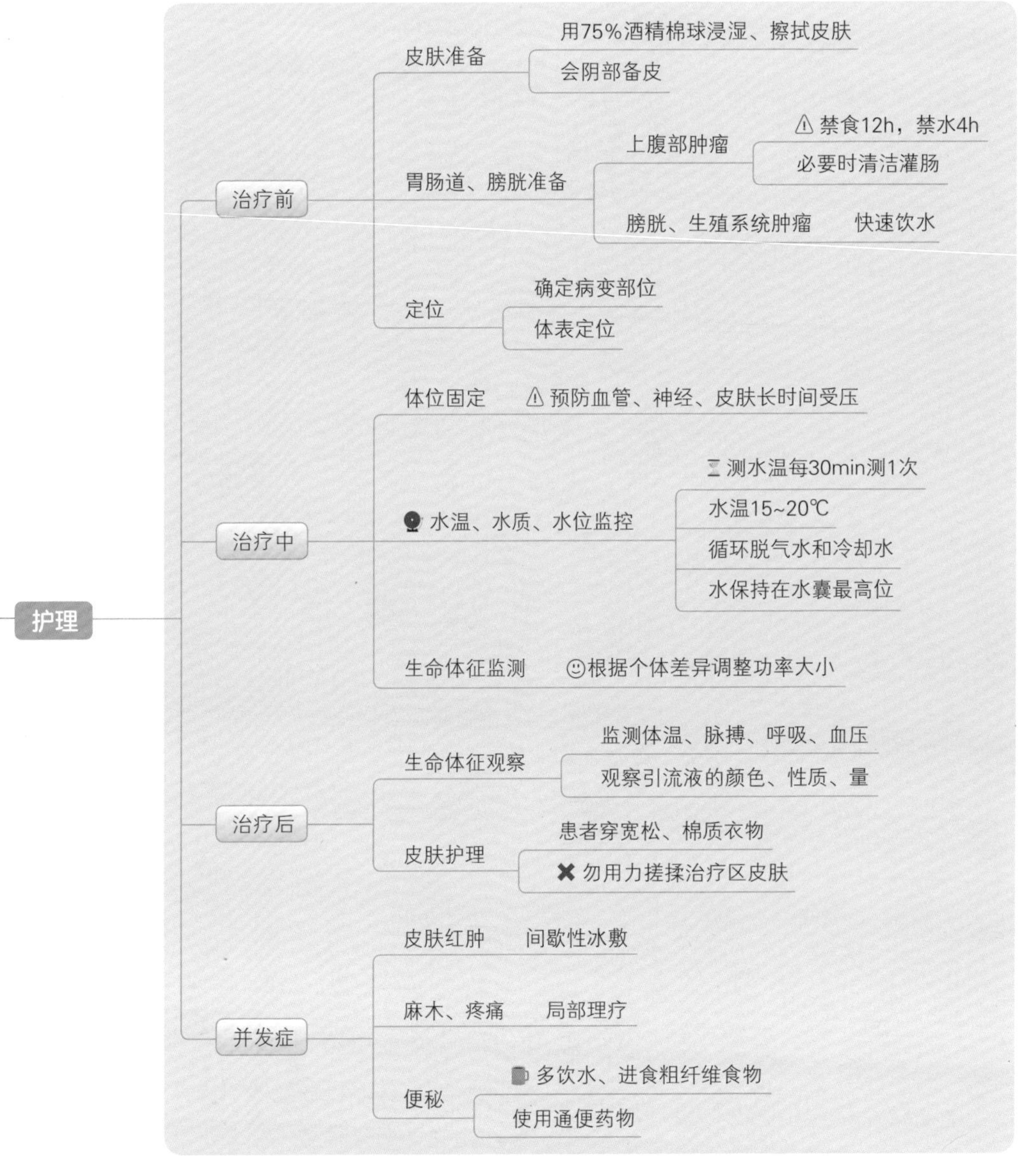
护理
治疗前
皮肤准备
用75%酒精棉球浸湿、擦拭皮肤
会阴部备皮
胃肠道、膀胱准备
上腹部肿瘤
禁食12h，禁水4h
必要时清洁灌肠
膀胱、生殖系统肿瘤
快速饮水
定位
确定病变部位
体表定位
治疗中
体位固定
预防血管、神经、皮肤长时间受压
水温、水质、水位监控
测水温每30min测1次
水温15~20℃
循环脱气水和冷却水
水保持在水囊最高位
生命体征监测
根据个体差异调整功率大小
治疗后
生命体征观察
监测体温、脉搏、呼吸、血压
观察引流液的颜色、性质、量
皮肤护理
患者穿宽松、棉质衣物
勿用力搓揉治疗区皮肤
并发症
皮肤红肿
间歇性冰敷
麻木、疼痛
局部理疗
便秘
多饮水、进食粗纤维食物
使用通便药物

第六节　氩氦靶向冷冻消融治疗的护理

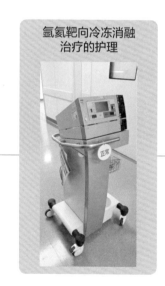

氩氦靶向冷冻消融治疗的护理

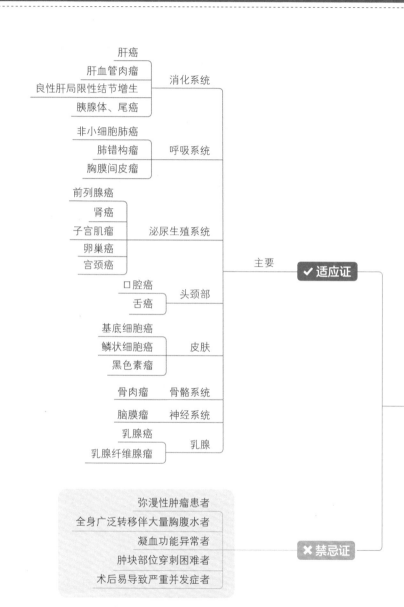

- ✔ 适应证
  - 主要
    - 消化系统
      - 肝癌
      - 肝血管肉瘤
      - 良性肝局限性结节增生
      - 胰腺体、尾癌
    - 呼吸系统
      - 非小细胞肺癌
      - 肺错构瘤
      - 胸膜间皮瘤
    - 泌尿生殖系统
      - 前列腺癌
      - 肾癌
      - 子宫肌瘤
      - 卵巢癌
      - 宫颈癌
    - 头颈部
      - 口腔癌
      - 舌癌
    - 皮肤
      - 基底细胞癌
      - 鳞状细胞癌
      - 黑色素瘤
    - 骨骼系统
      - 骨肉瘤
    - 神经系统
      - 脑膜瘤
    - 乳腺
      - 乳腺癌
      - 乳腺纤维腺瘤
- ✖ 禁忌证
  - 弥漫性肿瘤患者
  - 全身广泛转移伴大量胸腹水者
  - 凝血功能异常者
  - 肿块部位穿刺困难者
  - 术后易导致严重并发症者

- 护理
  - 术后体位
    - 脑部、肺部手术：平卧位，床头抬高15°~30°
    - 肝部手术：平卧位
  - 术后并发症
    - 反应性发热
      - 密切监测体温
      - 物理降温
      - 补充电解质
      - 消炎、镇痛
    - 反应性胸腔积液
      - 发生率5%~10%
      - 术后行B超检查
      - 积液量>500mL、胸闷、气促：引流术引流
    - 对脏器功能的影响
      - 脑水肿
      - 气胸
        - 减少穿刺次数
        - 鼓励患者有效咳嗽
        - 胸腔闭式引流
      - 咳血
        - 卧位：头偏一侧
        - 使用止血药物
    - 出血
      - 术前禁用活血药物
      - 术中密切观察生命体征
      - 术后密切监测
    - 肌红蛋白尿
      - 预防：消融肿瘤>3cm时给予水化利尿
      - 尿液碱化、水化、利尿剂加地塞米松使用2~3d
      - 观察尿量变化
      - 复查肾功能、电解质、血气分析、尿常规
    - 疼痛
      - 药物缓解
      - 心理疏导
    - 皮肤冻伤
      - 保暖、保持创面干燥
      - 定期换药、防感染
    - 冷休克
      - 临床表现
        - $T<36℃$
        - 面色苍白、四肢发冷
        - 脉搏细速、血压下降
      - 处理
        - 保暖
          - 上调室温
          - 加温、给氧
          - 躯体持续热敷
        - 监测生命体征
  - 饮食
    - 易消化、高纤维、高能量、优质蛋白饮食
    - 禁食刺激性、坚硬食物
  - 活动
    - 避免剧烈运动
    - 正常生活
    - 避免过度劳累
- 疗效评价标准（RECIST）
  - 完全缓解（CR）
    - 病灶消除
    - 无新病灶
    - 肿瘤标志物正常
    - 维持4周以上
  - 部分缓解（PR）
    - 病灶直径总和缩小≥30%
    - 维持4周以上
  - 稳定（SD）
    - 缩小但未达PR
    - 增加但未达PD
  - 进展（PD）
    - 病灶直径总和增加≥20%
    - 出现新病灶

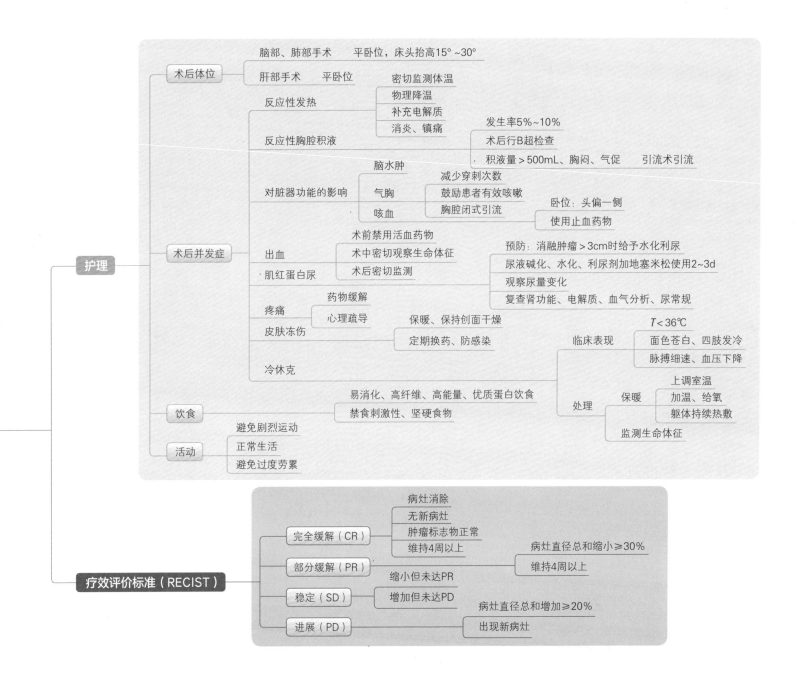

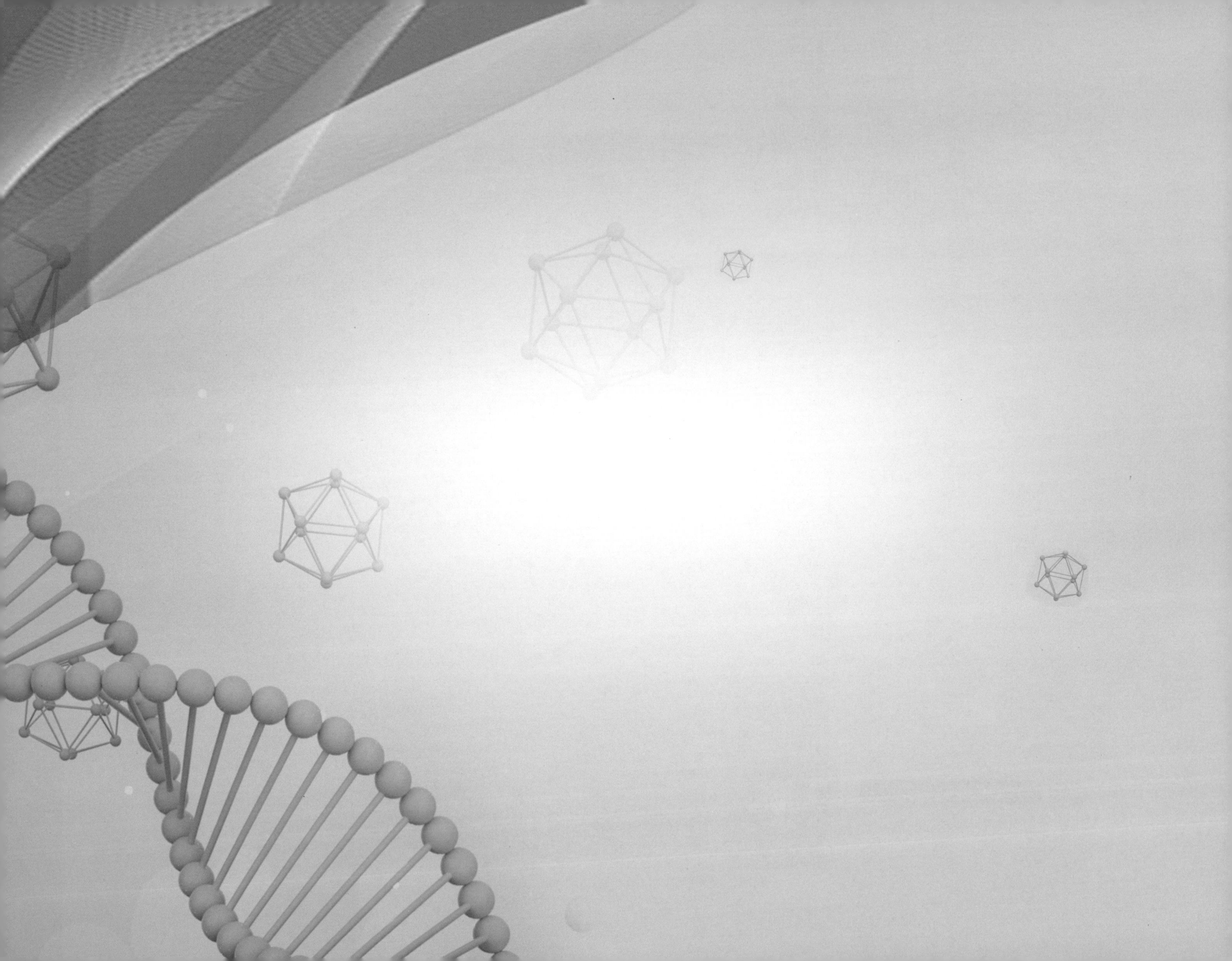

第六章

肿瘤营养治疗的护理

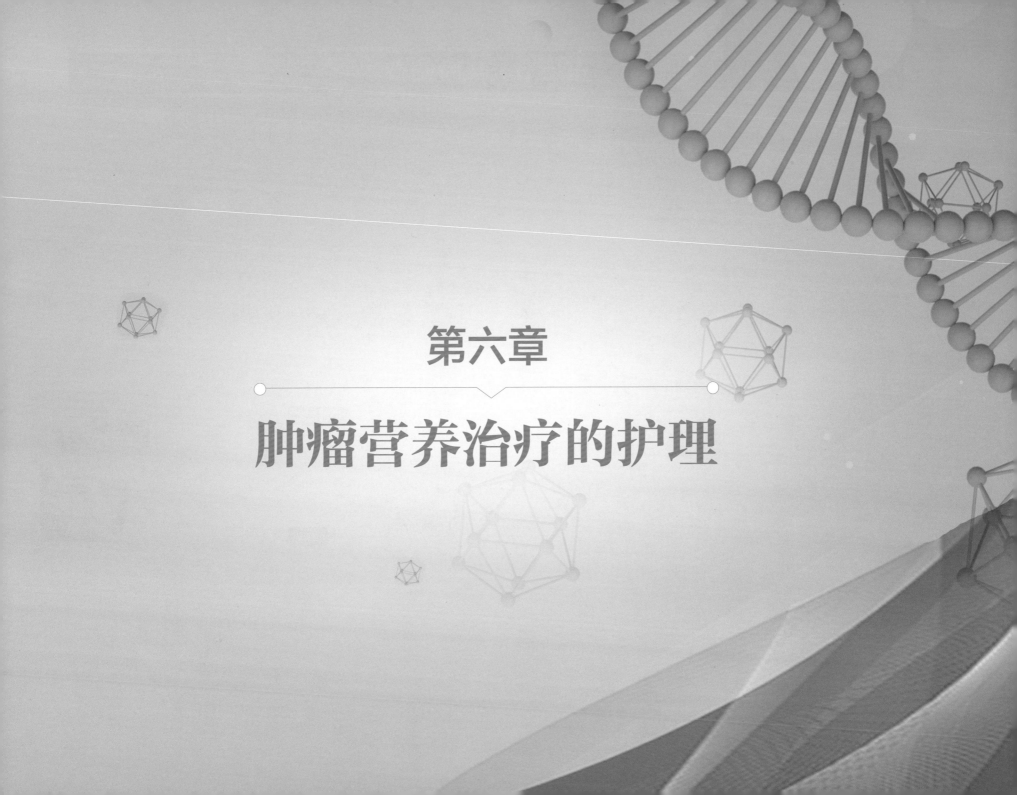

第一节　风险筛查

营养筛查

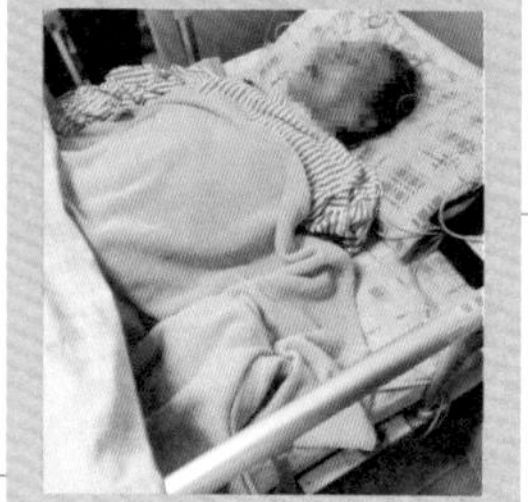

- 识别个体
  - 有营养风险
  - 无营养风险
- 结果
  - 营养风险筛查2002（NRS2002）
    - ≥3分　有营养风险　制订营养治疗计划
    - ＜3分　每周复评

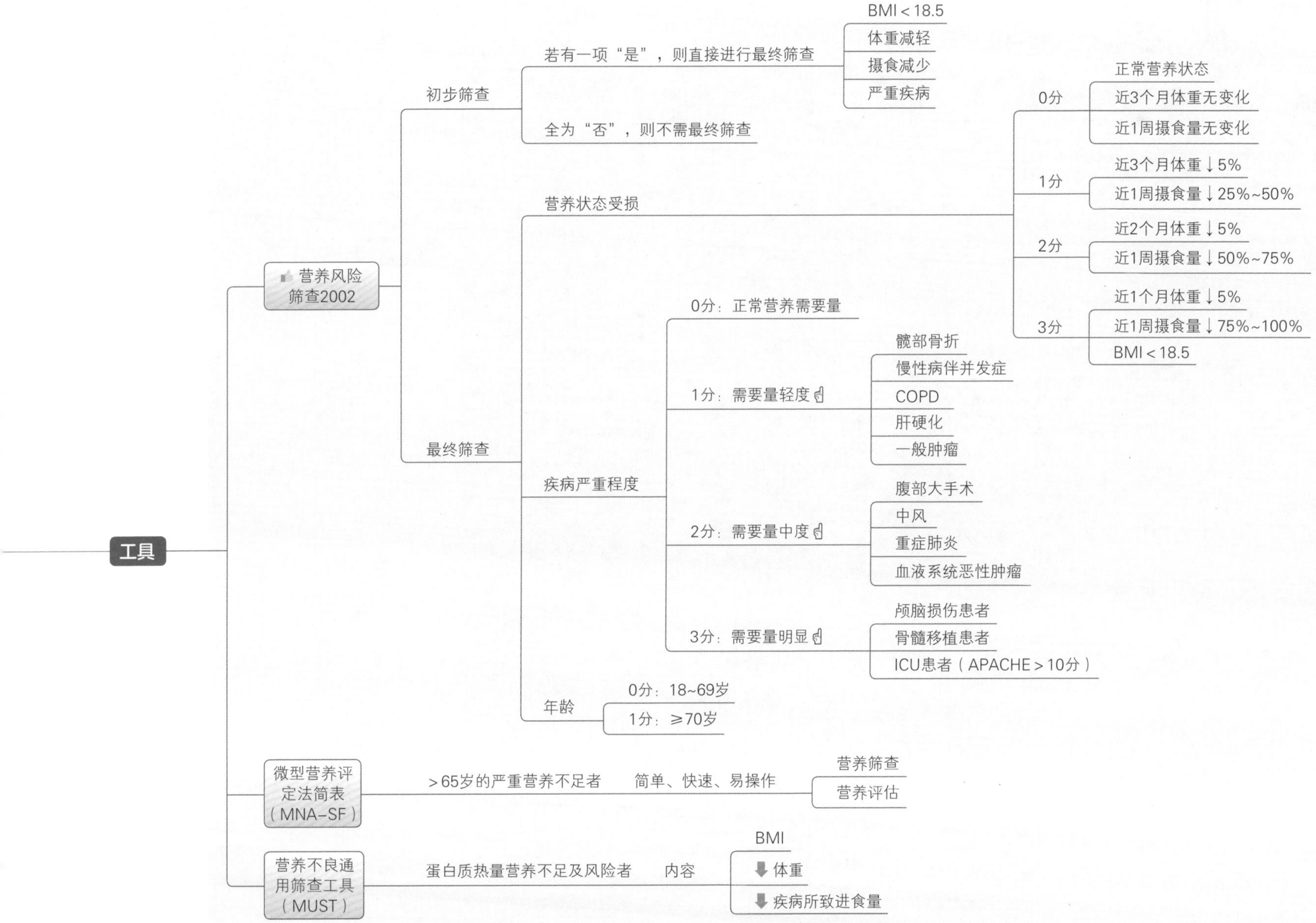
工具
营养风险筛查2002
初步筛查
若有一项“是”，则直接进行最终筛查
BMI＜18.5
体重减轻
摄食减少
严重疾病
全为“否”，则不需最终筛查
最终筛查
营养状态受损
0分
正常营养状态
近3个月体重无变化
近1周摄食量无变化
1分
近3个月体重↓5%
近1周摄食量↓25%~50%
2分
近2个月体重↓5%
近1周摄食量↓50%~75%
3分
近1个月体重↓5%
近1周摄食量↓75%~100%
BMI＜18.5
疾病严重程度
0分：正常营养需要量
1分：需要量轻度
髋部骨折
慢性病伴并发症
COPD
肝硬化
一般肿瘤
2分：需要量中度
腹部大手术
中风
重症肺炎
血液系统恶性肿瘤
3分：需要量明显
颅脑损伤患者
骨髓移植患者
ICU患者（APACHE＞10分）
年龄
0分：18~69岁
1分：≥70岁
微型营养评定法简表（MNA-SF）
＞65岁的严重营养不足者
简单、快速、易操作
营养筛查
营养评估
营养不良通用筛查工具（MUST）
蛋白质热量营养不足及风险者
内容
BMI
体重
疾病所致进食量

第二节　营养评估

- 营养评估
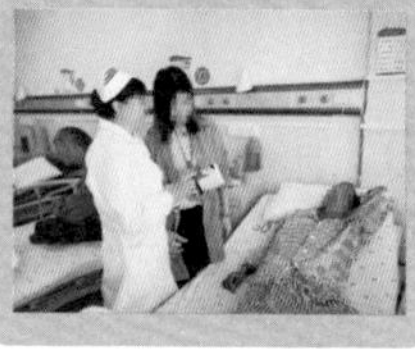
  - 人体测量
    - 体重、身高
      - 标准体重（kg）=身高（cm）−105　Broca改良公式
      - 标准体重（kg）=［身高（cm）−100］×0.9　平田公式
        - 正常：±10%
        - 超重or消瘦：±（10%~20%）
        - 肥胖or严重消瘦：±20%以上
    - BMI=体重/身高^2（kg/m^2）
      - >28kg/m^2　肥胖
      - 24~27.9kg/m^2　超重
      - 18.5~23.9kg/m^2　正常
      - <18.5kg/m^2　消瘦
    - 三头肌或肩胛下皮褶厚度
      - 成年男性：12.5mm
      - 成年女性：16.5mm
    - 上臂肌围、上臂围
      - 上臂肌围（mm）=上臂围（mm）−3.14×三头肌皮褶厚度（mm）
  - 生化检查
    - 血清蛋白质
      - 总蛋白
        - 成人：≥6.5g/100mL
      - 血红蛋白
        - 成年男性：≥13g/100mL
        - 成年女性：≥12g/100mL
      - 白蛋白
        - <3.5g/dL
      - 转铁蛋白
        - <140mg/dL
      - 前白蛋白
        - <17mg/dL
      - 总铁结合力
        - <250mcg/dL
      - 胆固醇
        - <150mg/dL
      - （以上5项）为风险数值
    - 尿液
      - 尿肌酐
        - 男性正常值：0.9~1.8g
        - 女性正常值：0.8~1.5g
      - 尿素氮
    - ↓总淋巴细胞数
      - <1 500个/mm^2

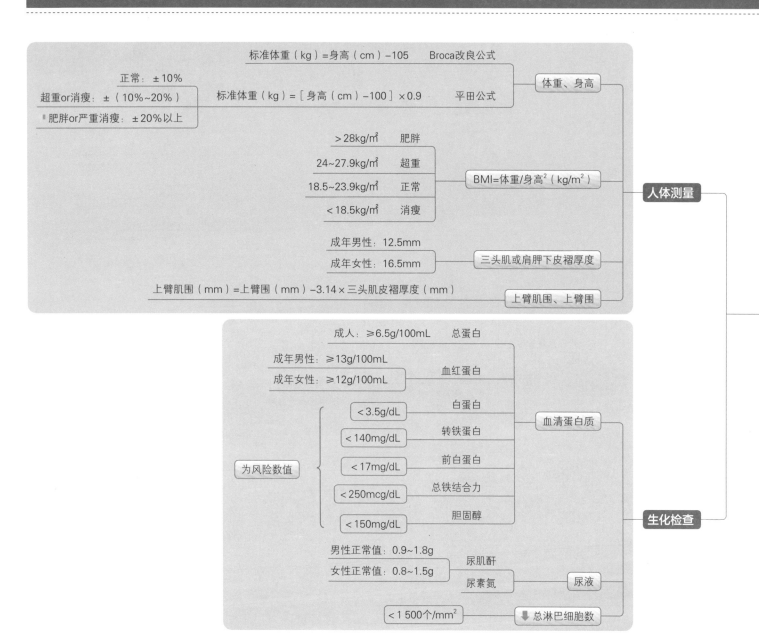

- 人体组成测量
  - 间接测量法
    - BIA 准确、安全、无创
    - 水下称重法
    - 生化方法
    - DEXA
  - 直接测量法
    - 化学分析法
- 临床检查
  - 病史采集
    - 膳食调查
      - 询问法 简便易行、不够精确
      - 称重法 准确、费时、费力
      - 记账法 简便节力、不太精确
    - 现病史、过往史
  - 查体
    - 营养不良的临床表现
- 综合评估
  - 患者主观整体评估（PG-SGA）
    - A. 患者自我评估
      - 1 体重变化 体重丢失评分表
      - 2 饮食情况 有变化
        - 持续时间
        - 类型
      - 3 胃肠道症状
        - 恶心等其他症状 1分
        - 口腔疼痛、吞咽障碍 2分
        - 呕吐、厌食、腹泻、疼痛 3分
      - 4 机体功能
        - 正常活动 0分
        - 尚能活动 1分
        - 卧位、坐位<12h 2分
        - 大多数卧位、坐位或卧床不起 3分
    - B. 疾病与营养需求的关系
    - C. 应激状态
      - 发热
      - 发热时间
      - 糖皮质激素用量
    - D. 体格检查
      - 总体消耗的主观评估
        - 脂肪储存
        - 肌肉情况
        - 水肿情况
    - B、C、D医务人员评估
      - 总分 A+B+C+D
        - 0~1分：营养良好
        - 2~3分：可疑/轻度营养不良
        - 4~8分：中度营养不良
        - ≥9分：重度营养不良
  - 主观全面评定（SGA）
  - 预后营养评定（PIN）
  - 营养评定指数（NAI）
  - 危险营养指数（NRI）
  - 微型营养评价（MNA）
    - 老年人适用
      - 24：良好
      - 17：营养不良

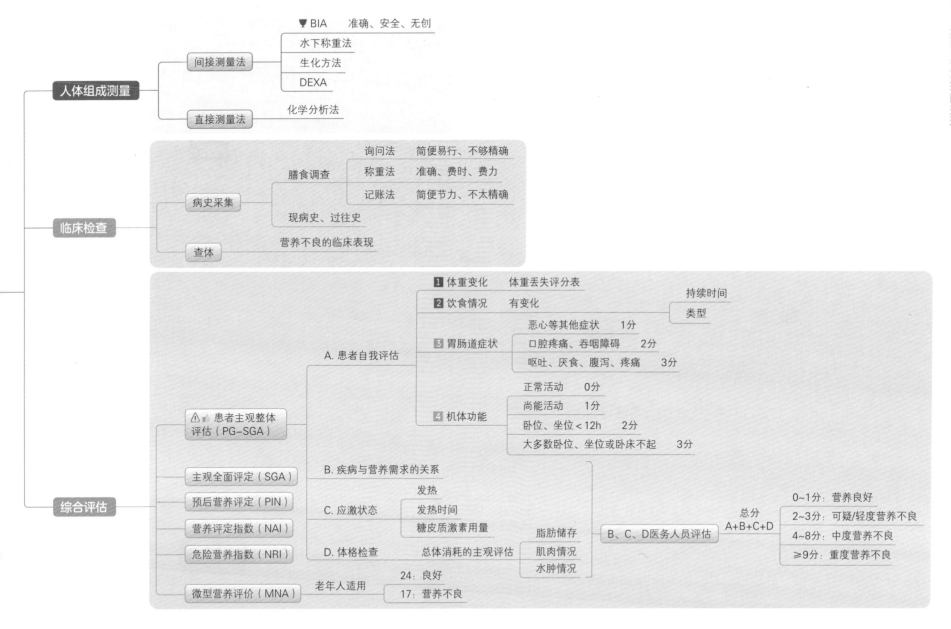

第三节　肠内营养的护理

- 肠内营养的护理

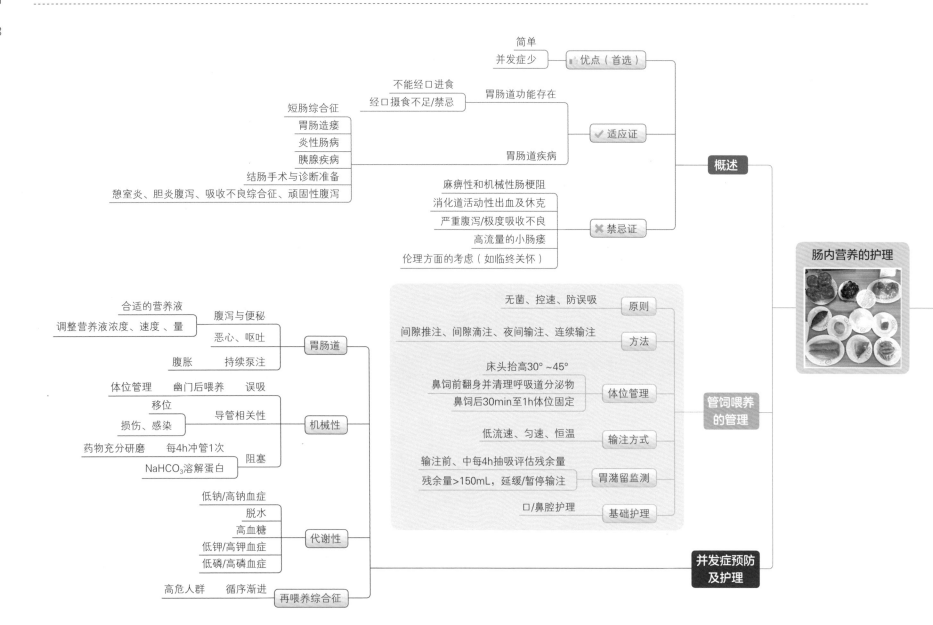

- 概述
  - 优点（首选）
    - 简单
    - 并发症少
  - 适应证
    - 胃肠道功能存在
      - 不能经口进食
      - 经口摄食不足/禁忌
    - 胃肠道疾病
      - 短肠综合征
      - 胃肠造瘘
      - 炎性肠病
      - 胰腺疾病
      - 结肠手术与诊断准备
      - 憩室炎、胆炎腹泻、吸收不良综合征、顽固性腹泻
  - 禁忌证
    - 麻痹性和机械性肠梗阻
    - 消化道活动性出血及休克
    - 严重腹泻/极度吸收不良
    - 高流量的小肠瘘
    - 伦理方面的考虑（如临终关怀）
- 管饲喂养的管理
  - 原则
    - 无菌、控速、防误吸
  - 方法
    - 间隙推注、间隙滴注、夜间输注、连续输注
  - 体位管理
    - 床头抬高30°~45°
    - 鼻饲前翻身并清理呼吸道分泌物
    - 鼻饲后30min至1h体位固定
  - 输注方式
    - 低流速、匀速、恒温
  - 胃潴留监测
    - 输注前、中每4h抽吸评估残余量
    - 残余量>150mL，延缓/暂停输注
  - 基础护理
    - 口/鼻腔护理
- 并发症预防及护理
  - 胃肠道
    - 腹泻与便秘
      - 合适的营养液
      - 调整营养液浓度、速度、量
    - 恶心、呕吐
    - 持续泵注
      - 腹胀
  - 机械性
    - 误吸
      - 幽门后喂养
        - 体位管理
    - 导管相关性
      - 移位
      - 损伤、感染
    - 阻塞
      - 每4h冲管1次
        - 药物充分研磨
      - $NaHCO_3$溶解蛋白
  - 代谢性
    - 低钠/高钠血症
    - 脱水
    - 高血糖
    - 低钾/高钾血症
    - 低磷/高磷血症
  - 再喂养综合征
    - 循序渐进
      - 高危人群

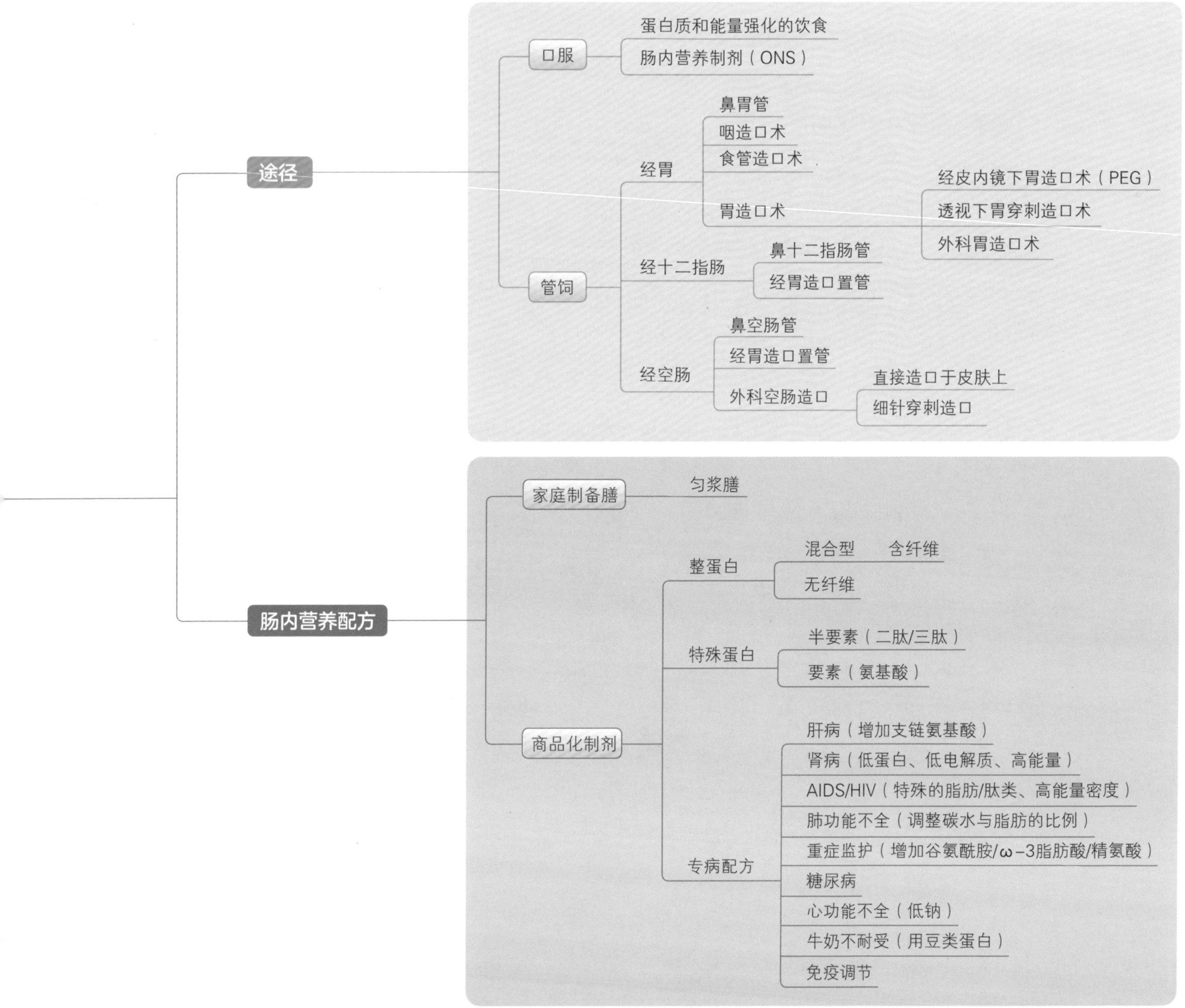
途径
口服
蛋白质和能量强化的饮食
肠内营养制剂（ONS）
管饲
经胃
鼻胃管
咽造口术
食管造口术
胃造口术
经皮内镜下胃造口术（PEG）
透视下胃穿刺造口术
外科胃造口术
经十二指肠
鼻十二指肠管
经胃造口置管
经空肠
鼻空肠管
经胃造口置管
外科空肠造口
直接造口于皮肤上
细针穿刺造口
肠内营养配方
家庭制备膳
匀浆膳
商品化制剂
整蛋白
混合型
含纤维
无纤维
特殊蛋白
半要素（二肽/三肽）
要素（氨基酸）
专病配方
肝病（增加支链氨基酸）
肾病（低蛋白、低电解质、高能量）
AIDS/HIV（特殊的脂肪/肽类、高能量密度）
肺功能不全（调整碳水与脂肪的比例）
重症监护（增加谷氨酰胺/ω-3脂肪酸/精氨酸）
糖尿病
心功能不全（低钠）
牛奶不耐受（用豆类蛋白）
免疫调节

第四节　肠外营养的护理

肠外营养的护理（一）

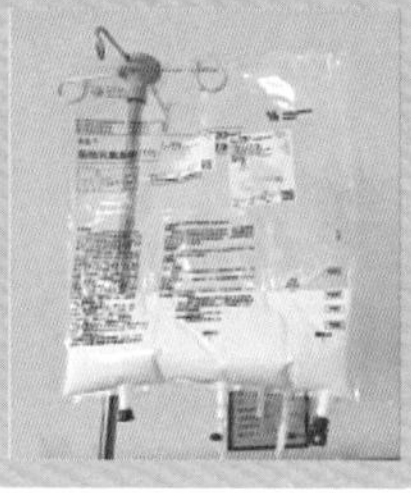

概述

- 适应证
  - 肠梗阻
  - 胃肠道吸收功能障碍
  - 严重营养不良伴胃肠功能障碍
  - 重症急性胰腺炎
  - 严重的分解代谢状态
  - 重要脏器功能不全
- 禁忌证
  - 原发病需行手术者
  - 心血管功能需要控制者
  - 严重代谢紊乱需要控制者
  - 预计发生并发症危险性大于益处者
  - 临终期患者（不宜）

肠外营养液的配制

- 独立系统
  - 多瓶输注系统
    - 优点：灵活
    - 缺点：相容性问题
- 混合液
  - 优点
    - 节省费用
    - 更好地被利用和吸收
    - 减少污染风险
    - 降低渗透压，减少对静脉的刺激
    - 减少静脉输注耗材
    - 减少代谢性并发症
  - 缺点：不能将已加入营养袋中的物质单独取出
  - 二合一（TIO）：不含脂肪乳
  - 全合一（AIO）混合液/全营养混合液（TNA）
    - 将微量元素、电解质、胰岛素加入葡萄糖/氨基酸内
    - 将磷酸盐加入另一瓶氨基酸内
    - 将脂溶/水溶性维生素加入脂肪乳内
    - 将葡萄糖、氨基酸混合，最后与脂肪乳混合
- 混合液的稳定性和相容性
  - 无菌操作
  - 成分、剂量需由医师、营养师及药师评估
  - 注意配制顺序及方式

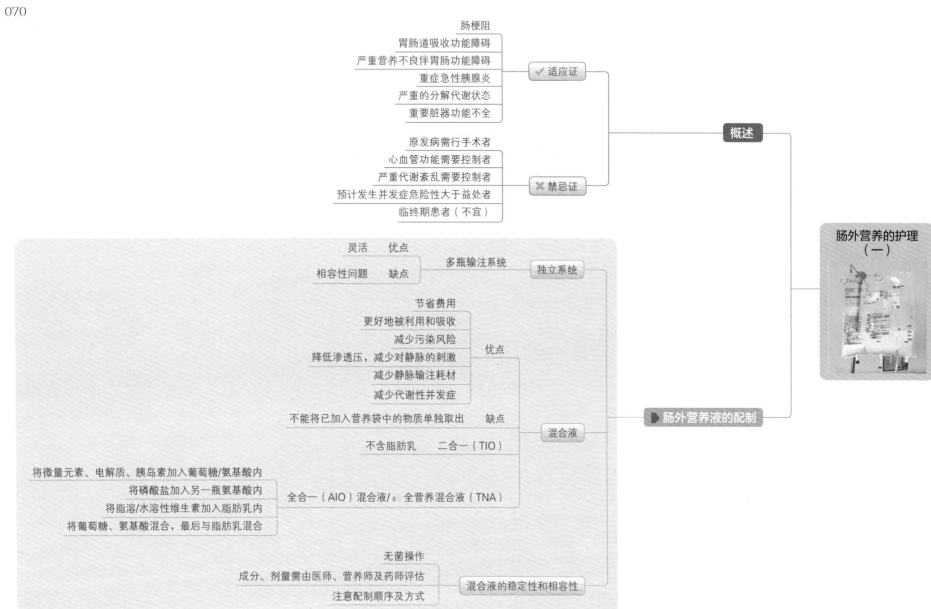

- 输注途径
  - 外周静脉营养（PPN）
    - 适应证
      - <1周的短期肠外营养（PN）
      - 低渗透压营养液（最好<850mmol/L）
      - 外周静脉条件较好
      - 不能进行中心静脉置管
      - 导管相关感染或败血症
    - 优点
      - 建立静脉途径简便
      - 避免CVC相关早、晚期并发症
      - 早期发现静脉炎征象
    - 并发症
      - 静脉炎最常见
  - 中心静脉营养（CPN）
    - 导管选择
      - 中心静脉导管（CVC）
      - 外周中心静脉导管（PICC）
      - 完全植入式静脉输液港（PORT）
    - ⚠ 并发症和护理
      - 早期
        - 置管失败、出血、损伤、栓塞、炎症等
      - 远期
        - 机械性
          - 导管阻塞 —— 尿激酶复通
          - 外部破裂 —— 特殊修复装置
          - 管腔内破裂和栓塞 —— 辐射干预/手术
        - 血栓形成
          - 使用纤溶酶活性物质/尿激酶/链激酶
        - 感染性
          - 皮下隧道化脓、导管处渗漏、囊腔感染 —— 拔管
          - 导管血培养、全身抗生素治疗 —— 反复感染 —— 拔除

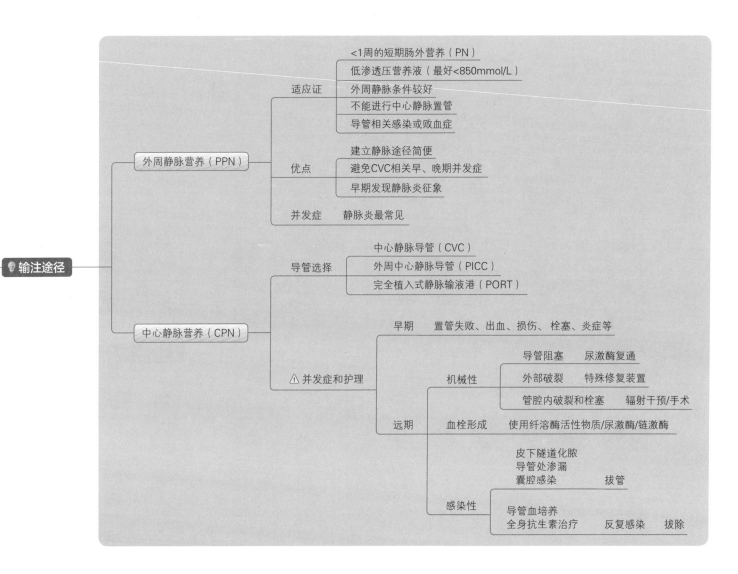

肠外营养的护理（二）

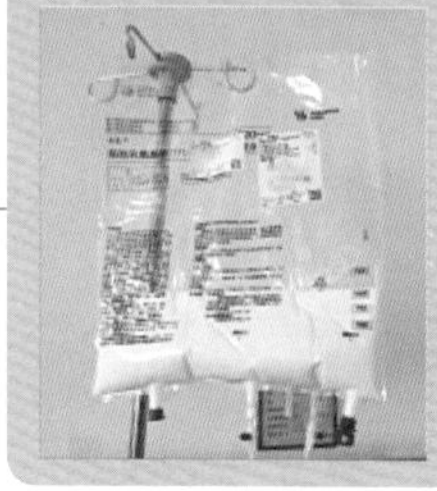

- 营养支持的监测
  - 临床监测
    - 临床体征
      - 患者反应及情绪
      - 生命体征
      - 水肿/脱水征象
      - 体格检查
    - 营养参数
      - 食欲
      - 经口及各种途径摄入的总量
      - 胃肠道功能
    - 人体测量
      - 每日体重
      - 每周体重
      - 每周中臂围和三头肌皮褶厚度
    - 功能
      - 握力
      - 最大呼气流速
      - 情绪评分
      - 生活质量评估
      - 日常生活能力评分
    - 液体平衡表
    - 实验室数据
    - 转归和核查
      - 并发症、治疗经过和喂养技术
  - 实验室监测
    - 氮平衡
    - 蛋白质
      - 前白蛋白最适合
        - 与C反应蛋白（CRP）同测
    - 3-甲基组氨酸（3-MH）
      - 全肠内/全肠外营养者
    - 瓜氨酸
      - 不适用于肾衰患者
    - 免疫学指标
    - 微量营养素
  - 再喂养综合征
    - 肿瘤患者为高危患者
      - 预防发生

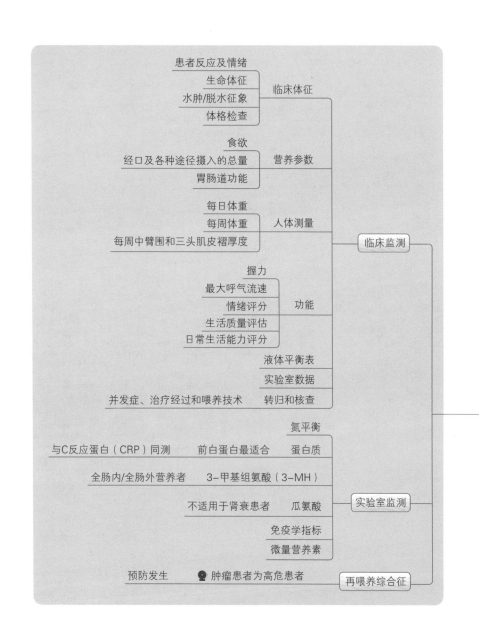

- 肠外营养的成分
  - 碳水化合物
    - 单糖
      - 葡萄糖
        - 主要供能
        - 300~400g/d
        - 8~10g糖/单位胰岛素
      - 果糖
    - 双糖
      - 麦芽糖
      - 蔗糖
    - 醇类
      - 山梨醇
      - 木糖醇
      - 乙醇
  - 脂肪
    - ⚠ 严禁加入电解质/其他许多药物
    - 肿瘤患者优先选择
  - 氨基酸
    - 肿瘤患者用氨基酸-缺乏甲硫氨酸
  - 维生素
    - 水溶 每日常规
    - 脂溶 蓄积易中毒
  - 微量元素
    - 肠外营养>4周必须给予
  - 电解质
    - 随时调整
- 代谢性并发症
  - 营养素摄入不足/过量 营养素组成不合理
    - 亚临床缺乏
      - 电解质缺乏
      - 微量元素缺乏
      - 维生素缺乏
      - 必需脂肪酸缺乏
    - 急性
      - 水、电解质紊乱
      - 高/低血糖
      - 高血钙
      - 高甘油三酯血症
      - 肝功能紊乱
      - 氮质血症
    - 慢性
      - 肝脏脂肪变性
      - 肝脏胆汁淤积
      - 胆石症和胆囊炎
      - 骨病

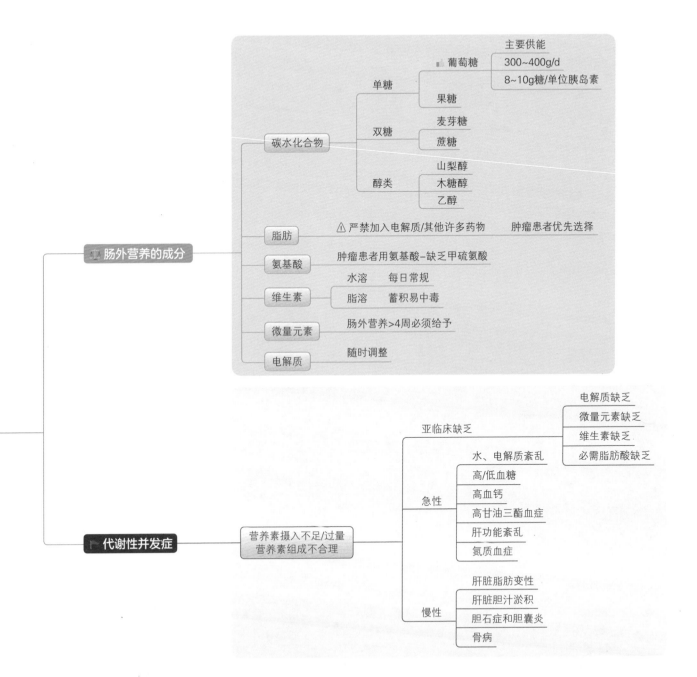

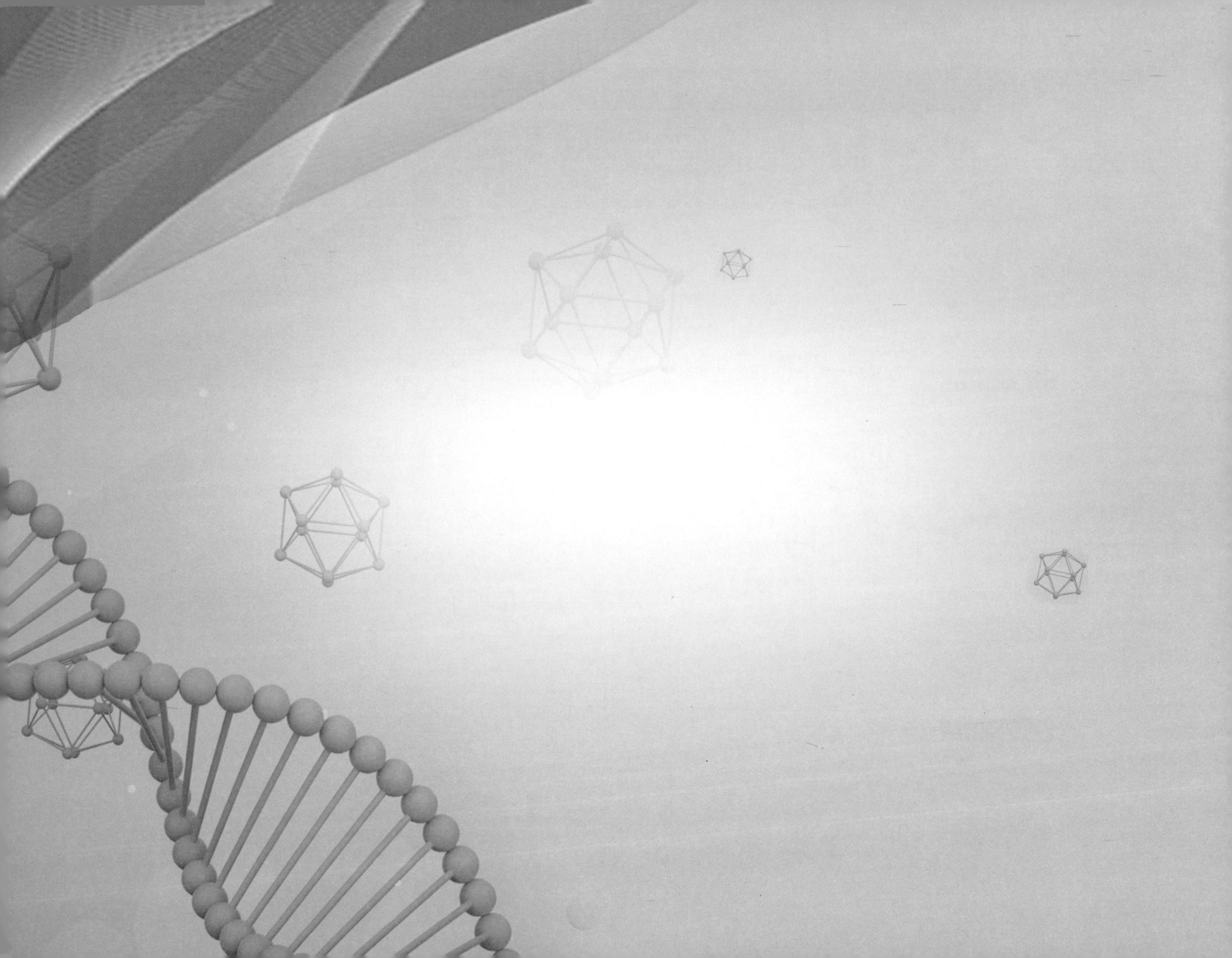

第七章

肿瘤患者常见症状的护理

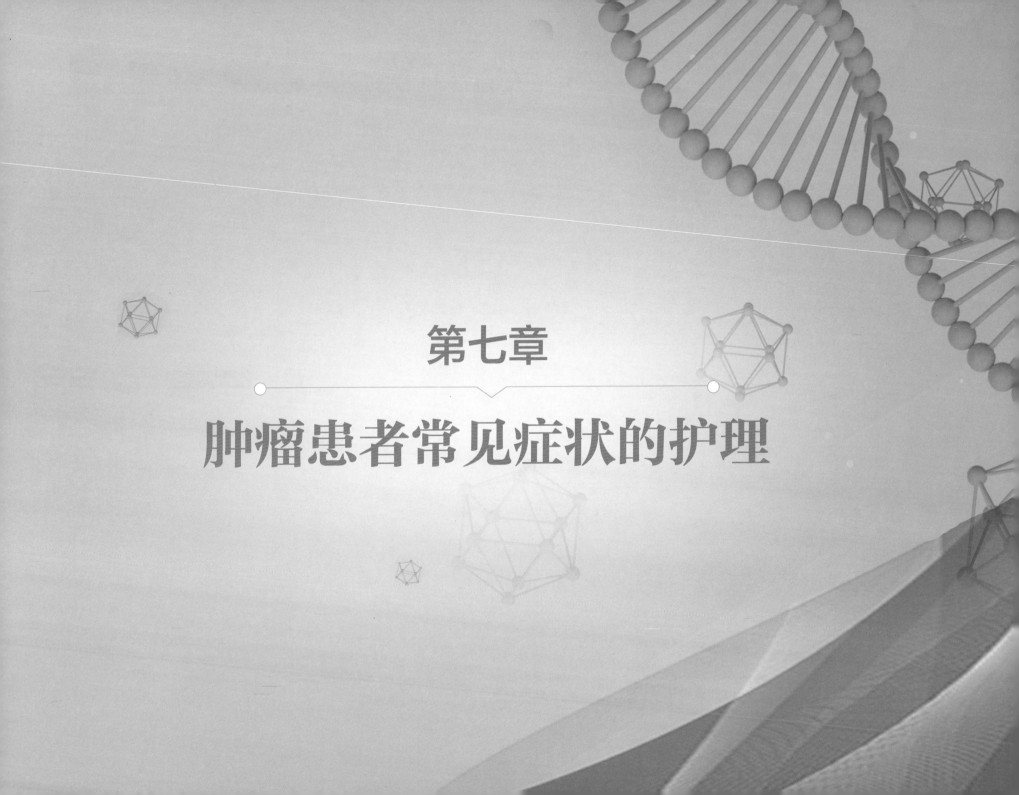

第一节 疼痛

- 疼痛
  - 分级与评估
    - 评估
      - 内容及方法
        - 发作时间及频率
          - 持续性疼痛
          - 间断发作性疼痛
        - 发作相关因素
          - 恐惧、焦虑、乏力、失眠等
        - 对生活质量的影响
        - 疼痛治疗史
        - 部位及范围
        - 性质
          - 神经病理性疼痛
            - 如烧灼样、电击样、刀割样、放射痛
          - 躯体疼痛
            - 刺痛、尖锐痛、针刺样痛、刺骨痛、钻疼、压痛、跳痛或酸痛
          - 内脏器官的疼痛
            - 挤压痉挛样疼痛、绞痛、尖锐痛、胀痛、牵拉痛、钝痛、游走性痛
        - 程度
          - 根据主诉疼痛的程度分级法（VRS）
            - VRS
              - 0级：无疼痛
              - I级：轻度→睡眠无干扰
              - II级：重度→睡眠受干扰
              - III级：重度，睡眠受到严重干扰，可伴有自主神经紊乱或被动体位
          - 数字分级法（NRS）
            - NRS
              - 0：无痛
              - 1~3：轻度疼痛
              - 4~6：中度疼痛
              - 7~10：重度疼痛
          - 视觉模拟法（VAS）
      - 评估原则
        - 常规、量化、全面、动态

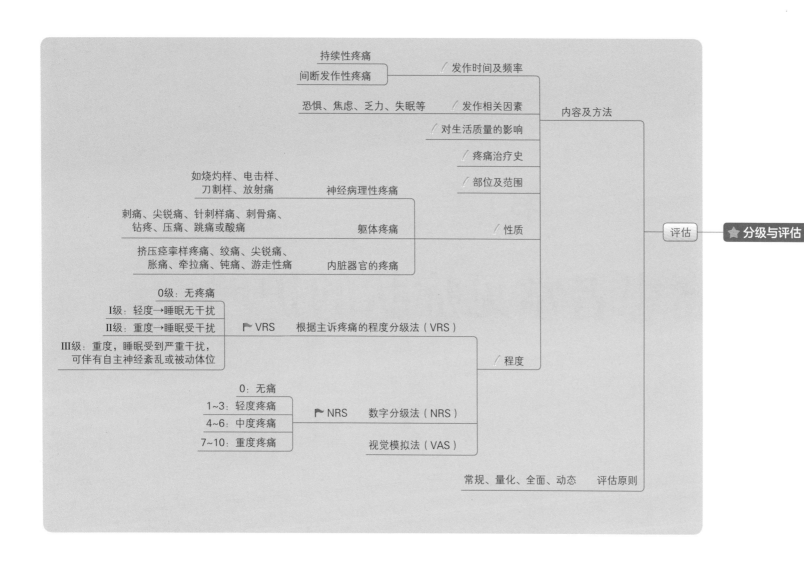

治疗及护理

- 治疗
  - 药物：世界卫生组织（WHO）三阶梯止痛
    - 口服给药
      - 首选给药途径
      - 禁用：急性疼痛、不能吞咽、口服吸收障碍者
    - 按阶梯给药
      - 一阶梯：非甾体类抗炎止痛药
      - 二阶梯：弱阿片类药物，如可待因、曲马多
      - 三阶梯：强阿片类药物，如吗啡、美施康定、奥施康定、多瑞吉
    - 按时给药：保持体内达到稳态血药浓度
    - 个体化治疗：个体化的止痛治疗
    - 注意具体细节：可能影响止痛效果的潜在因素
  - 非药物
- 护理
  - 阿片类止痛药物的不良反应
    - 便秘
      - 最常见
      - 多饮水
      - 养成良好的排便习惯 1~2次/d
      - 多吃富含纤维的蔬果、豆类和薯类
      - 适当运动
        - 快走或慢跑
        - 腹式呼吸
        - 腹部按摩
      - 粪便软化剂及灌肠
    - 恶心/呕吐
      - 症状大多在4~7d内缓解
      - 避免空腹服药
    - 尿潴留
      - 发生率<5%
      - 诱导自行排尿
      - 导尿
    - 谵妄：发生率<5%
    - 嗜睡、镇静
      - 发生于初次服用药物或更改剂量者
      - 减少阿片类药物剂量
      - 改变用药途径
    - 瘙痒：皮肤干燥：使用如凡士林、羊毛脂等润肤剂
    - 中枢神经毒性反应：常见于老年人及肾功能不全的患者：罕见
    - 过量和中毒
      - 临床表现
        - 呼吸抑制
        - 针尖样瞳孔
        - 嗜睡状至昏迷
      - 急救处理
        1. 停止用药、减少吸收
        2. 吸氧
        3. 应用特效解毒剂
           - 纳洛酮
           - 烯丙吗啡（纳洛芬）
        4. 保持气道通畅，严密监护呼吸情况
        5. 必要时应用呼吸兴奋剂
        6. 对症处理

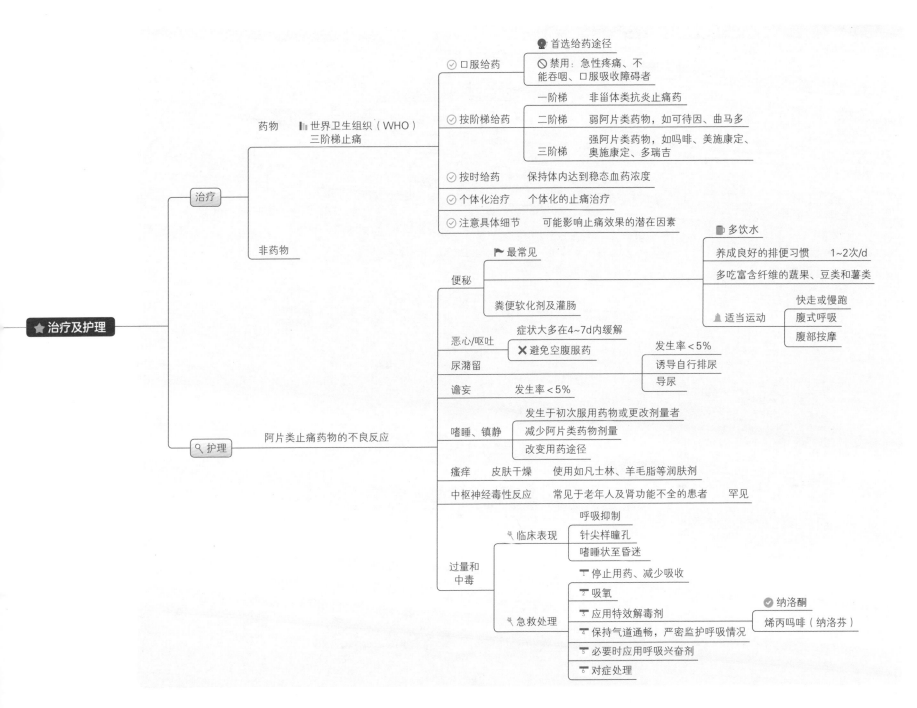

第二节 癌因性疲乏

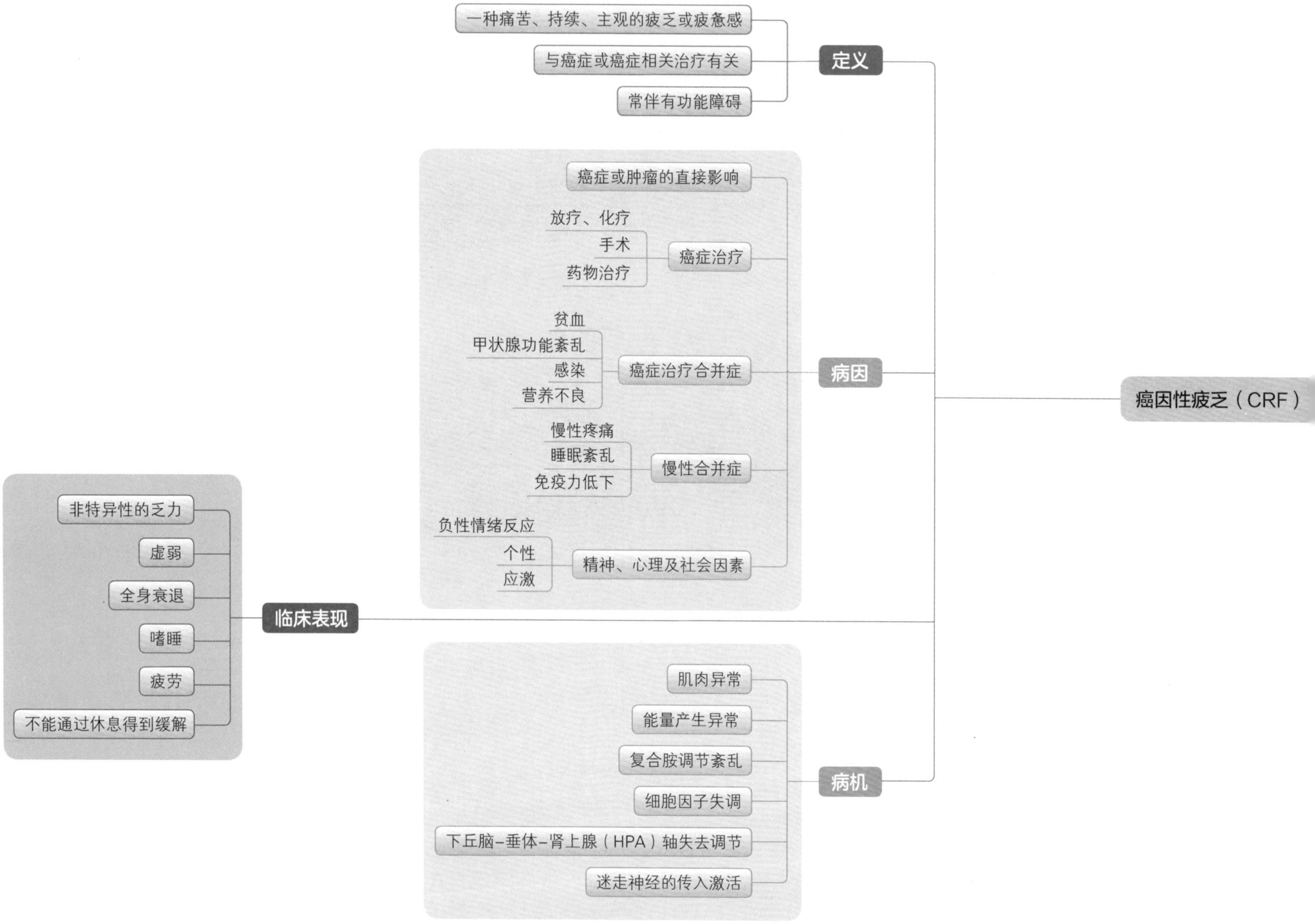
癌因性疲乏（CRF）
定义
一种痛苦、持续、主观的疲乏或疲惫感
与癌症或癌症相关治疗有关
常伴有功能障碍
病因
癌症或肿瘤的直接影响
癌症治疗
放疗、化疗
手术
药物治疗
癌症治疗合并症
贫血
甲状腺功能紊乱
感染
营养不良
慢性合并症
慢性疼痛
睡眠紊乱
免疫力低下
精神、心理及社会因素
负性情绪反应
个性
应激
临床表现
非特异性的乏力
虚弱
全身衰退
嗜睡
疲劳
不能通过休息得到缓解
病机
肌肉异常
能量产生异常
复合胺调节紊乱
细胞因子失调
下丘脑-垂体-肾上腺（HPA）轴失去调节
迷走神经的传入激活

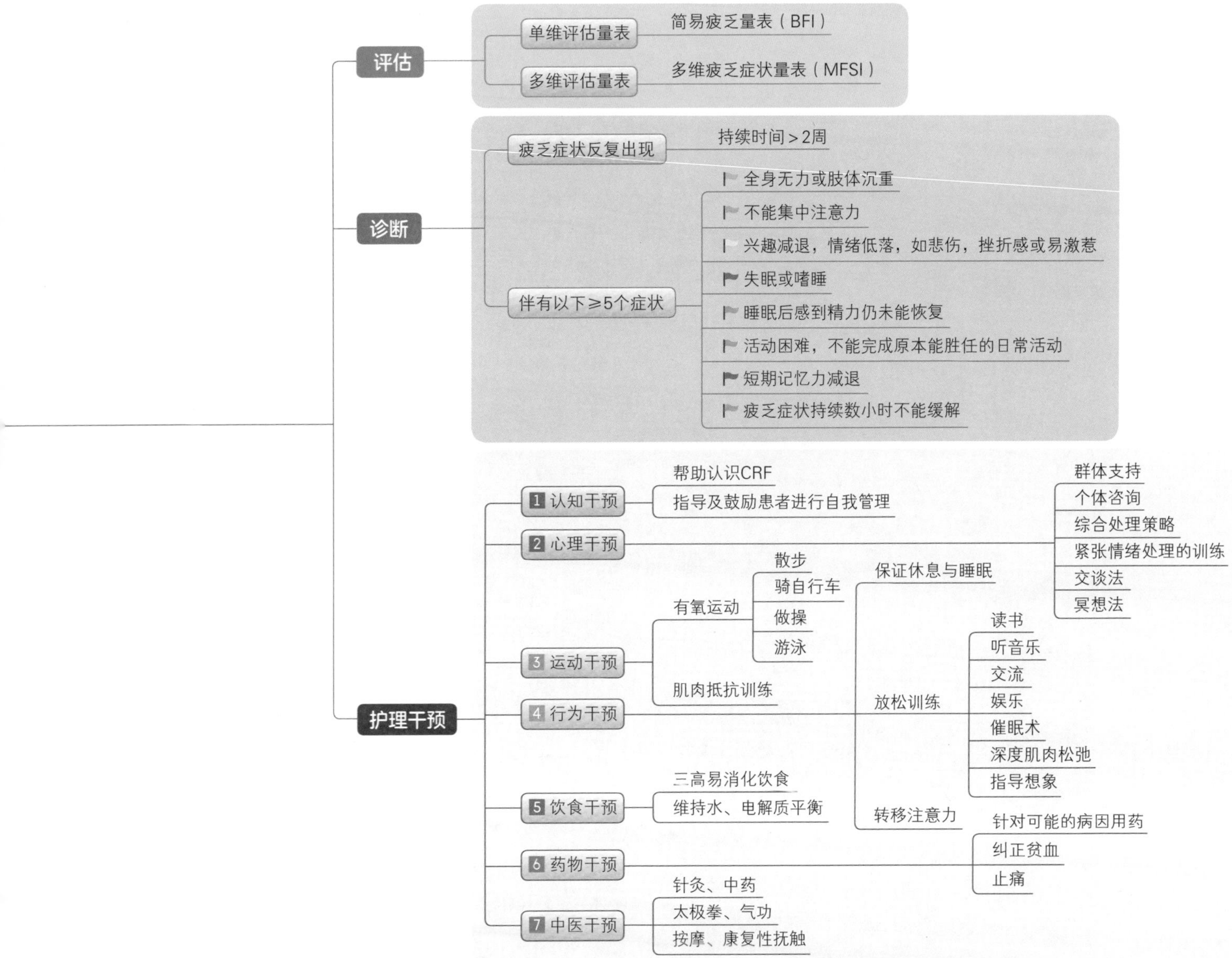
评估
单维评估量表
简易疲乏量表（BFI）
多维评估量表
多维疲乏症状量表（MFSI）
诊断
疲乏症状反复出现
持续时间＞2周
伴有以下≥5个症状
全身无力或肢体沉重
不能集中注意力
兴趣减退，情绪低落，如悲伤，挫折感或易激惹
失眠或嗜睡
睡眠后感到精力仍未能恢复
活动困难，不能完成原本能胜任的日常活动
短期记忆力减退
疲乏症状持续数小时不能缓解
护理干预
1 认知干预
帮助认识CRF
指导及鼓励患者进行自我管理
2 心理干预
群体支持
个体咨询
综合处理策略
紧张情绪处理的训练
交谈法
冥想法
3 运动干预
有氧运动
散步
骑自行车
做操
游泳
肌肉抵抗训练
4 行为干预
保证休息与睡眠
放松训练
读书
听音乐
交流
娱乐
催眠术
深度肌肉松弛
指导想象
转移注意力
5 饮食干预
三高易消化饮食
维持水、电解质平衡
6 药物干预
针对可能的病因用药
纠正贫血
止痛
7 中医干预
针灸、中药
太极拳、气功
按摩、康复性抚触

第三节　骨髓抑制

- 骨髓抑制
  - 病因
    - 化疗
    - 放疗
    - 生物制剂和分子靶向治疗
  - 临床表现
    - 1 白细胞减少和粒细胞缺乏症
      - 易感染
      - 头晕
      - 疲乏
      - 失眠
    - 2 血小板减少
      - 轻者
        - 皮肤出血
        - 瘀斑
        - 牙龈渗血
      - 重者
        - 脏器出血
        - 呕血
        - 黑便
        - 血尿
        - 脑出血
    - 3 贫血
      - ★ 头晕
      - 面色苍白
      - 乏力、困倦
      - 耳鸣
      - 失眠
  - ★ 分级
    - 0度
    - I度
      - 血红蛋白（g/L）：95~109
      - 白细胞（10^9/L）：3.0~3.9
      - 粒细胞（10^9/L）：1.5~1.9
      - 血小板（10^9/L）：75~99
    - II度
      - 血红蛋白（g/L）：80~94
      - 白细胞（10^9/L）：2.0~2.9
      - 粒细胞（10^9/L）：1.0~1.4
      - 血小板（10^9/L）：50~74
    - III度
      - 血红蛋白（g/L）：65~79
      - 白细胞（10^9/L）：1.0~1.9
      - 粒细胞（10^9/L）：0.5~0.9
      - 血小板（10^9/L）：25~49
    - IV度
      - 血红蛋白（g/L）：<65
      - 白细胞（10^9/L）：<1.0
      - 粒细胞（10^9/L）：<0.5
      - 血小板（10^9/L）：<25

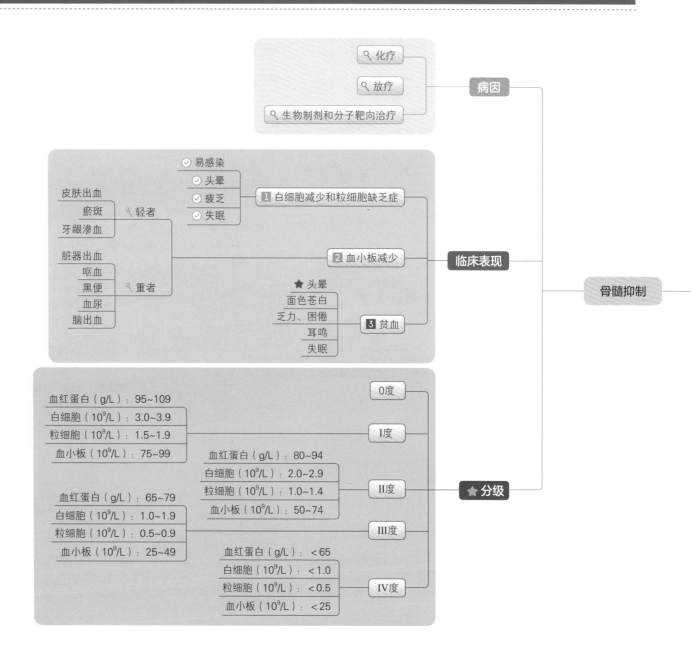

- 护理
  - 心理护理
  - 饮食护理
    - 三高饮食
    - 禁食生冷、油腻、辛辣食物
    - 防便秘
    - 少食低纤维、产气类食物
    - 采取益气升血的食疗
  - 保护性隔离
    - 单人房
    - 空气消毒
    - 无菌操作
    - 谢绝探视
  - 并发症
    - 肛周感染
      - 便后用温水清洗肛门
      - 高锰酸钾溶液（1：5000）坐浴0.5h/d
    - 口腔感染
      - 口腔护理
      - 勤漱口
        - 生理盐水　清洁口腔、预防感染
        - 1%～3%过氧化氢溶液　防腐、防臭
        - 1%～4%碳酸氢钠溶液　真菌感染者
        - 0.02%洗必泰溶液　清洁口腔、广谱抗菌
        - 0.02%呋喃西林溶液　清洁口腔、广谱抗菌
        - 0.1%醋酸溶液　绿脓杆菌感染者
        - 2%～3%硼酸溶液　酸性溶液
        - 0.08%甲硝唑溶液　厌氧菌感染者
      - 用软毛牙刷刷牙
    - 血小板减少
      - 注意休息、防磕碰
      - 避免有创操作
      - 严禁牙签剔牙、手抠鼻腔，防出血
      - 用软毛牙刷刷牙
      - 观察皮肤黏膜有无出血点、瘀斑
      - 观察是否有颅内出血症状
        - 意识障碍
        - 头晕
        - 呕吐
      - 勿剧烈咳嗽
      - 保持大便通畅
    - 白细胞减少
      - 监测体温
      - 保护性隔离
      - 发热
  - 健康宣传教育
    - 注意卫生
    - 保护性隔离
    - 限制探视

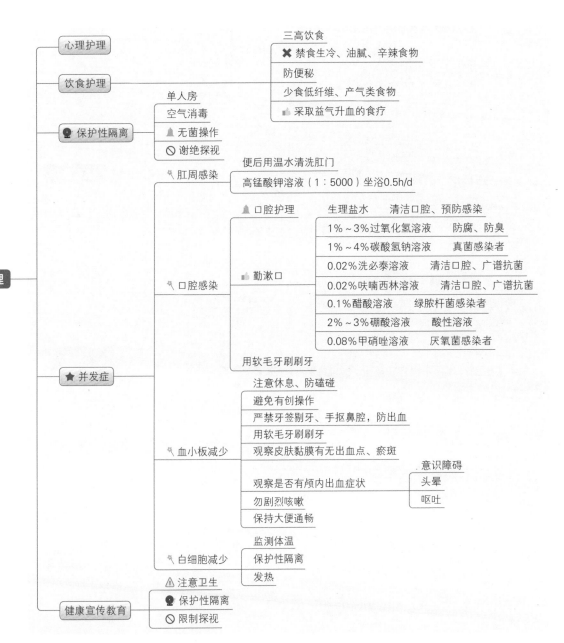

第四节 恶心、呕吐

- 恶心、呕吐

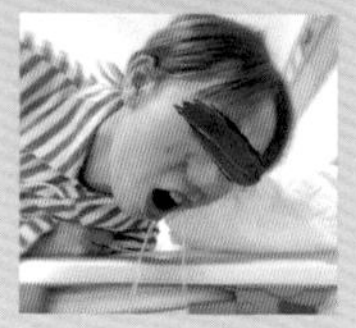

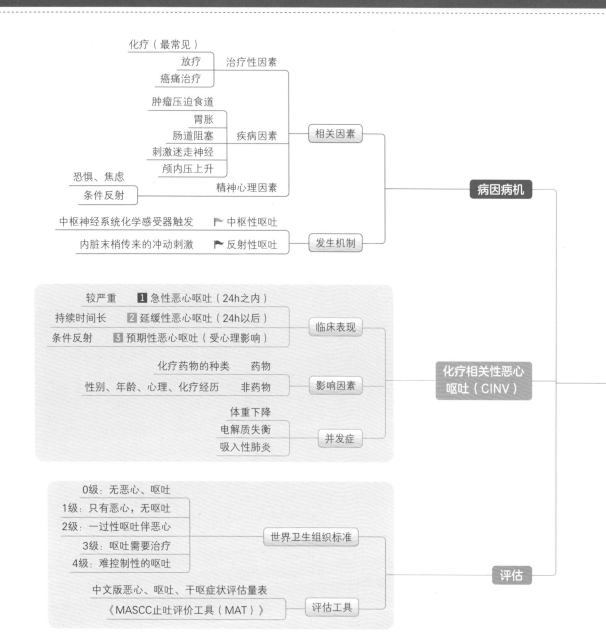

- 病因病机
  - 相关因素
    - 治疗性因素
      - 化疗（最常见）
      - 放疗
      - 癌痛治疗
    - 疾病因素
      - 肿瘤压迫食道
      - 胃胀
      - 肠道阻塞
      - 刺激迷走神经
      - 颅内压上升
    - 精神心理因素
      - 条件反射
        - 恐惧、焦虑
  - 发生机制
    - 中枢性呕吐：中枢神经系统化学感受器触发
    - 反射性呕吐：内脏末梢传来的冲动刺激
- 化疗相关性恶心呕吐（CINV）
  - 临床表现
    - 1 急性恶心呕吐（24h之内）：较严重
    - 2 延缓性恶心呕吐（24h以后）：持续时间长
    - 3 预期性恶心呕吐（受心理影响）：条件反射
  - 影响因素
    - 药物：化疗药物的种类
    - 非药物：性别、年龄、心理、化疗经历
  - 并发症
    - 体重下降
    - 电解质失衡
    - 吸入性肺炎
- 评估
  - 世界卫生组织标准
    - 0级：无恶心、呕吐
    - 1级：只有恶心，无呕吐
    - 2级：一过性呕吐伴恶心
    - 3级：呕吐需要治疗
    - 4级：难控制性的呕吐
  - 评估工具
    - 中文版恶心、呕吐、干呕症状评估量表
    - 《MASCC止吐评价工具（MAT）》

- **药物治疗**
  - 5-TH受体拮抗剂（首选药物）（中高度致吐化疗药物）
    - 格拉司琼
    - 昂丹司琼
    - 托烷司琼
  - 多巴胺（DA）受体拮抗剂（延迟性恶心、呕吐）
    - 甲氧氯普胺
  - 苯二氮卓类
    - 劳拉西泮、地西泮、艾司唑仑
  - 皮质激素类（急性和延迟性恶心、呕吐）
    - 地塞米松、甲泼尼龙、泼尼松
  - 多靶点止吐药
    - 奥氮平
  - NK-1受体拮抗剂
    - 阿瑞匹坦
  - 中医治疗
  - 联合用药（个体化治疗方案）
- **护理**
  - 用药
    - 正确使用止吐药
    - 时间适宜
      - 睡眠中给药
      - 餐后2~3h给药
    - 止吐药不良反应
      - 便秘、头疼
  - 饮食
    - 营养、清淡、易消化
    - 少吃甜食、油腻食物，保证水分摄入
    - 注意口腔清洁，呕吐后用温水漱口
  - 自我护理
    - 恶心
      - 少食多餐，细嚼慢咽
    - 呕吐
      - 定时服用止吐药
      - 避免造成恶心的情况
  - 环境
    - 安静、整洁、清新
  - 心理与社会支持
    - 倾听，树立信心，家属支持
    - 松弛疗法，音乐疗法
      - 分散注意力

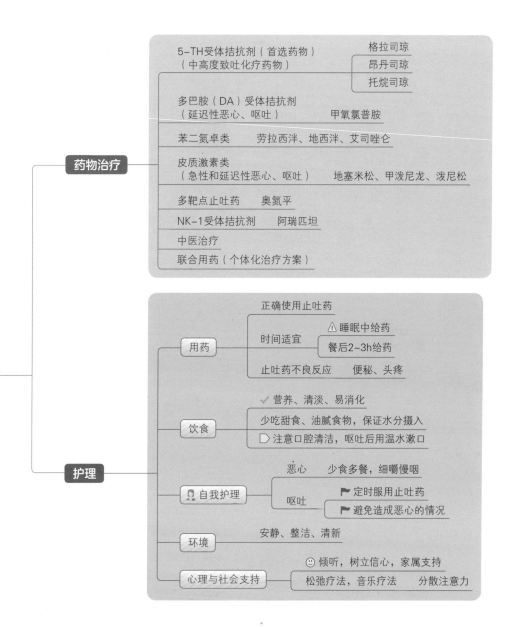

第五节　口腔黏膜炎

口腔黏膜炎

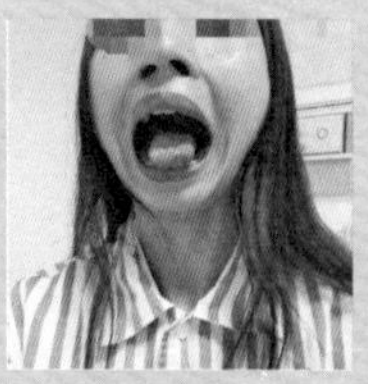

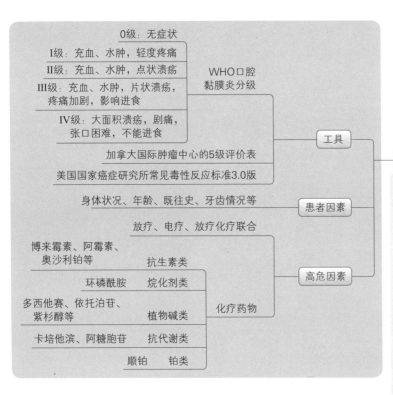

- 病因病机
  - 化疗
    - 杀伤黏膜上皮细胞
  - 放疗
    - 损伤口腔内唾液泡、导管
  - 其他
    - 免疫功能下降
    - 抗生素的不合理应用
    - 口腔问题
      - 微环境改变、pH值降低
- 临床表现
  - 口干不适
    - 部位及症状
      - 发生于口唇、口角、舌面、颊部、龈颊沟、上颚等处
      - 进食时疼痛
      - 灼热感
    - 放/化疗后
      - 黏膜破溃、糜烂
      - 米粒大小出血点及血疱肿胀
      - 黏膜苍白，出现齿痕
  - 并发症
    - 唾液腺功能丧失
    - 吞咽及说话困难
    - 体重减轻
- 评估
  - 工具
    - WHO口腔黏膜炎分级
      - 0级：无症状
      - Ⅰ级：充血、水肿，轻度疼痛
      - Ⅱ级：充血、水肿，点状溃疡
      - Ⅲ级：充血、水肿，片状溃疡，疼痛加剧，影响进食
      - Ⅳ级：大面积溃疡，剧痛，张口困难，不能进食
    - 加拿大国际肿瘤中心的5级评价表
    - 美国国家癌症研究所常见毒性反应标准3.0版
  - 患者因素
    - 身体状况、年龄、既往史、牙齿情况等
  - 高危因素
    - 放疗、电疗、放疗化疗联合
    - 化疗药物
      - 抗生素类
        - 博来霉素、阿霉素、奥沙利铂等
      - 烷化剂类
        - 环磷酰胺
      - 植物碱类
        - 多西他赛、依托泊苷、紫杉醇等
      - 抗代谢类
        - 卡培他滨、阿糖胞苷
      - 铂类
        - 顺铂
- 预防与治疗
  - 预防
    - 口腔自我检查
    - 黏膜湿润
      - 每2~3h用生理盐水漱口
      - 加湿器
    - 口腔、牙齿清洁
    - 理化环境
      - 口腔pH值
        - 呋喃西林溶液
        - 1%~4%碳酸氢钠溶液
        - 2%氯己定
  - 治疗
    - 1 口含抗菌制剂
      - 多肽类抗生素
      - 氨基苷类抗生素、抗真菌抗生素
    - 2 黏膜保护剂
      - 氨磷汀、谷氨酰胺、蜂蜜
    - 3 冷疗法
      - 口含冰块、冰敷脸颊
    - 4 低剂量激光治疗
    - 5 细胞因子治疗
      - 粒细胞集落刺激因子（G-CSF）
      - 角质细胞生长因子（KGF）

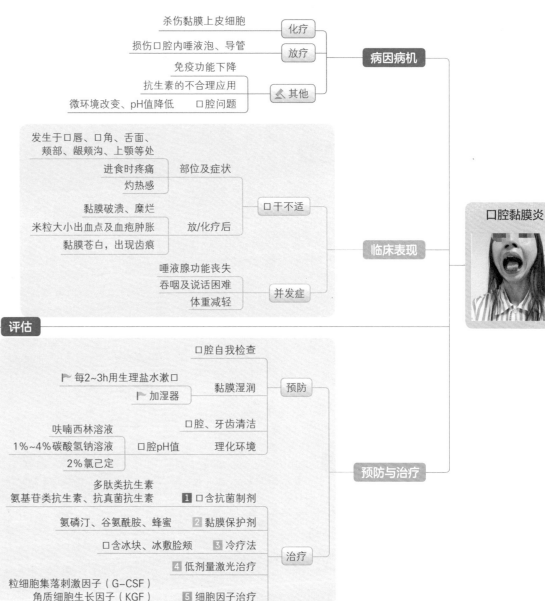

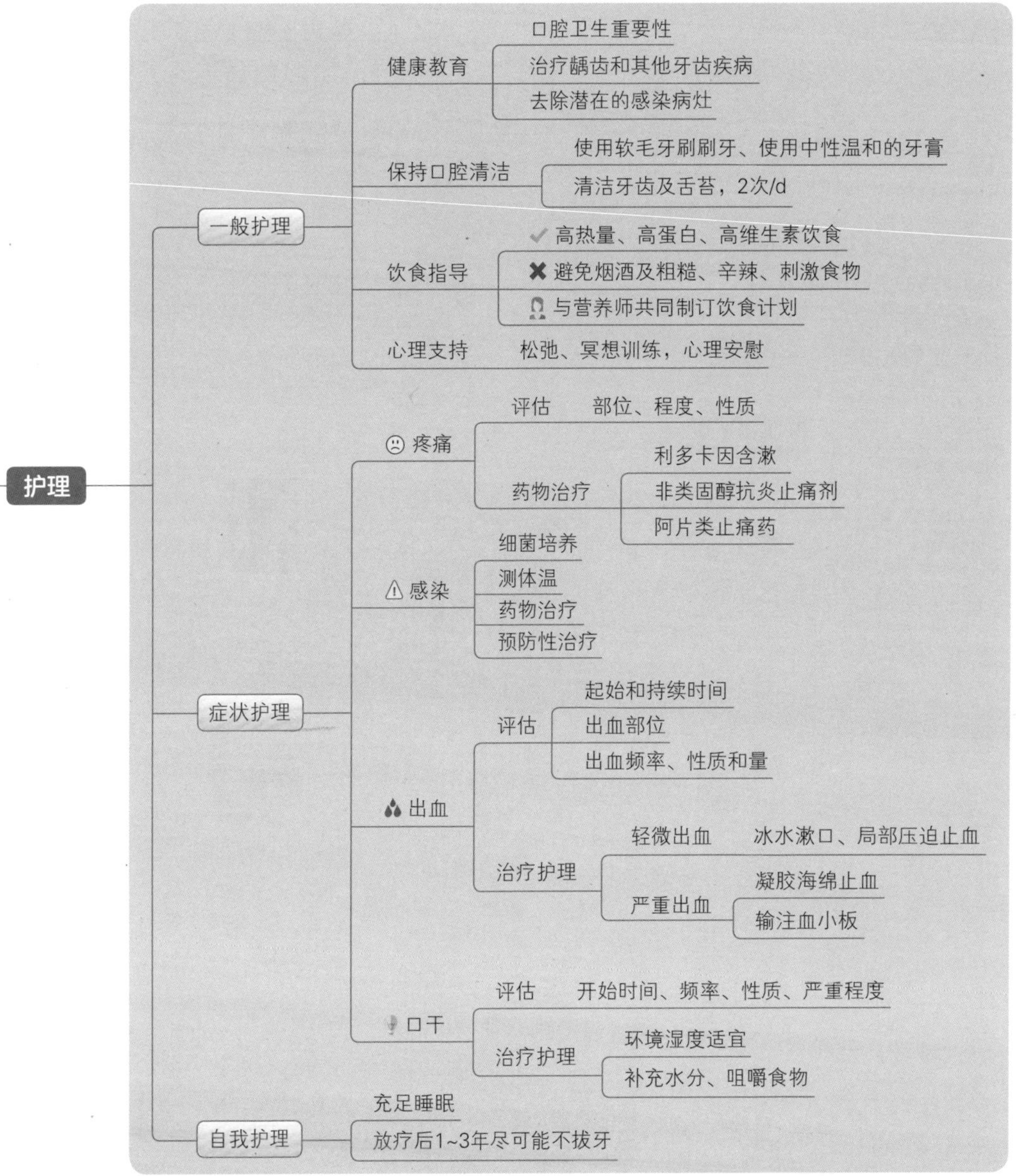
护理
一般护理
健康教育
口腔卫生重要性
治疗龋齿和其他牙齿疾病
去除潜在的感染病灶
保持口腔清洁
使用软毛牙刷刷牙、使用中性温和的牙膏
清洁牙齿及舌苔，2次/d
饮食指导
高热量、高蛋白、高维生素饮食
避免烟酒及粗糙、辛辣、刺激食物
与营养师共同制订饮食计划
心理支持
松弛、冥想训练，心理安慰
症状护理
疼痛
评估
部位、程度、性质
药物治疗
利多卡因含漱
非类固醇抗炎止痛剂
阿片类止痛药
感染
细菌培养
测体温
药物治疗
预防性治疗
出血
评估
起始和持续时间
出血部位
出血频率、性质和量
治疗护理
轻微出血
冰水漱口、局部压迫止血
严重出血
凝胶海绵止血
输注血小板
口干
评估
开始时间、频率、性质、严重程度
治疗护理
环境湿度适宜
补充水分、咀嚼食物
自我护理
充足睡眠
放疗后1~3年尽可能不拔牙

第六节 手足综合征

- 手足综合征（HFS）
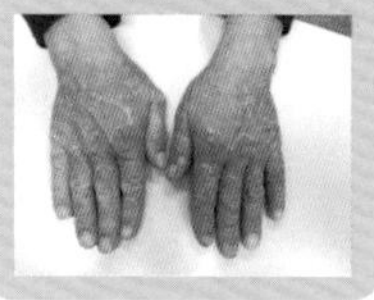
  - 概述
    - 定义
      - 手掌、脚掌感觉丧失
      - 红斑为主的特异性皮肤综合征
      - 剂量累计引起的皮肤毒性反应
        - 化疗药物
          - 卡培他滨
        - 靶向药物
          - 索拉非尼
          - 阿帕替尼
    - 病机
      - 尚不明确
      - 环氧合酶介导的炎性反应
      - 多发生在TP酶的高表达组
      - 化疗药物
        - 通过外分泌腺排泄
        - 手和足腺体丰富
  - 临床表现
    - 皮肤改变
      - 发红
      - 肿胀
      - 麻木感
      - 疼痛
    - 指甲改变
      - 变色
      - 甲缝流水、流脓
      - 脱落
    - 严重者
      - 溃疡、糜烂、坏死
  - 分级
    - 1 级
      - 轻微皮肤改变

        - 红斑
        - 水肿
        - 角化过度
      - 轻度感觉异常
        - 麻木感
        - 针刺感
        - 烧灼感
      - 不影响正常生活
    - 2 级
      - 皮肤改变
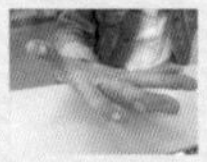
        - 剥落
        - 水疱
        - 出血
        - 肿胀
        - 角化过度
      - 疼痛
      - 影响日常生活
    - 3 级
      - 重度皮肤改变
        - 剥落
        - 水疱
        - 出血
        - 肿胀
        - 角化过度
      - 严重疼痛和不适
      - 无法工作或进行日常活动

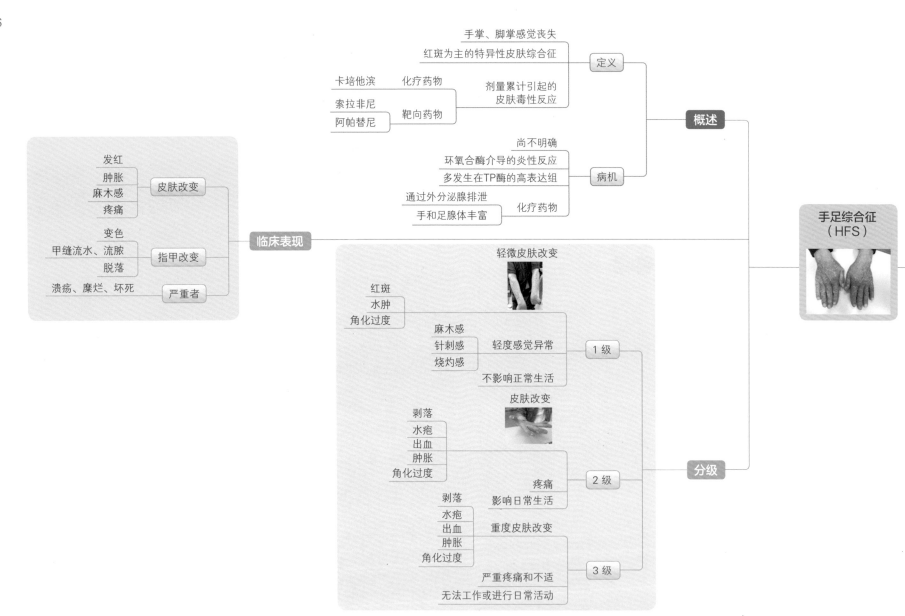

- 治疗
  - 保湿剂与抗角化药物
    - 尿素软膏、凡士林、佐罗汀乳膏
    - 预防和处理轻度HFS
  - 止痛药物
    - 三阶梯原则
  - 维生素类药物
    - 维生素B_6、甲钴胺
  - 抗溃疡类药物
    - 重组人碱性成纤维细胞生长因子
      - ✖ 过敏者忌用
  - 糖皮质激素
    - 抗炎、抗毒、抗渗出、抗增生、消肿
    - 可致皮肤变薄、伤口愈合迟缓
  - 抗生素
    - 谨慎使用，可引起二重感染
- 护理
  - ⚠ 预防为主
    - 相关物质水平预测
      - 血清
      - 叶酸
      - 伤口的愈合
      - 细胞骨架固定相关基因变异
    - 宣传教育
      - 提高用药依从性
      - 饮食
        - ✖ 禁辛辣、刺激
        - ✔ 宜高热量、高蛋白、富含维生素
  - 局部防护

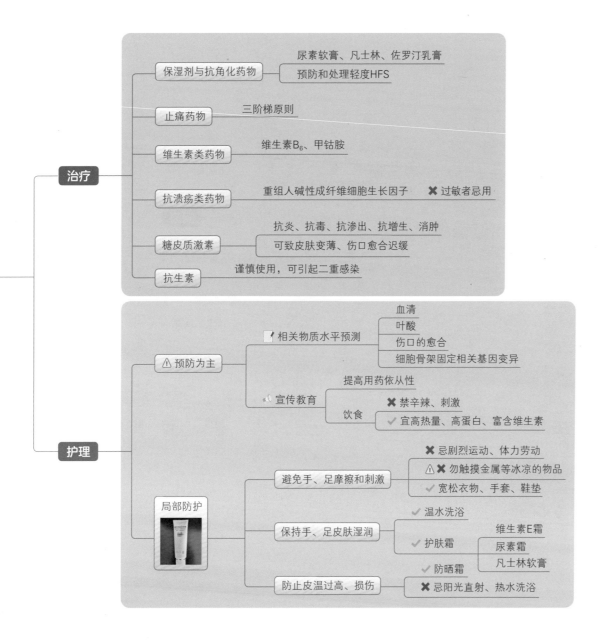

    - 避免手、足摩擦和刺激
      - ✖ 忌剧烈运动、体力劳动
      - ⚠✖ 勿触摸金属等冰凉的物品
      - ✔ 宽松衣物、手套、鞋垫
    - 保持手、足皮肤湿润
      - ✔ 温水洗浴
      - ✔ 护肤霜
        - 维生素E霜
        - 尿素霜
        - 凡士林软膏
    - 防止皮温过高、损伤
      - ✔ 防晒霜
      - ✖ 忌阳光直射、热水洗浴

第七节 出血

- 出血
  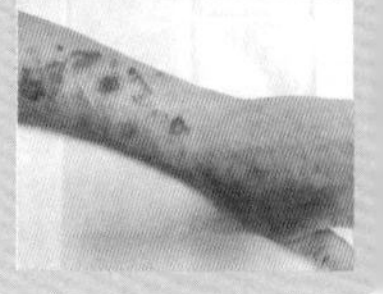
  - 病因
    - 肿瘤本身所致
      - 侵蚀血管
      - 合并感染、溃疡
      - 侵蚀骨髓、脾脏
    - 肿瘤治疗所致
      - 血小板异常
      - 凝血功能异常
        - 获得性X因子缺乏症
        - 弥漫性血管内凝血
  - 临床表现
    - 出血
      - 最常见部位：皮肤、眼睛及黏膜
      - 鼻涕带血、咯血：呼吸道
      - 呕血、黑便、血容量减少：上消化道
      - 出血性膀胱炎：泌尿道
      - 脑水肿、脑疝：颅内
    - 弥漫性血管内凝血
      - 特点
        - 1 高凝血期：血液易凝固，出现瘀点、紫斑
        - 2 消耗性低凝血期：出血为主，皮肤、黏膜多见
        - 3 继发性纤溶亢进期：严重出血、渗血、休克
      - 临床表现：出血、休克、栓塞和溶血

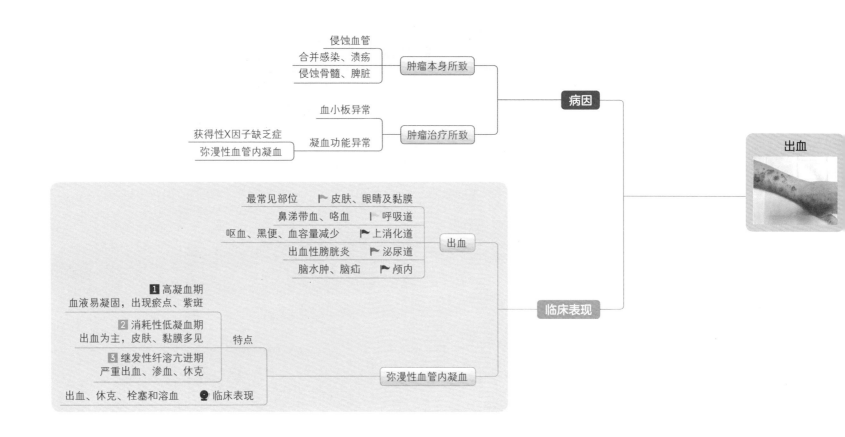

- 评估
  - 疾病及家族史
    - 出血倾向
    - 血液方面异常
    - 影响凝血或导致出血的药物
    - 一般状况及活动能力
    - 输血史及营养状况
  - 实验室检查
    - 出血时间（BT）
    - 血小板计数（PLT）
    - 血浆凝血酶原时间（PT）
    - 活化部分凝血活酶时间（APTT）
    - 血浆纤维蛋白（原）降解产物（FDP）
- 治疗
  - 出血
    - 停止诱因，抗感染，对症
    - 肿瘤部位
      - 压迫止血 — 鼻出血
      - 患侧卧位，及时抢救 — 大咯血
      - 药物/电灼/激光姑息性止血 — 消化道出血
      - 尽快手术，药物止血 — 泌尿道出血
      - 控制脑水肿，降颅内压 — 颅内出血
    - 血小板输注
  - 弥漫性血管内凝血DIC
    - 去除诱因，治疗原发病
    - 肝素（首选） 抗凝治疗
    - 补充凝血因子和血小板
    - 抗纤溶治疗
    - 其他：尿激酶溶栓
- 护理
  - 常规护理
    - 适宜体位
    - 吸氧，监测生命体征
    - 了解贫血、出血程度
    - 配合医生抢救
  - 常见部位出血
    - 皮肤 — 避免损伤
    - 鼻黏膜 — 棉球填塞，局部冰敷，防窒息
    - 口腔牙龈
      - 软毛牙刷清洁口腔
      - 压迫止血
    - 上消化道
      - 保持呼吸道通畅
      - 禁食
      - 卧床吸氧
    - 颅内出血 — 降颅内压，输血
  - 休息与活动
    - PLT＜50×10^9/L 减少活动
    - PLT＜20×10^9/L 绝对卧床
  - 自我护理
    - 适宜体位
    - 易消化食物
    - 避免皮肤干燥
    - 防外伤
    - 早期识别出血征象，及时就医
  - 饮食与排便
    - 禁食过硬、粗糙食物
    - 保持排便通畅
  - 心理护理
    - 解释和疏导
  - 环境
    - 安全、整洁，防碰撞、防摔倒

第八节　便秘

便秘

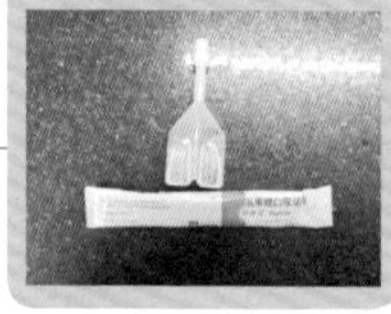

- **概述**
  - 化疗常见副作用之一
  - 发病因素
    - 疾病因素
      - 肿瘤压迫
      - 代谢紊乱
    - 治疗因素
      - 治疗后功能异常
      - 止痛药物
    - 其他
      - 年龄、心理，生活习惯改变
- **临床表现**
  - 大便次数减少、大便干燥
  - 间隔时间延长、排出困难
  - 腹胀、腹痛、嗳气、食欲减退
- **分级**
  - 0级：无须特殊处理
  - 1级：需要用大便软化剂
  - 2级：需要用缓泻剂
  - 3级：需要灌肠
  - 4级：肠梗阻或中毒性肠麻痹
  - 5级：与便秘相关的死亡

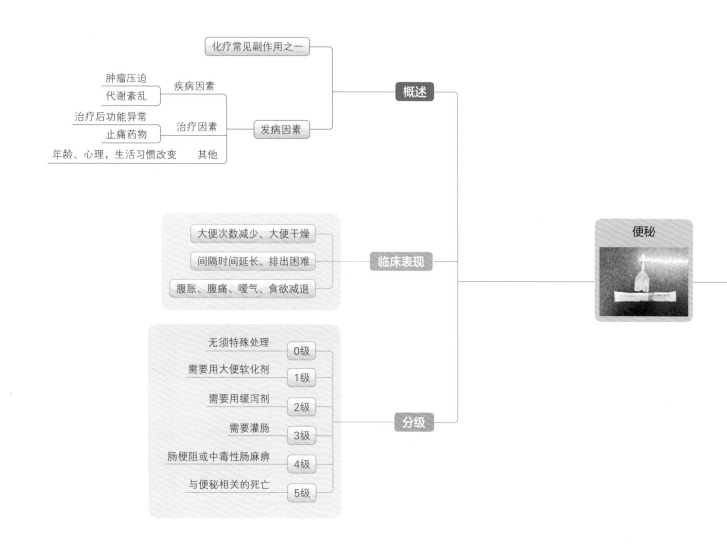

- 治疗
  - 药物
    - 渗透性泻药 — 保留水分 — 乳果糖、甘露醇
    - 容积性泻药 — 促益生菌生长 — 麦麸、果蔬纤维
    - 表面张力性泻药 — 软化粪便 — 多库脂钠片
    - 刺激性泻药 — 番泻叶、果导片 — 甘油
    - 润滑性泻药 — 多用于粪便嵌塞
    - 促动力药 — 促进胃肠运动 — 莫沙必利
    - 微生态制剂 — 纠正菌群失调 — 双歧三联活菌、整肠生
  - 塞剂与灌肠
    - 缓泻药
  - 非药物
    - 适当运动，调整心理，合理饮食
- 护理
  - 评估
    - 基本情况 — 心理、饮食、生活习惯
    - 既往史及发生便秘的原因
    - 排便情况 — 排便次数、排泄物性状、排便感觉、腹部饱胀感
    - 用药史
  - 措施
    - 心理
      - 听音乐、看电视、与乐观患友沟通
      - 解释药物不良反应，解除思想顾虑
    - 饮食
      - 进食易消化、高纤维食物
      - 禁浓茶、辛辣、易产气难消化食物
      - 多饮水，每日2 000~3 000mL
      - 少食多餐
    - 运动
      - 散步、打太极拳、练气功等
      - 腹部按摩
    - 灌肠
    - 人工助便
  - 宣传教育
    - 知识普及

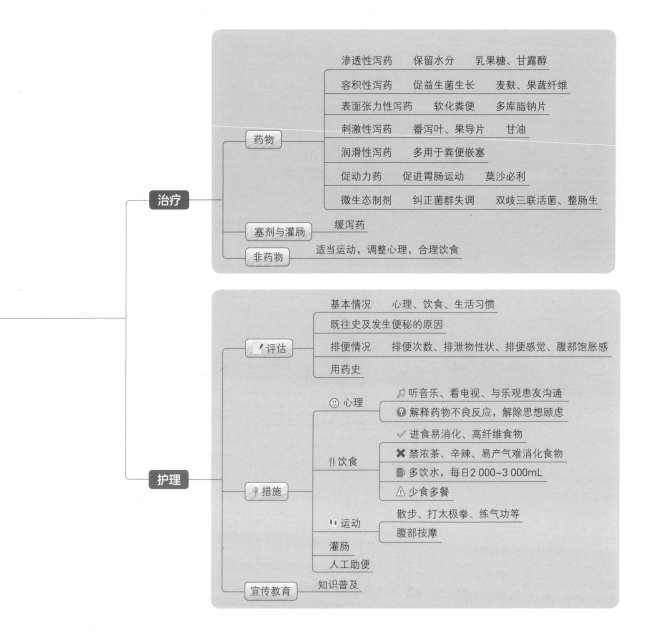

第九节　腹泻

- 腹泻
  - 相关因素
    - 癌症本身
      - 肠道分泌能力超过吸收能力
    - 癌症治疗
      - 放疗：肠黏膜损害
      - 化疗：伊立替康、甲氨蝶呤等
      - 手术：肠道吸收面积减少
    - 非抗癌药物
      - 抗生素、利尿药等
    - 感染
      - 肠道感染
    - 饮食改变
      - 粗纤维食物、特殊配方营养素
    - 其他因素
      - 紧张、焦虑、鼻饲等
  - 临床表现
    - 轻度患者
      - 仅大便次数增多
    - 重度患者
      - 精神差、发热、呕吐、食欲不振
    - 病情发展时
      - 全身情况差，高热、精神萎靡
      - 脱水、酸中毒、电解质紊乱等
      - 严重脱水：四肢冰冷、脉搏细弱
      - 酸中毒、呼吸深快
  - 评估分级
    - 评估
      - 1 与疾病相关的因素
        - 肠道本身疾病或其他系统病变的治疗方式、服药情况
      - 2 排便状况
        - 排便次数、间隔/持续时间
        - 是否里急后重、腹痛、能控制
        - 大便味、色、形、量
          - 黄绿色蛋花样便
          - 黄色稀便
          - 黏液脓血便
      - 3 一般情况
        - 年龄、心理、饮食结构、排泄习惯等
      - 4 身体状况
        - 生命体征、体重、神志、营养状况、皮肤弹性
        - 腹部有无压痛、肠鸣音是否亢进
        - 肛周皮肤情况、肛门指检结果等
    - 分类及分级
      - 分类
        - 急性腹泻：常在24h以内
        - 慢性腹泻：超过2~3周
      - 美国国家癌症研究的分级
        - 一级：次数>4次，排便量增加
        - 二级：次数4~6次，输液时间<24h，排出量中等，不影响正常活动
        - 三级：次数≥7次，输液时间≥24h，排便量增加严重，影响日常活动
        - 四级：威胁生命（血容量不足、循环衰竭）
        - 五级：死亡

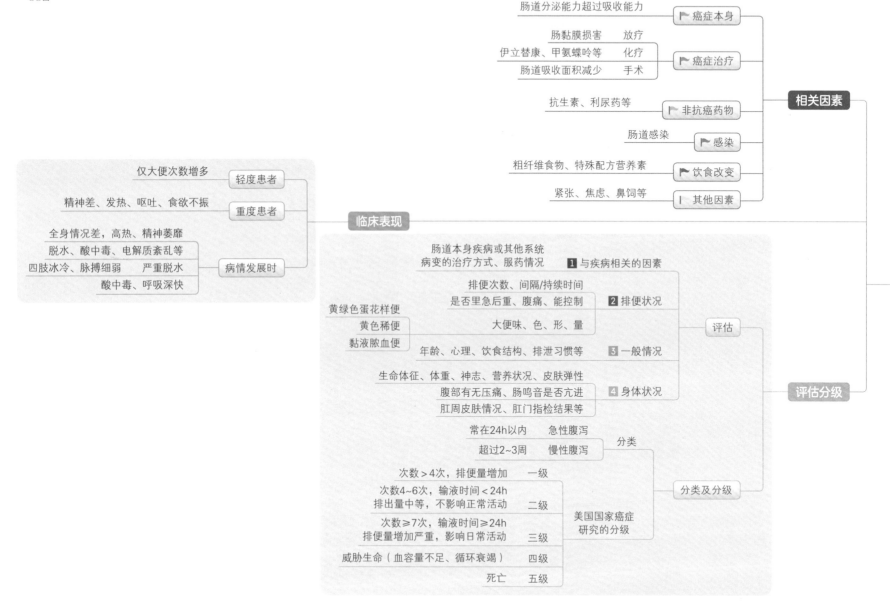

- **治疗**
  - 药物治疗
    - 轻度　苯乙哌啶+洛哌丁胺
    - 重度　苯乙哌啶+阿托品
    - 抗生素引发腹泻　✖ 停用广谱抗生素，使用活性强、抗菌窄谱药物
    - 菌群失调　微生态制剂　整肠生、双岐三联活菌等
    - 难治性腹泻　奥曲肽
  - 对症治疗
    - 输液疗法　✔ 补充水、电解质和葡萄糖等
    - 症状严重者　✖ 停止放疗、化疗
  - 完全肠内营养支持
    - ✔ 注意配伍禁忌、把握速度
    - 渐进的饮食治疗　禁食→流质→半流质→普通
- **护理**
  - 药物治疗观察
    - 维持水、电解质平衡
    - ⚠ 注意配伍禁忌
    - 密切观察用药效果
  - 饮食调节与自我护理
    - 根据不同原因
      - 胰液分泌不足　低脂、高蛋白
      - 腹部绞痛、肠蠕动快　无麸质饮食
      - 吸收不良　无乳糖、低脂
      - 高草酸尿症　限制进食蔬菜和水果
      - 乳制品过敏　禁用乳制品
    - 易消化、少渣、少纤维
    - 低脂流质和半流质饮食
    - 少食多餐
      - ✔ 忌生冷食物
      - ✖ 避免咖啡、酒、含油量高的坚果
      - ✖ 避免多纤维素的蔬菜、刺激性食物
      - ✔ 增加有利于大便固形类食物的摄入　香蕉、白米饭、面条等
    - 增加液体摄入　每日约3 000mL
    - 良好的进餐环境
    - 白细胞降低时，注意个人卫生
    - 定期测体重
  - 肛周护理
  - 健康教育　饮食计划、用药指导、肛周卫生

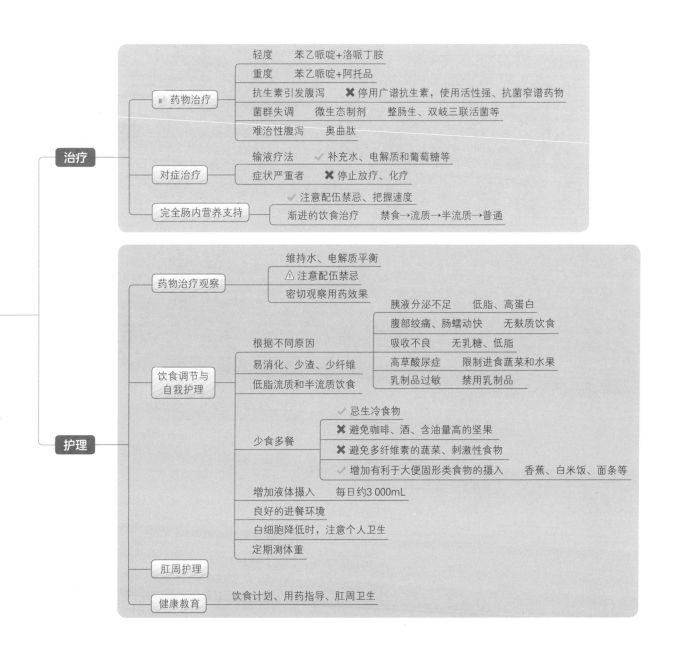

第十节　水肿

- 水肿
  - 病因病机
    - 淋巴结清扫术
    - 淋巴结或淋巴管阻塞
    - 淋巴管浸润
    - 区域淋巴结放疗
    - 药物作用
  - 辅助检查
    - 病史和体格检查（主要方式）
    - 淋巴显像
    - CT
    - MRI/MR淋巴造影
    - 吲哚菁绿（ICG）淋巴管造影
  - 临床分期及表现
    - 0期（或Ia期）：淋巴管输送已受损但肿胀并不明显
    - I期：可逆性水肿
    - II期：不可逆性水肿
    - III期：淋巴淤滞性象皮肿

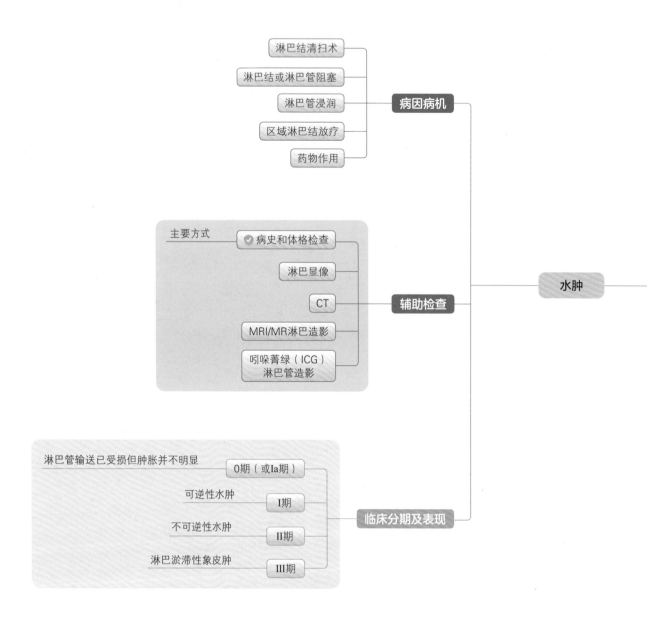

- **治疗**
  - 临床分级
  - 治疗技术
    - 加压治疗
      - 加压包扎
      - 加压衣物
      - 间歇性充气加压（ICP）
    - 物理治疗
      - 手法淋巴引流（MLD）
      - 综合消肿治疗
  - 治疗分期
    - 第1期（治疗期）
      - 皮肤指甲护理（以防感染）
      - 治疗性锻炼
      - 类似按摩的MLD技术
      - 绷带加压
    - 第2期（维持期）
      - 清醒时穿加压衣物
      - 必要时在夜间进行自我加压包扎
      - 皮肤护理
      - 持续锻炼
      - 按需实施自我MLD
- **护理**
  - 皮肤护理
    - 保持清洁
    - 避免使用油性、酒精类护肤品
    - 避免损伤皮肤
  - 功能锻炼
    - 抬高患肢
  - 疼痛护理
    - 正确应用止痛药
    - 鼓励患者参与疼痛管理
    - 动态进行评估
  - 加压工具的护理
    - 观察末端血运情况
    - 采用棉垫等进行减压
    - 特殊部位佩戴技巧
      - 关节部位适当屈曲
      - 手部用力张开五指
  - 心理护理

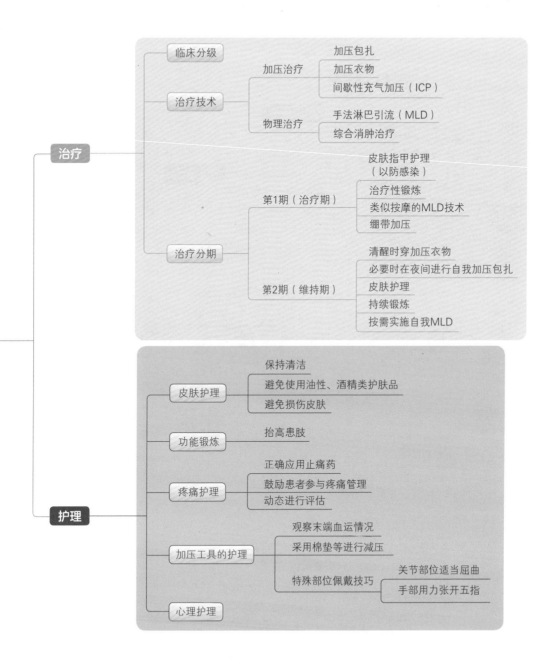

第十一节 脱发

脱发

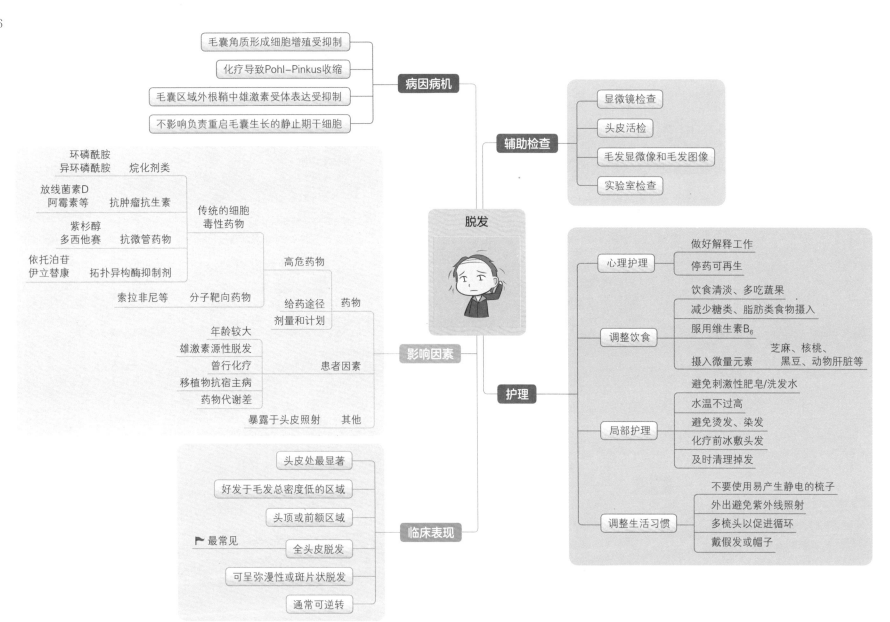

- **病因病机**
  - 毛囊角质形成细胞增殖受抑制
  - 化疗导致Pohl-Pinkus收缩
  - 毛囊区域外根鞘中雄激素受体表达受抑制
  - 不影响负责重启毛囊生长的静止期干细胞
- **影响因素**
  - 药物
    - 高危药物
      - 传统的细胞毒性药物
        - 烷化剂类：环磷酰胺、异环磷酰胺
        - 抗肿瘤抗生素：放线菌素D、阿霉素等
        - 抗微管药物：紫杉醇、多西他赛
        - 拓扑异构酶抑制剂：依托泊苷、伊立替康
      - 分子靶向药物：索拉非尼等
    - 给药途径
    - 剂量和计划
  - 患者因素
    - 年龄较大
    - 雄激素源性脱发
    - 曾行化疗
    - 移植物抗宿主病
    - 药物代谢差
  - 其他
    - 暴露于头皮照射
- **临床表现**
  - 头皮处最显著
  - 好发于毛发总密度低的区域
  - 头顶或前额区域
  - 全头皮脱发（最常见）
  - 可呈弥漫性或斑片状脱发
  - 通常可逆转
- **辅助检查**
  - 显微镜检查
  - 头皮活检
  - 毛发显微像和毛发图像
  - 实验室检查
- **护理**
  - 心理护理
    - 做好解释工作
    - 停药可再生
  - 调整饮食
    - 饮食清淡、多吃蔬果
    - 减少糖类、脂肪类食物摄入
    - 服用维生素B_6
    - 摄入微量元素：芝麻、核桃、黑豆、动物肝脏等
  - 局部护理
    - 避免刺激性肥皂/洗发水
    - 水温不过高
    - 避免烫发、染发
    - 化疗前冰敷头发
    - 及时清理掉发
  - 调整生活习惯
    - 不要使用易产生静电的梳子
    - 外出避免紫外线照射
    - 多梳头以促进循环
    - 戴假发或帽子

第十二节 厌食

厌食

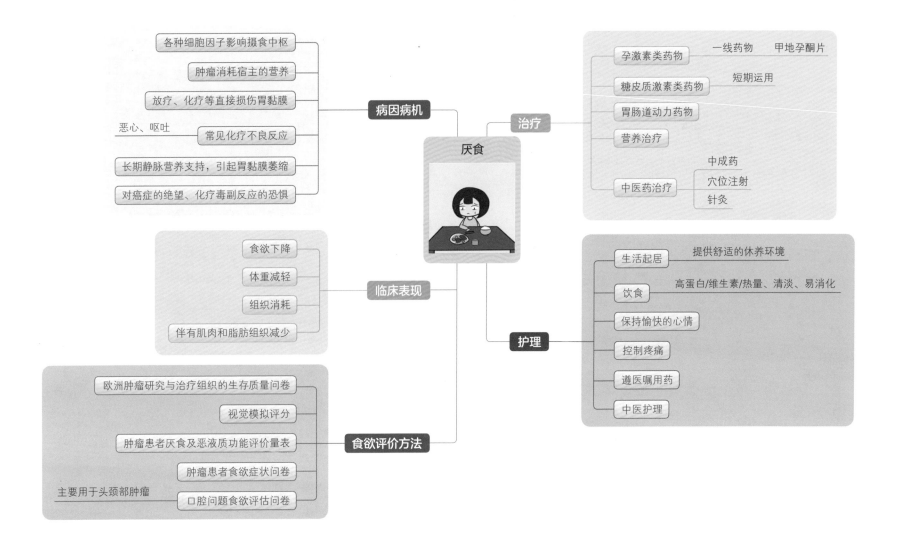

- **病因病机**
  - 各种细胞因子影响摄食中枢
  - 肿瘤消耗宿主的营养
  - 放疗、化疗等直接损伤胃黏膜
  - 常见化疗不良反应
    - 恶心、呕吐
  - 长期静脉营养支持，引起胃黏膜萎缩
  - 对癌症的绝望、化疗毒副反应的恐惧
- **临床表现**
  - 食欲下降
  - 体重减轻
  - 组织消耗
  - 伴有肌肉和脂肪组织减少
- **食欲评价方法**
  - 欧洲肿瘤研究与治疗组织的生存质量问卷
  - 视觉模拟评分
  - 肿瘤患者厌食及恶液质功能评价量表
  - 肿瘤患者食欲症状问卷
  - 口腔问题食欲评估问卷
    - 主要用于头颈部肿瘤
- **治疗**
  - 孕激素类药物
    - 一线药物
      - 甲地孕酮片
  - 糖皮质激素类药物
    - 短期运用
  - 胃肠道动力药物
  - 营养治疗
  - 中医药治疗
    - 中成药
    - 穴位注射
    - 针灸
- **护理**
  - 生活起居
    - 提供舒适的休养环境
  - 饮食
    - 高蛋白/维生素/热量、清淡、易消化
  - 保持愉快的心情
  - 控制疼痛
  - 遵医嘱用药
  - 中医护理

第十三节 恶病质

恶病质

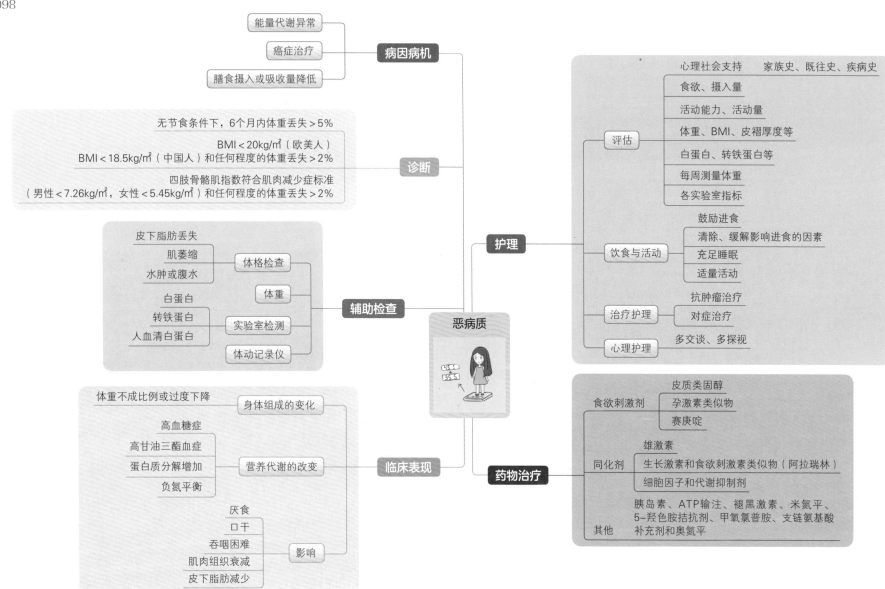

- 病因病机
  - 能量代谢异常
  - 癌症治疗
  - 膳食摄入或吸收量降低
- 诊断
  - 无节食条件下，6个月内体重丢失＞5%
  - BMI＜20kg/m²（欧美人）
    BMI＜18.5kg/m²（中国人）和任何程度的体重丢失＞2%
  - 四肢骨骼肌指数符合肌肉减少症标准
    （男性＜7.26kg/m²，女性＜5.45kg/m²）和任何程度的体重丢失＞2%
- 辅助检查
  - 体格检查
    - 皮下脂肪丢失
    - 肌萎缩
    - 水肿或腹水
  - 体重
  - 实验室检测
    - 白蛋白
    - 转铁蛋白
    - 人血清白蛋白
  - 体动记录仪
- 临床表现
  - 身体组成的变化
    - 体重不成比例或过度下降
  - 营养代谢的改变
    - 高血糖症
    - 高甘油三酯血症
    - 蛋白质分解增加
    - 负氮平衡
  - 影响
    - 厌食
    - 口干
    - 吞咽困难
    - 肌肉组织衰减
    - 皮下脂肪减少
- 护理
  - 评估
    - 心理社会支持　家族史、既往史、疾病史
    - 食欲、摄入量
    - 活动能力、活动量
    - 体重、BMI、皮褶厚度等
    - 白蛋白、转铁蛋白等
    - 每周测量体重
    - 各实验室指标
  - 饮食与活动
    - 鼓励进食
    - 清除、缓解影响进食的因素
    - 充足睡眠
    - 适量活动
  - 治疗护理
    - 抗肿瘤治疗
    - 对症治疗
  - 心理护理
    - 多交谈、多探视
- 药物治疗
  - 食欲刺激剂
    - 皮质类固醇
    - 孕激素类似物
    - 赛庚啶
  - 同化剂
    - 雄激素
    - 生长激素和食欲刺激素类似物（阿拉瑞林）
    - 细胞因子和代谢抑制剂
  - 其他
    - 胰岛素、ATP输注、褪黑激素、米氮平、5-羟色胺拮抗剂、甲氧氯普胺、支链氨基酸补充剂和奥氮平

第十四节 失眠

失眠

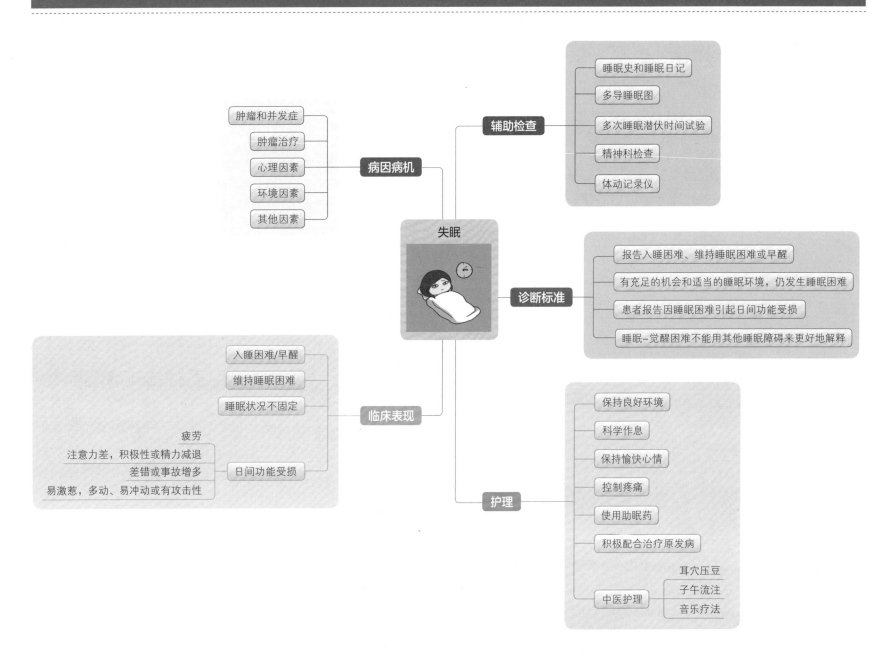

- 病因病机
  - 肿瘤和并发症
  - 肿瘤治疗
  - 心理因素
  - 环境因素
  - 其他因素
- 辅助检查
  - 睡眠史和睡眠日记
  - 多导睡眠图
  - 多次睡眠潜伏时间试验
  - 精神科检查
  - 体动记录仪
- 诊断标准
  - 报告入睡困难、维持睡眠困难或早醒
  - 有充足的机会和适当的睡眠环境，仍发生睡眠困难
  - 患者报告因睡眠困难引起日间功能受损
  - 睡眠-觉醒困难不能用其他睡眠障碍来更好地解释
- 临床表现
  - 入睡困难/早醒
  - 维持睡眠困难
  - 睡眠状况不固定
  - 日间功能受损
    - 疲劳
    - 注意力差，积极性或精力减退
    - 差错或事故增多
    - 易激惹，多动、易冲动或有攻击性
- 护理
  - 保持良好环境
  - 科学作息
  - 保持愉快心情
  - 控制疼痛
  - 使用助眠药
  - 积极配合治疗原发病
  - 中医护理
    - 耳穴压豆
    - 子午流注
    - 音乐疗法

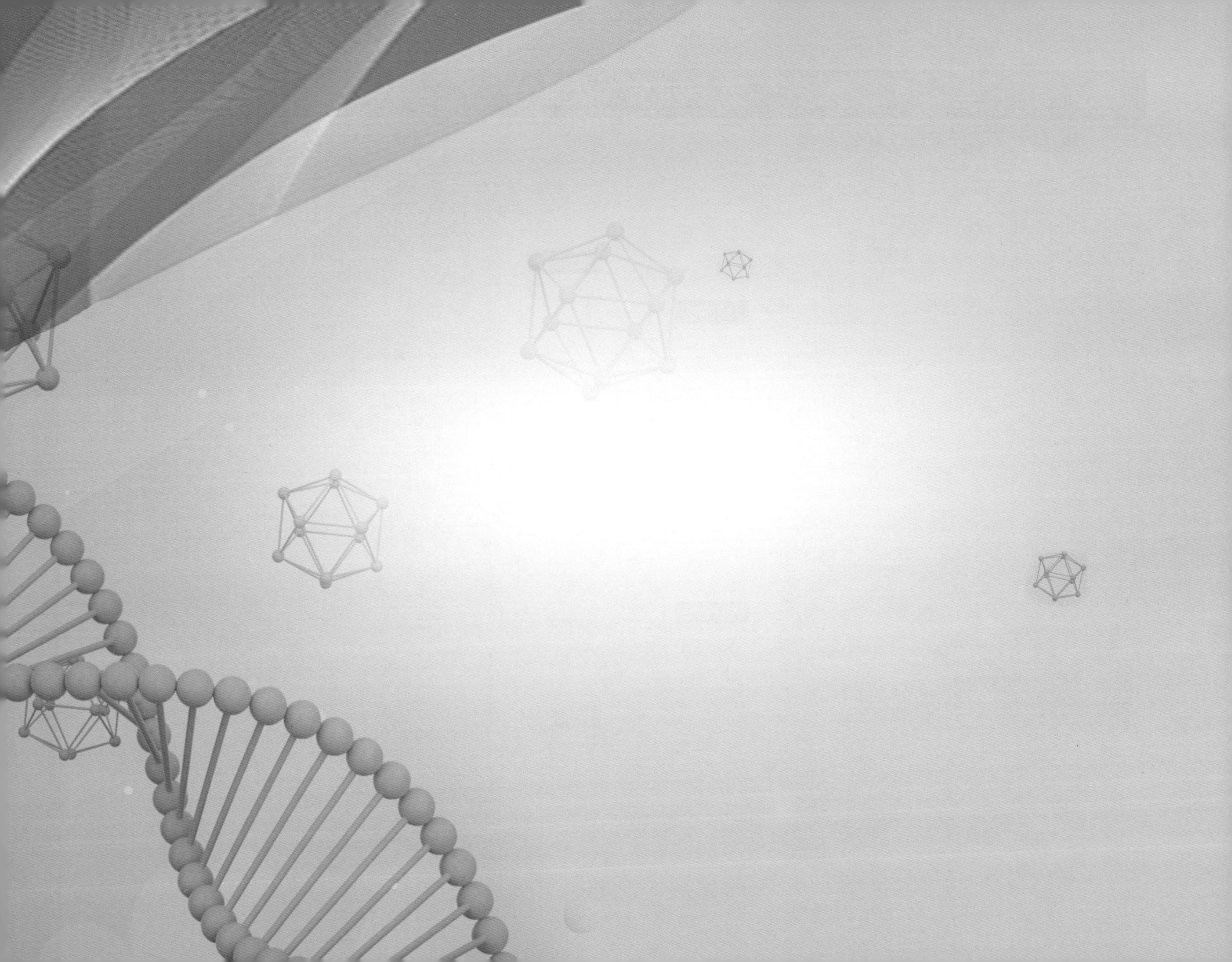

第八章

肿瘤急症的护理

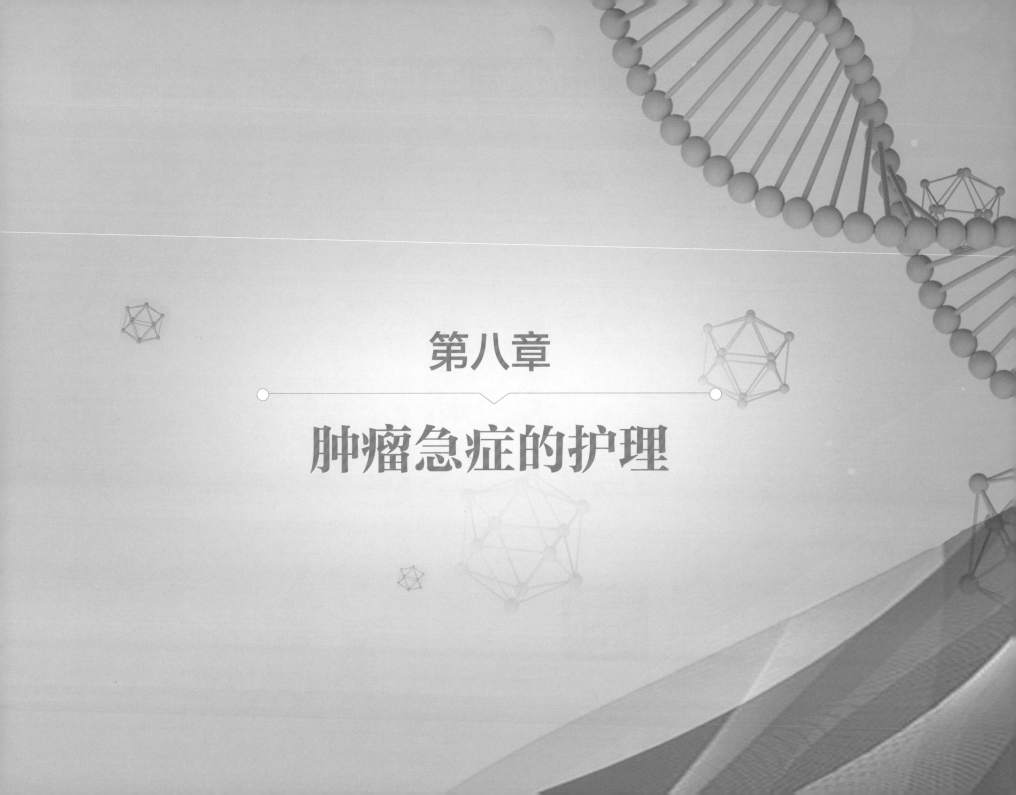

第一节　发热性中性粒细胞减少

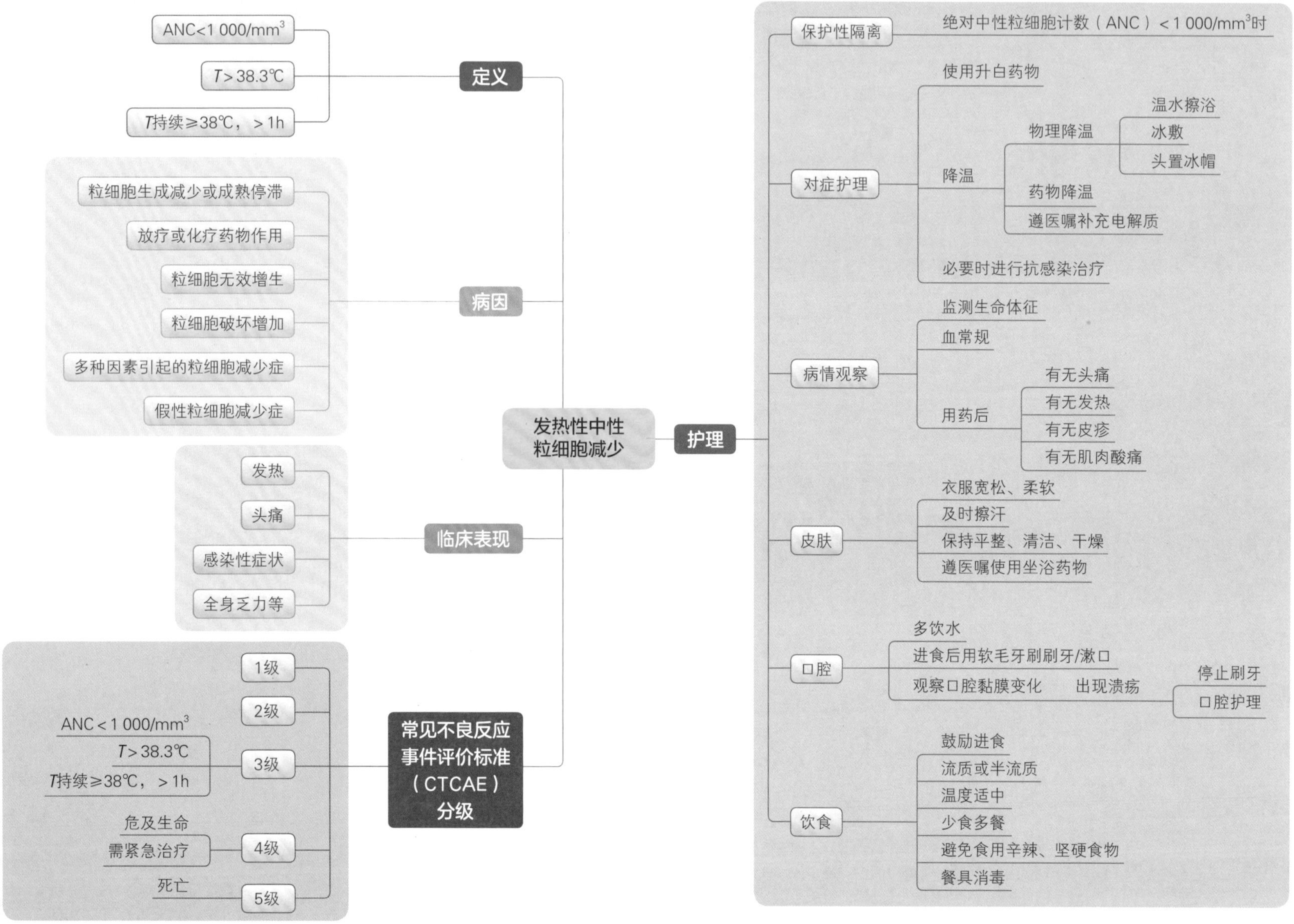
发热性中性粒细胞减少
定义
ANC<1 000/mm³
T>38.3℃
T持续≥38℃，>1h
病因
粒细胞生成减少或成熟停滞
放疗或化疗药物作用
粒细胞无效增生
粒细胞破坏增加
多种因素引起的粒细胞减少症
假性粒细胞减少症
临床表现
发热
头痛
感染性症状
全身乏力等
常见不良反应事件评价标准（CTCAE）分级
1级
2级
3级
ANC＜1 000/mm³
T>38.3℃
T持续≥38℃，＞1h
4级
危及生命
需紧急治疗
5级
死亡
护理
保护性隔离
绝对中性粒细胞计数（ANC）＜1 000/mm³时
对症护理
使用升白药物
降温
物理降温
温水擦浴
冰敷
头置冰帽
药物降温
遵医嘱补充电解质
必要时进行抗感染治疗
病情观察
监测生命体征
血常规
用药后
有无头痛
有无发热
有无皮疹
有无肌肉酸痛
皮肤
衣服宽松、柔软
及时擦汗
保持平整、清洁、干燥
遵医嘱使用坐浴药物
口腔
多饮水
进食后用软毛牙刷刷牙/漱口
观察口腔黏膜变化
出现溃疡
停止刷牙
口腔护理
饮食
鼓励进食
流质或半流质
温度适中
少食多餐
避免食用辛辣、坚硬食物
餐具消毒

第二节 上腔静脉综合征

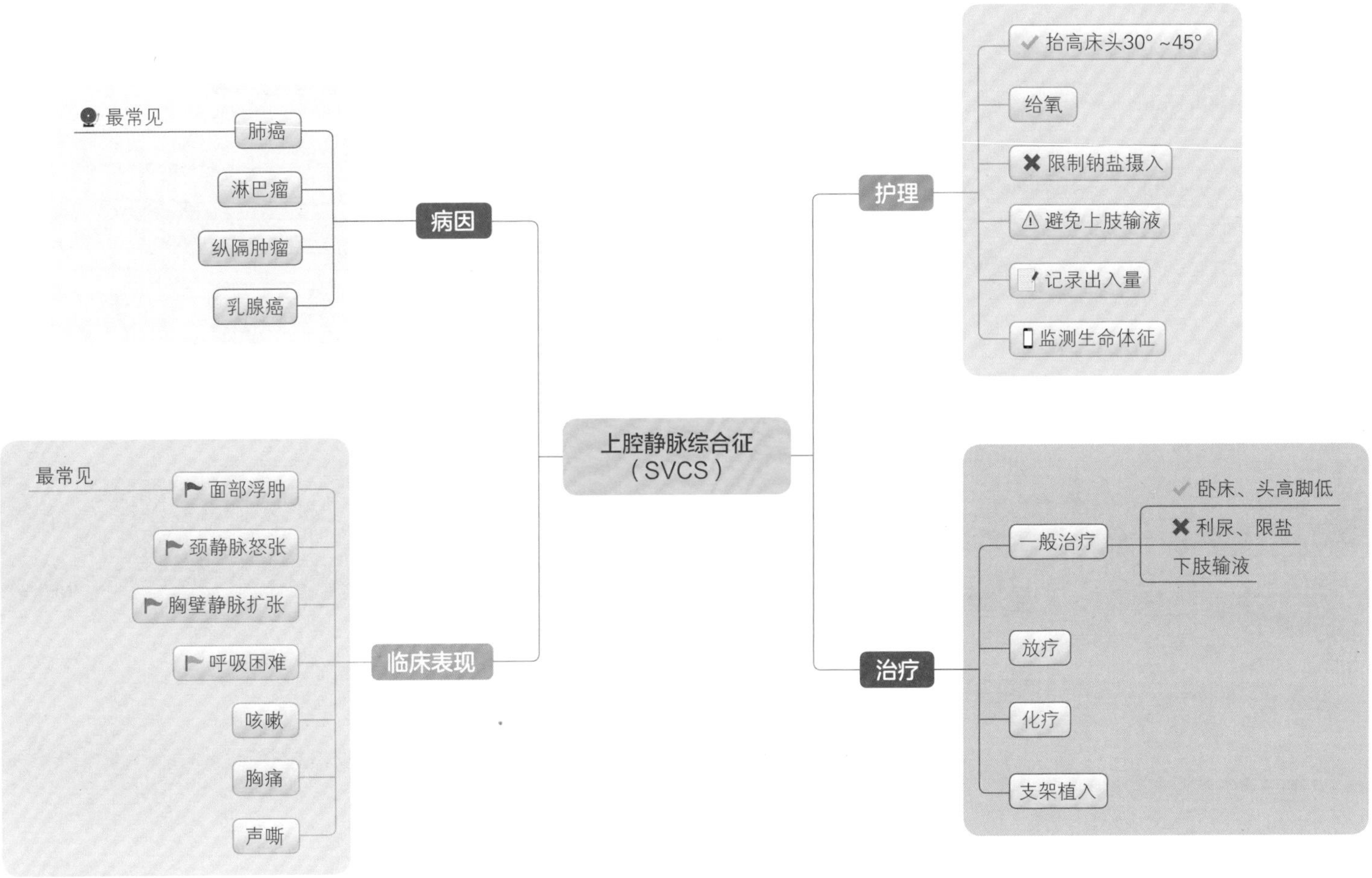
上腔静脉综合征（SVCS）
病因
最常见
肺癌
淋巴瘤
纵隔肿瘤
乳腺癌
临床表现
最常见
面部浮肿
颈静脉怒张
胸壁静脉扩张
呼吸困难
咳嗽
胸痛
声嘶
护理
抬高床头30°~45°
给氧
限制钠盐摄入
避免上肢输液
记录出入量
监测生命体征
治疗
一般治疗
卧床、头高脚低
利尿、限盐
下肢输液
放疗
化疗
支架植入

第三节　肿瘤溶解综合征

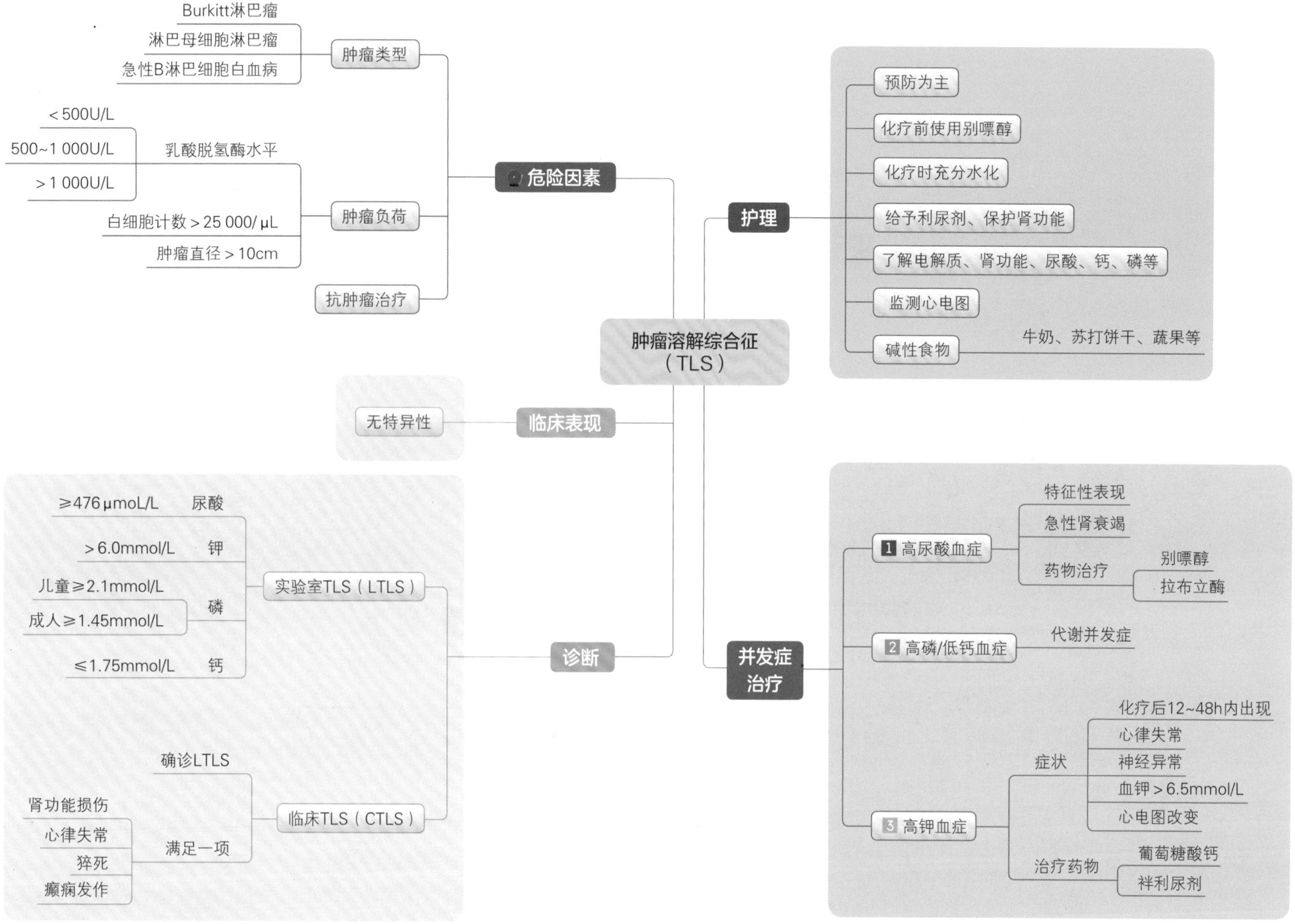
肿瘤溶解综合征（TLS）
危险因素
肿瘤类型
Burkitt淋巴瘤
淋巴母细胞淋巴瘤
急性B淋巴细胞白血病
肿瘤负荷
乳酸脱氢酶水平
＜500U/L
500~1 000U/L
＞1 000U/L
白细胞计数＞25 000/μL
肿瘤直径＞10cm
抗肿瘤治疗
临床表现
无特异性
诊断
实验室TLS（LTLS）
尿酸
≥476μmoL/L
钾
＞6.0mmol/L
磷
儿童≥2.1mmol/L
成人≥1.45mmol/L
钙
≤1.75mmol/L
临床TLS（CTLS）
确诊LTLS
满足一项
肾功能损伤
心律失常
猝死
癫痫发作
护理
预防为主
化疗前使用别嘌醇
化疗时充分水化
给予利尿剂、保护肾功能
了解电解质、肾功能、尿酸、钙、磷等
监测心电图
碱性食物
牛奶、苏打饼干、蔬果等
并发症治疗
1 高尿酸血症
特征性表现
急性肾衰竭
药物治疗
别嘌醇
拉布立酶
2 高磷/低钙血症
代谢并发症
3 高钾血症
症状
化疗后12~48h内出现
心律失常
神经异常
血钾＞6.5mmol/L
心电图改变
治疗药物
葡萄糖酸钙
袢利尿剂

第四节 脊髓压迫症

脊髓压迫症

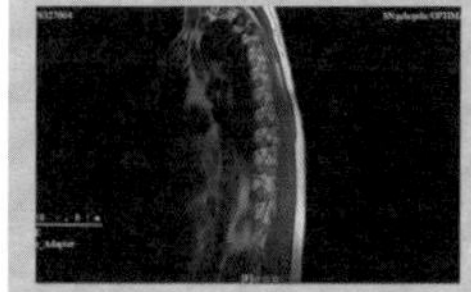

- **病因**
  - 脊膜病变（最常见的原因）
    - 化脓性炎症
    - 脊髓血管畸形
    - 蛛网膜粘连等
  - 脊髓和神经根病变（肿瘤最常见）
    - 神经纤维瘤
    - 神经鞘膜瘤
    - 脊髓胶质瘤
  - 脊柱病变
    - 脊椎外伤
    - 脊柱结合
    - 肿瘤
- **病机**
  - 脊髓机械受压
    - 脊柱骨折
    - 肿瘤压迫
    - 占位性病变
      - 脊髓内
      - 脊髓外硬膜内
      - 硬膜外
  - 浸润性改变
    - 转移癌、白血病等浸润
  - 缺血性改变
    - 病变压迫、缺血坏死
- **实验室检查**
  - X线
    - 骨质破坏
    - 骨质吸收
  - CT/MRI
    - 重要参考价值
  - 腰椎穿刺
    - 重要诊断依据
- **临床表现**
  - 急性
    - 脊髓横贯性损害
      - 自主神经功能障碍
      - 运动、感觉
    - 脊髓休克
  - 慢性
    - 刺激期
      - 神经根性疼痛
      - 局部皮肤感觉过敏或消失
      - 症状夜间加重、白天减轻
    - 脊髓部分受压期
      - 脊髓半切综合征
    - 脊髓完全受压期
- **治疗要点**
  - 急性脊髓压迫症
    - 尽早手术
    - 6h内减压
  - 恶性肿瘤压迫
    - 手术治疗
    - 放疗、化疗结合
- **护理**
  - 躯体活动障碍
    - 病情监测　呼吸、吞咽等
    - 生活护理、康复护理
  - 饮食指导
    - 高蛋白、高维生素、易消化饮食
  - 尿潴留/尿失禁
    - 评估排尿情况
    - 促进膀胱功能恢复
    - 预防压疮
    - 留置尿管的护理
  - 潜在并发症
    - 压疮
    - 肺炎
    - 尿路感染

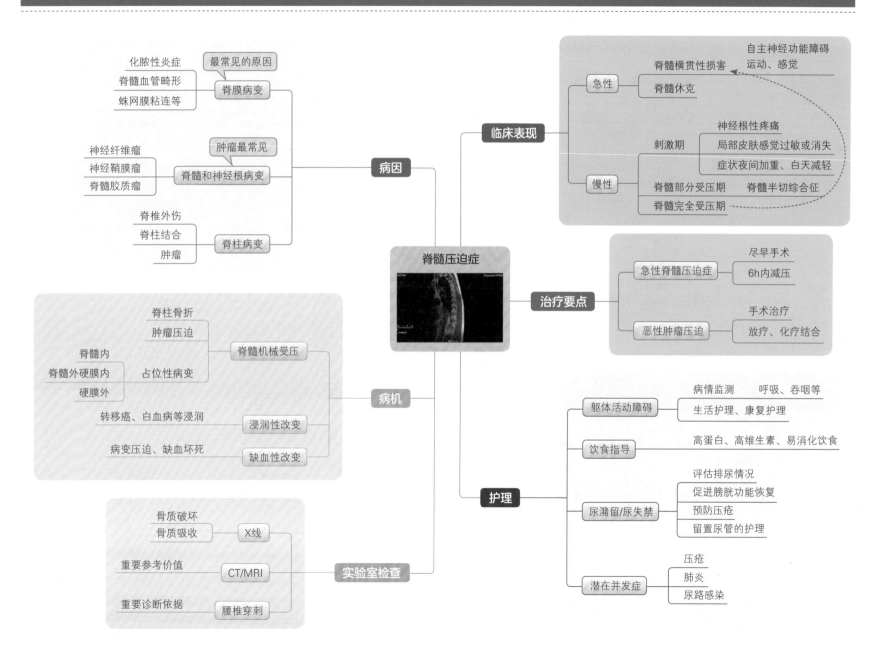

第五节　高钙血症

高钙血症

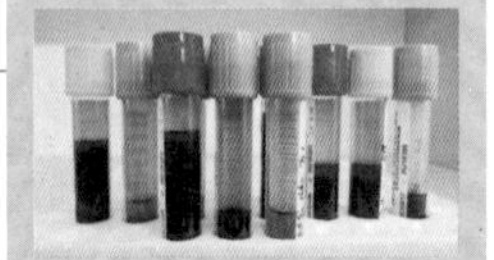

- **定义**
  - 血清钙＞2.75mmol/L（11mg/dL）
  - 血清钙＞3.25mmol/L（13mg/dL）——显著高血钙
  - 血清钙＞4.0mmol/L（16mg/dL）——高血钙危象
    - 精神失常
    - 进行性加重的氮质血症
    - 昏迷
- **治疗**
  - 对症治疗
    - 补钠、利尿
    - 降钙素
    - 光辉霉素
    - 糖皮质激素
    - 无机盐及二磷酸盐
    - 前列腺素抑制剂
  - 病因治疗
    - 最根本的治疗方法
- **辅助检查**
  - 血钙测定
    - 血清钙＞2.75mmol/L（11mg/dL）
    - 尿钙＞62.4mmol（249.6mg）/24h
    - 血清碱性磷酸酶及羟脯氨酸增高
    - 血清磷降低
    - 甲状旁腺激素（PTH）水平增高
  - 心电图检查
    - ST段缩短或消失
    - Q-T间期缩短
    - 急性心动过缓
    - 房室传导阻滞
    - 室性期前收缩
  - X线、CT、MRI检查
    - 骨膜下皮质吸收、脱钙
    - 软骨钙化等
- **临床表现**
  - 精神神经症状
    - 头昏、失眠、情绪不稳定
    - 记忆力减退、淡漠、忧郁
    - 腱反射减退、精神神经兴奋
  - 消化系统症状
    - 食欲减退、恶心、呕吐
    - 腹胀、腹痛、消化性溃疡
  - 肾脏症状
    - 多尿、脱水、烦渴、氮质血症
  - 高血钙危象
- **病因**
  - 癌性
    - 伴骨转移
      - 溶骨因子产生
    - 无骨转移
      - 异源性甲状旁腺激素
      - PTH样物质
      - 生长转化因子（TGF）
      - 前列腺素（PG）
      - 肿瘤坏死因子（TNF）
    - 血液系统肿瘤
      - 破骨细胞激活因子（OAF）
      - 白细胞介素（IL）
      - 克隆刺激因子（CSF）
      - 淋巴毒素（LT）
  - 非肿瘤性
    - 原发性甲状旁腺功能亢进
    - 医源性高钙血症
    - 结节病
    - 甲状腺功能亢进
    - 肾上腺皮质功能不全
    - 其他：急性肾功能不全等

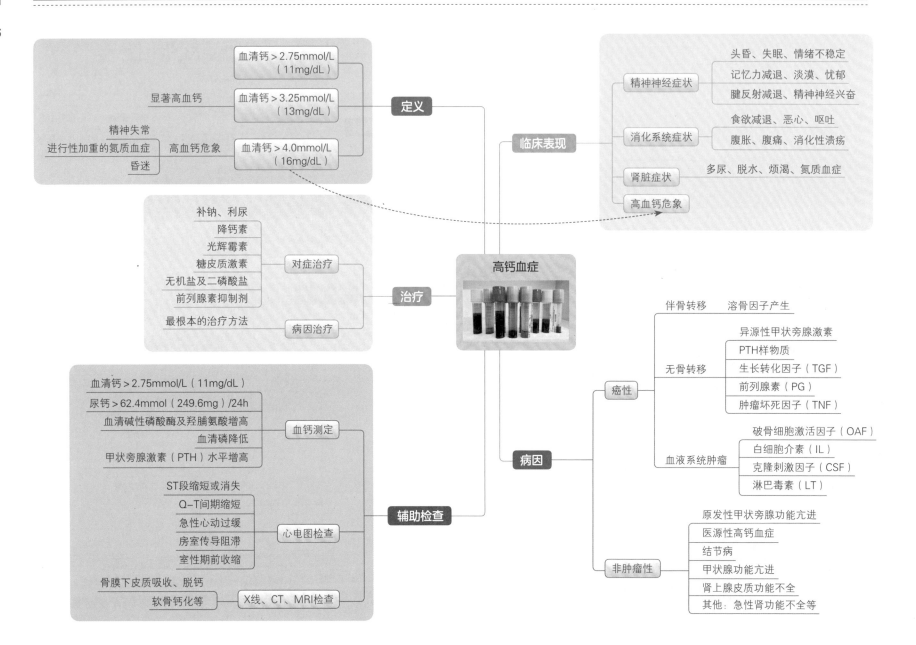

第六节　恶性胸腔积液

恶性胸腔积液

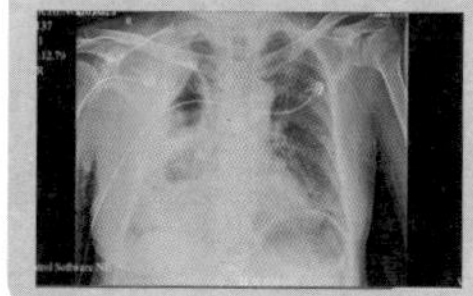

- **病因病机**
  - 毛细血管通透性增加
  - 血液回流受阻
  - 胸膜腔内压降低
  - 血液中大分子物质渗出、蛋白因子释放
  - 胸膜血管内皮生长因子分泌增加
- **临床表现**
  - 呼吸困难、咳嗽：最常见
  - 胸痛：常见于恶性胸膜间皮瘤
  - 体重减轻
  - 乏力、食欲减退
  - 体征变化：积液区叩诊为浊音或实音
- **辅助检查**
  - X线、CT或B超检查
  - 胸腔积液脱落细胞检查
  - 胸腔穿刺活检
- **护理**
  - 保持呼吸道通畅
    - 遵医嘱给氧
    - 卧床休息，减轻呼吸困难
    - 改善呼吸功能
    - 患者取卧位或半卧位
  - 缓解胸痛
  - 饮食宣教
    - 高热量、高蛋白、富含维生素、易消化饮食
    - 补充足够水分
  - 准确记录出入量
  - 心理护理
- **治疗方法**
  - 反复穿刺抽液
  - 长期置管引流
  - 行胸膜粘连固定或剥脱术
  - 限制水、钠摄入，进行利尿治疗
  - 行静脉分流术
  - 胸腔镜治疗
  - 胸腔内化疗、生物治疗

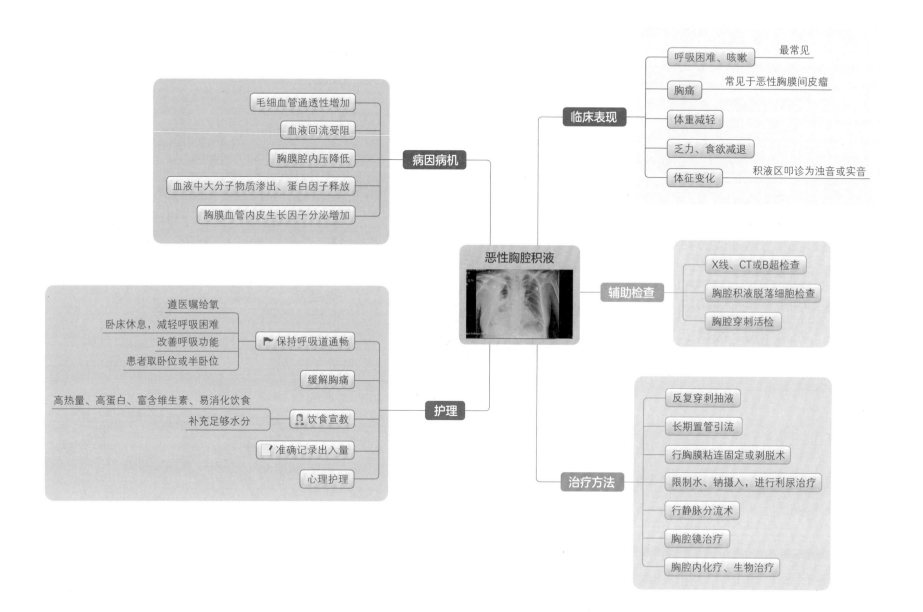

第七节 恶性腹腔积液

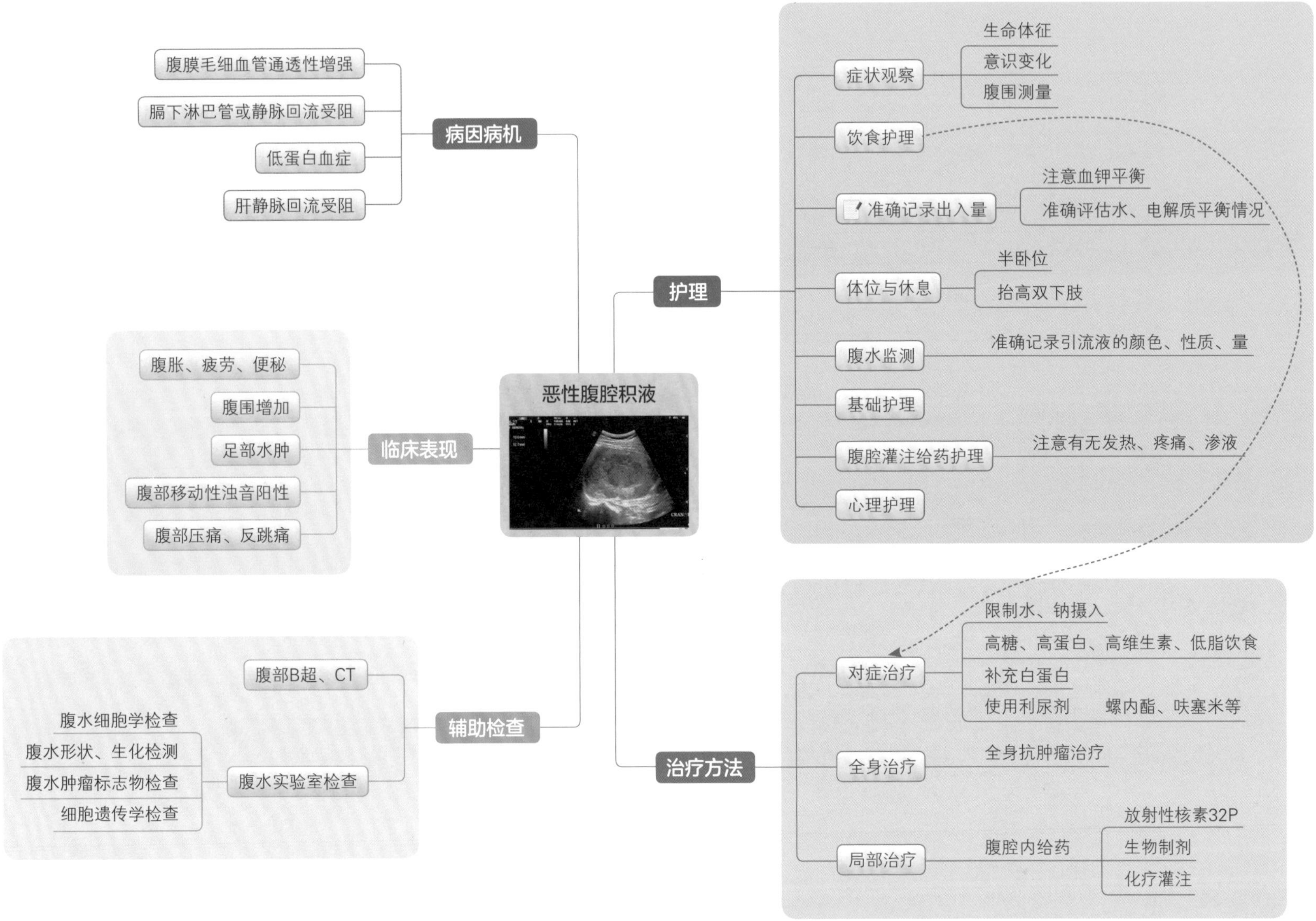
恶性腹腔积液
病因病机
腹膜毛细血管通透性增强
膈下淋巴管或静脉回流受阻
低蛋白血症
肝静脉回流受阻
临床表现
腹胀、疲劳、便秘
腹围增加
足部水肿
腹部移动性浊音阳性
腹部压痛、反跳痛
辅助检查
腹部B超、CT
腹水实验室检查
腹水细胞学检查
腹水形状、生化检测
腹水肿瘤标志物检查
细胞遗传学检查
护理
症状观察
生命体征
意识变化
腹围测量
饮食护理
准确记录出入量
注意血钾平衡
准确评估水、电解质平衡情况
体位与休息
半卧位
抬高双下肢
腹水监测
准确记录引流液的颜色、性质、量
基础护理
腹腔灌注给药护理
注意有无发热、疼痛、渗液
心理护理
治疗方法
对症治疗
限制水、钠摄入
高糖、高蛋白、高维生素、低脂饮食
补充白蛋白
使用利尿剂
螺内酯、呋塞米等
全身治疗
全身抗肿瘤治疗
局部治疗
腹腔内给药
放射性核素32P
生物制剂
化疗灌注

第八节 恶性心包积液

恶性心包积液

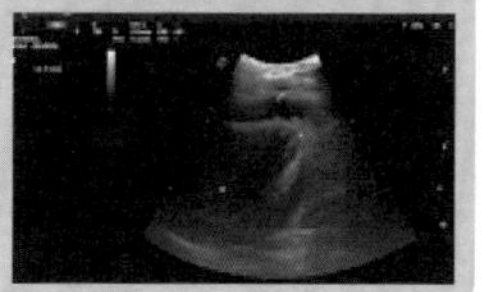

- 病因
  - 最常见
    - 肺癌
    - 乳腺癌
    - 淋巴瘤
    - 白血病
  - 黑色素瘤
  - 肉瘤
- 临床症状
  - 心包填塞
    - 充血性心力衰竭
    - 呼吸困难
    - 咳嗽
    - 端坐呼吸
    - 疲乏
    - 虚弱
    - 心悸
    - 头晕
    - 颈静脉充盈
  - 体征
    - 心动过速
    - 心音遥远
    - 心律失常
    - 心脏浊音界扩大
    - 颈静脉怒张
    - 肝大
    - 胸腹水
    - 四肢水肿
- 诊断
  - 心脏超声：最有效、简便
  - 胸部X线
  - CT
  - MRI
  - 脱落细胞学：确诊
- 护理
  - 卧床休息
  - 抬高床头30°~45°
  - 吸氧
  - 镇静止痛
  - 监测生命体征
  - 心电图
  - 血气分析
  - 补充电解质
  - 记录出入量
  - 升压利尿
  - 心理疏导
- 治疗
  - 心包腔内置管引流术
  - 全身治疗
  - 局部治疗

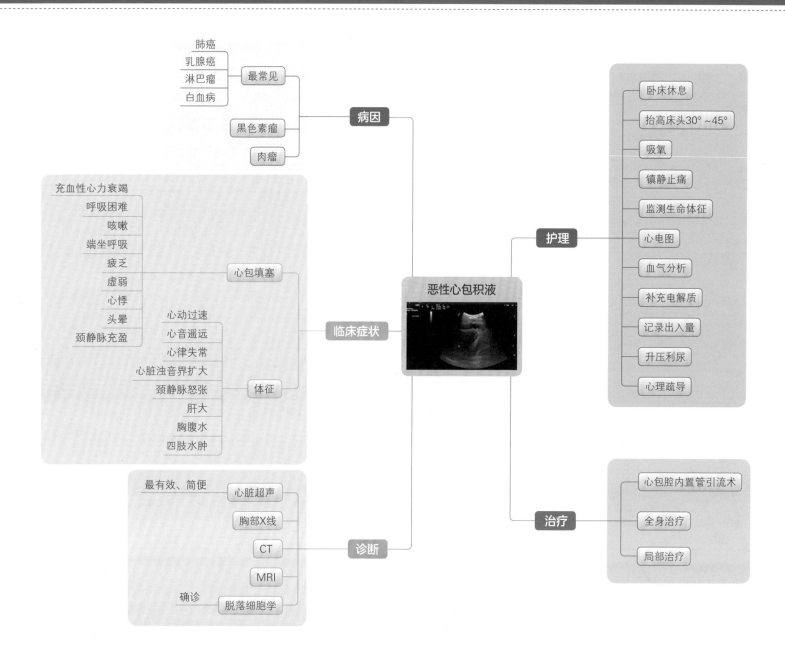

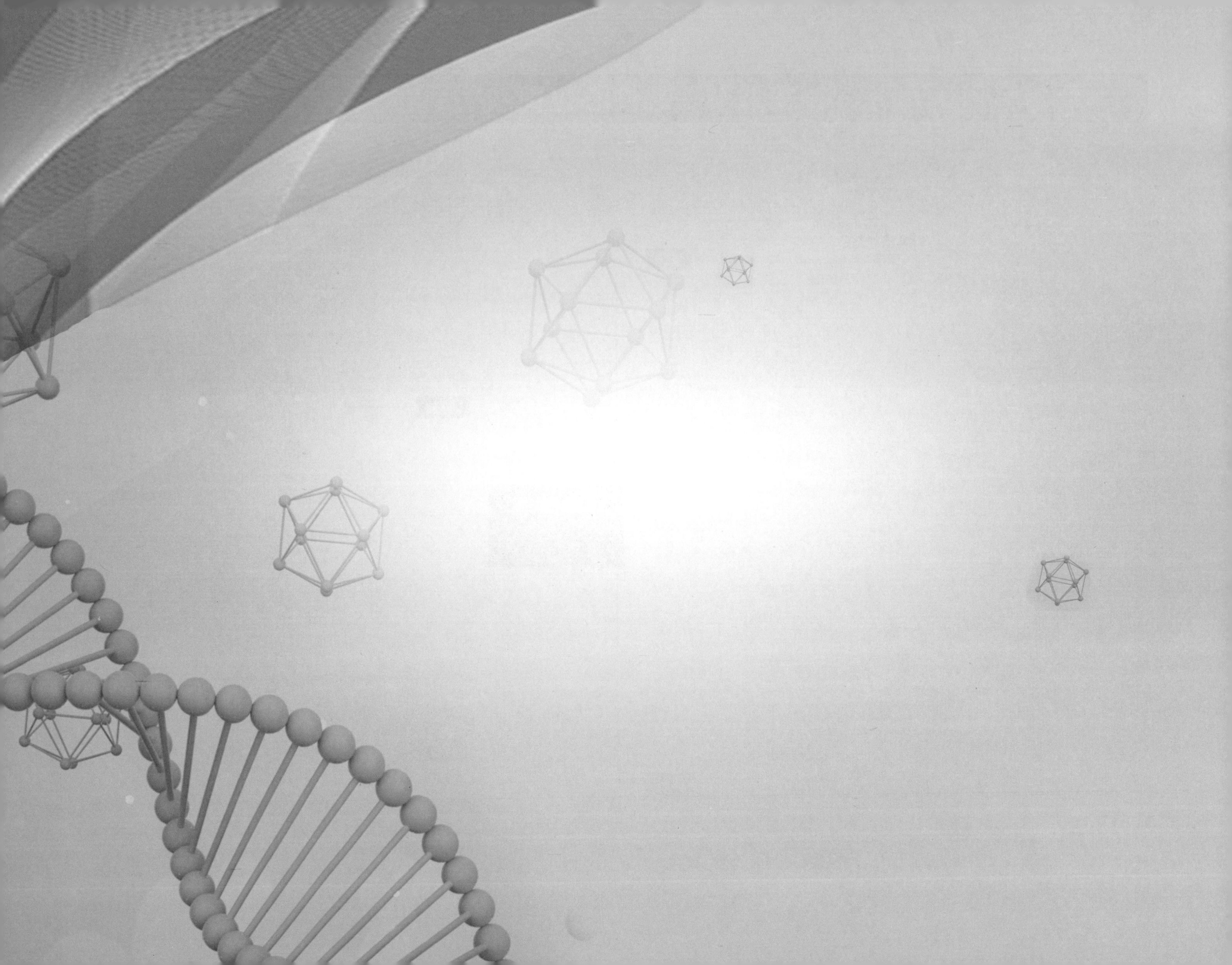

第九章

肿瘤患者突发事件的应急预案

第一节　鼻咽癌大出血的应急预案

鼻咽癌大出血的应急预案

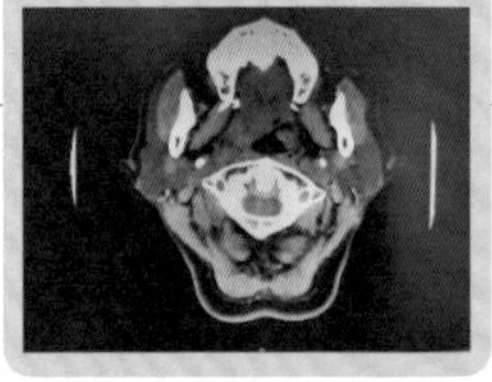

- 病因
  - 肿瘤侵犯血管壁
  - 血管壁破裂损伤
    - 放疗后肿瘤组织坏死、萎缩
- 临床表现
  - 单侧或双侧鼻腔出血
    - 出血迅速、反复
    - 出血量大
  - 短时间内可因窒息或循环衰竭而死亡
- 辅助检查
  - 鼻内镜检查
    - 明确出血部位及原因
  - 影像学检查
    - 查找出血血管
      - 数字减影血管造影（DSA）
      - CT血管造影（CTA）
    - 了解肿瘤侵犯范围
      - CT或MRI鼻咽颅底扫描
- 预防
  - 保持鼻腔、鼻咽部湿润
  - 清淡饮食
  - 适量运动
  - 定期复查
  - 保持良好心态

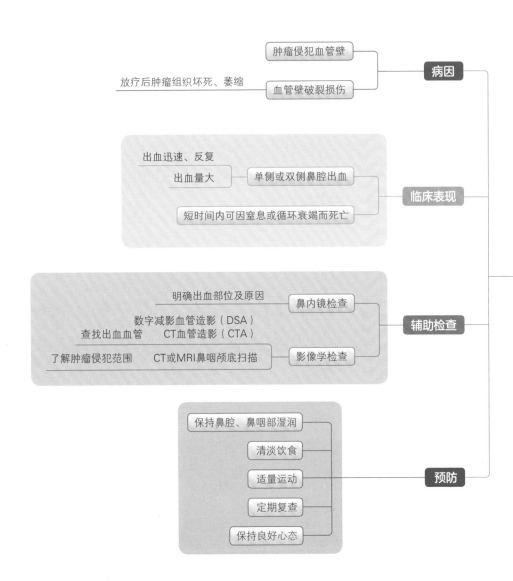

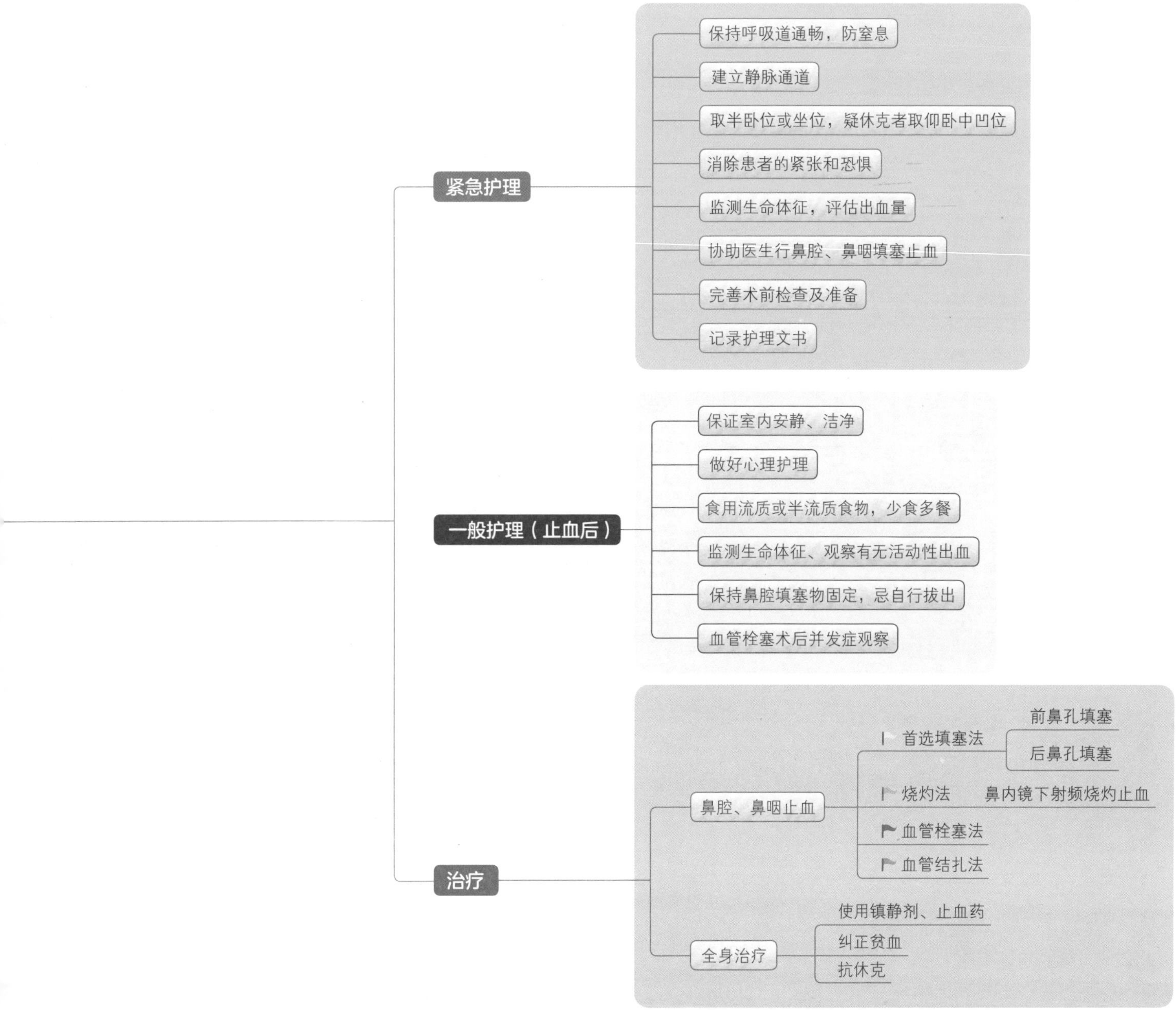
紧急护理
保持呼吸道通畅，防窒息
建立静脉通道
取半卧位或坐位，疑休克者取仰卧中凹位
消除患者的紧张和恐惧
监测生命体征，评估出血量
协助医生行鼻腔、鼻咽填塞止血
完善术前检查及准备
记录护理文书
一般护理（止血后）
保证室内安静、洁净
做好心理护理
食用流质或半流质食物，少食多餐
监测生命体征、观察有无活动性出血
保持鼻腔填塞物固定，忌自行拔出
血管栓塞术后并发症观察
治疗
鼻腔、鼻咽止血
首选填塞法
前鼻孔填塞
后鼻孔填塞
烧灼法
鼻内镜下射频烧灼止血
血管栓塞法
血管结扎法
全身治疗
使用镇静剂、止血药
纠正贫血
抗休克

第二节 肺癌大咯血的应急预案

- 肺癌大咯血的应急预案
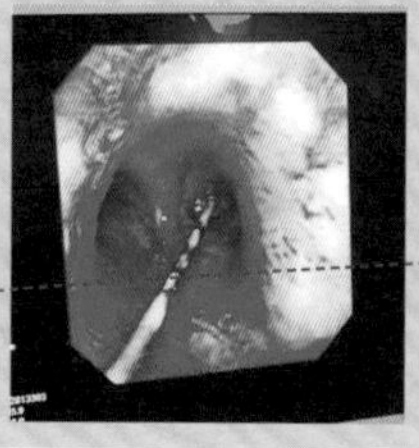

  - 病因与种类
    - 常见病因
      - 1 支气管扩张（约占30%）
      - 2 肺癌（约占20%）
      - 3 肺结核（约占10%~20%）
    - 常见出血部位
      - 肺脏两组血管
        - 肺循环（10%）
        - 支气管循环（大咯血90%）
    - 咯血量
      - 痰中带血
      - 少量咯血（＜100mL/d）
      - 中量咯血（100~500mL/d）
      - 大量咯血（＞500mL/d或100mL/次）
  - 辅助检查
    - 口咽及鼻咽检查
    - X线检查
    - CT检查
      - 相对稳定患者
    - 实验室检查
      - 血常规、生化、凝血
      - 痰培养
    - 内镜检查
      - 窒息与循环不稳定者优先
    - 支气管造影术
    - 血管造影栓塞术
  - 临床表现
    - 好发时间
      - 夜间或清晨
    - 咯血期
      - 早期咳嗽胸闷、喉痒
      - 口感甜或咸
      - 血压下降
      - 颜色、性质
        - 鲜红色血，伴泡沫
    - 并发症
      - 窒息
        - 先兆表现
          - 咯血突然减少或停止
          - 面色苍白，喉间痰鸣音
          - 一侧或双侧呼吸音消失
        - 严重窒息表现
          - 大汗淋漓
          - 表情恐怖、牙关紧闭
          - 神志丧失，心跳、呼吸停止
            - 死亡
      - 失血性休克
        - 神志淡漠、心率快、四肢冰冷
        - 血压下降
        - 少尿或无尿

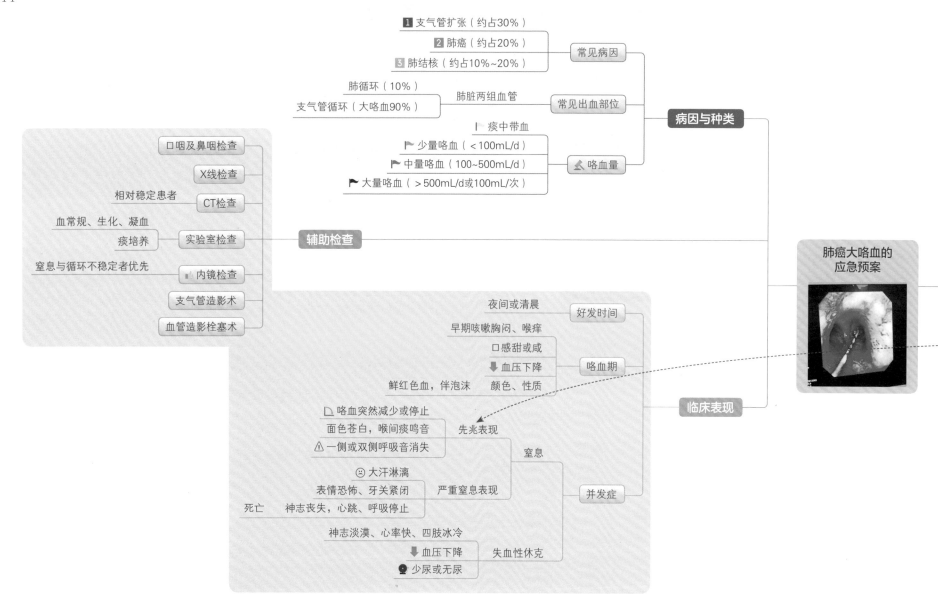

- **治疗**
  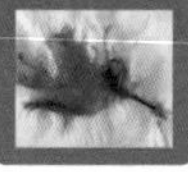
  - 少量 — 卧床，观察
  - 中量 — 患侧卧位
  - 大量 — 窒息与休克
    - 建立静脉通道
    - 保持呼吸道通畅
      - 患侧卧位（出血部位明确）
      - 半卧位 — 呼吸困难
      - 吸痰护理
      - 准备抢救工作
        - 气管插管
        - 气管切开
    - 清除积血
      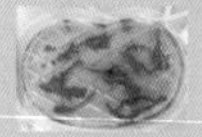
      - 清除口鼻积血
      - 支气管镜下吸出积血
      - 气管插管或气管切开 — 辅助通气
    - 气道梗阻解除后 — 高浓度吸氧
    - 避免刺激
      - 镇静镇咳
        - 地西泮、可待因
        - 禁用吗啡
      - 环境安静整洁
    - 止血
      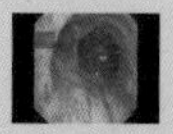
      - 交叉配血
      - 药物止血
        - 垂体后叶素 — 高血压、冠心病、肺心病、妊娠者禁用
        - 血管扩张剂
        - 一般止血药
      - 支气管镜下止血
        - 灌洗
        - 局部用药
        - 气囊填塞
      - 紧急手术
- **观察与护理** — 严密观察病情
  - 生命体征
    - 休克患者注意保暖
    - 高热患者用冰袋降温
  - 观察治疗效果
  - 防窒息及休克 — 准备抢救用物及仪器
    - 防窒息
      - 前驱症状
      - 正确体位引流
        - 少翻动
        - 轻咳嗽
      - 吸痰护理
        - 转动导管
        - 轻
        - 快
    - 防休克
      - 生命体征变化
      - 记录尿量
  - 环境与饮食护理
    - 环境整洁，避免刺激
    - 暂禁食 — 咯血停止后进温凉饮食
    - 水、电解质平衡
    - 保持大便通畅，防腹压增高
  - 心理护理
  - 健康宣传教育
    - 康复期合理安排活动
    - 避免劳累
    - 掌握有效咳嗽、咳痰方法
    - 呼吸功能锻炼

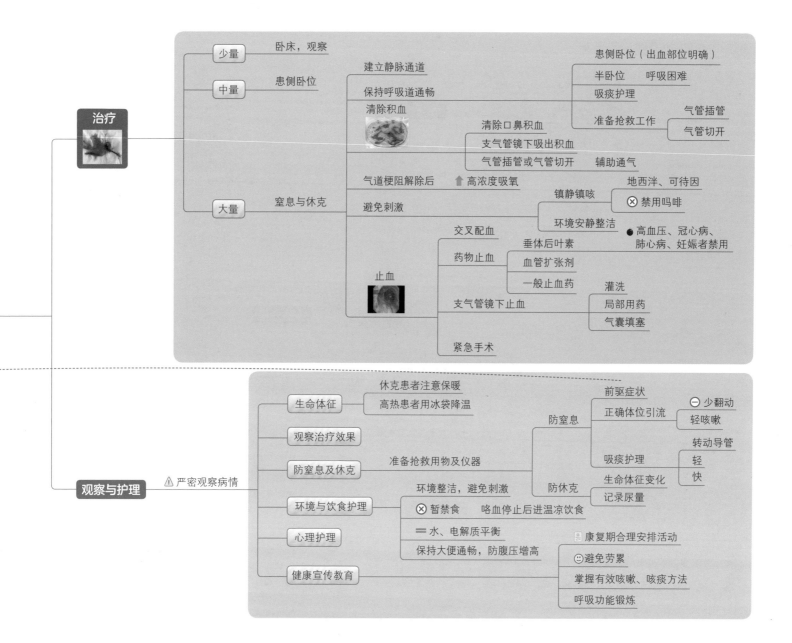

第三节 消化道肿瘤大出血的应急预案

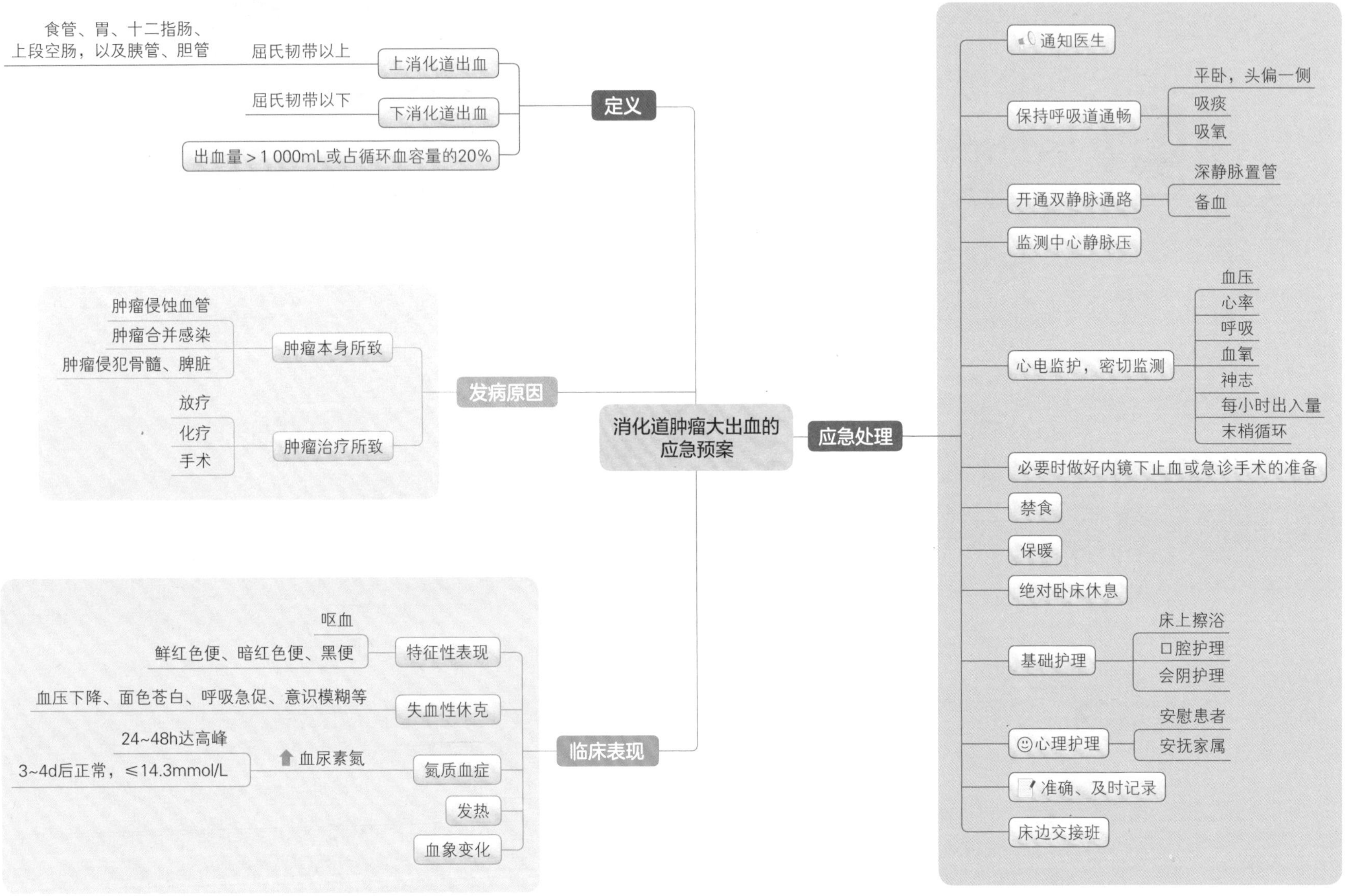
消化道肿瘤大出血的应急预案
定义
上消化道出血
屈氏韧带以上
食管、胃、十二指肠、上段空肠，以及胰管、胆管
下消化道出血
屈氏韧带以下
出血量＞1 000mL或占循环血容量的20%
发病原因
肿瘤本身所致
肿瘤侵蚀血管
肿瘤合并感染
肿瘤侵犯骨髓、脾脏
肿瘤治疗所致
放疗
化疗
手术
临床表现
特征性表现
呕血
鲜红色便、暗红色便、黑便
失血性休克
血压下降、面色苍白、呼吸急促、意识模糊等
氮质血症
血尿素氮
24~48h达高峰
3~4d后正常，≤14.3mmol/L
发热
血象变化
应急处理
通知医生
保持呼吸道通畅
平卧，头偏一侧
吸痰
吸氧
开通双静脉通路
深静脉置管
备血
监测中心静脉压
心电监护，密切监测
血压
心率
呼吸
血氧
神志
每小时出入量
末梢循环
必要时做好内镜下止血或急诊手术的准备
禁食
保暖
绝对卧床休息
基础护理
床上擦浴
口腔护理
会阴护理
心理护理
安慰患者
安抚家属
准确、及时记录
床边交接班

第四节 宫颈癌大出血的应急预案

宫颈癌大出血的应急预案

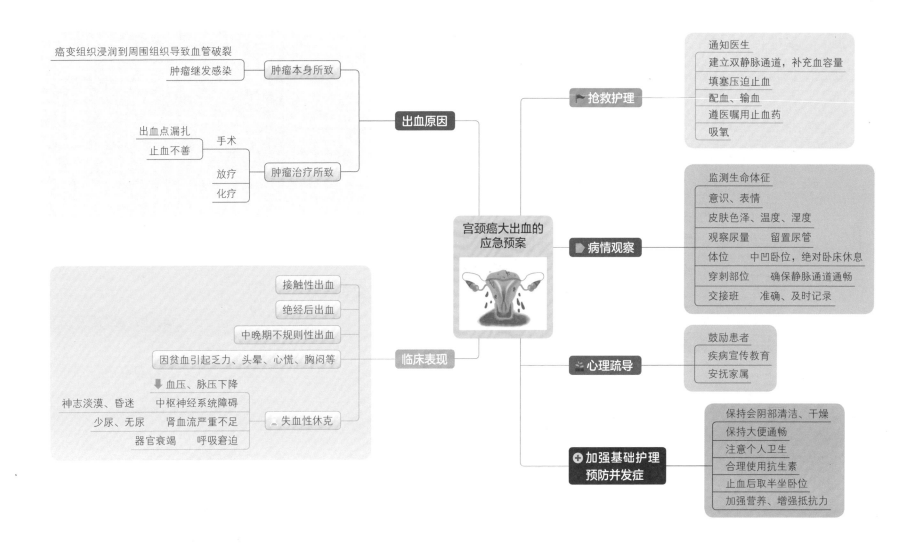

- 出血原因
  - 肿瘤本身所致
    - 癌变组织浸润到周围组织导致血管破裂
    - 肿瘤继发感染
  - 肿瘤治疗所致
    - 手术
      - 出血点漏扎
      - 止血不善
    - 放疗
    - 化疗
- 临床表现
  - 接触性出血
  - 绝经后出血
  - 中晚期不规则性出血
  - 因贫血引起乏力、头晕、心慌、胸闷等
  - 失血性休克
    - 血压、脉压下降
    - 中枢神经系统障碍：神志淡漠、昏迷
    - 肾血流严重不足：少尿、无尿
    - 呼吸窘迫：器官衰竭
- 抢救护理
  - 通知医生
  - 建立双静脉通道，补充血容量
  - 填塞压迫止血
  - 配血、输血
  - 遵医嘱用止血药
  - 吸氧
- 病情观察
  - 监测生命体征
  - 意识、表情
  - 皮肤色泽、温度、湿度
  - 观察尿量：留置尿管
  - 体位：中凹卧位，绝对卧床休息
  - 穿刺部位：确保静脉通道通畅
  - 交接班：准确、及时记录
- 心理疏导
  - 鼓励患者
  - 疾病宣传教育
  - 安抚家属
- 加强基础护理预防并发症
  - 保持会阴部清洁、干燥
  - 保持大便通畅
  - 注意个人卫生
  - 合理使用抗生素
  - 止血后取半坐卧位
  - 加强营养、增强抵抗力

第五节　抗肿瘤药物过敏反应的应急预案

抗肿瘤药物过敏反应的应急预案

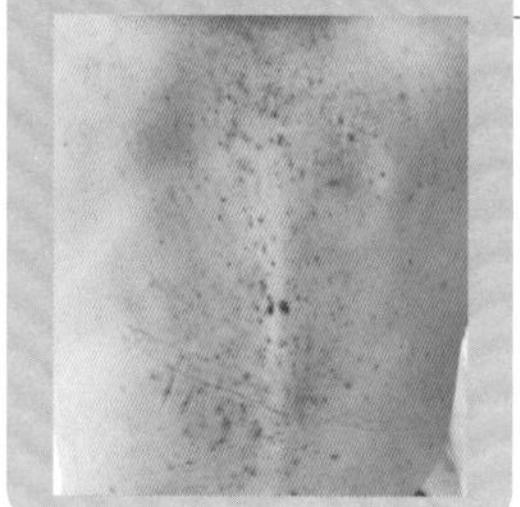

- **常见过敏药物**
  - L-门冬酰胺酶
    - 发生率6%~43%，治疗最初期
  - 紫杉醇类
    - 轻症约40%，重症约2%
      - 发生在最初10min
      - 严重者发生在2~3min内
  - 博来霉素
    - 发生率10%
- **临床表现**
  - 局部
    - 瘙痒
    - 荨麻疹
    - 红斑
  - 全身
    - 头晕、头痛
    - 呼吸困难
    - 低血压
    - 意识丧失
    - 濒死感
    - 消化道症状
      - 恶心、腹痛、腹泻等
- **预防**
  - 评估
    - 过敏史
  - 皮试
  - 备好抢救物品
  - 预防用药
    - L-门冬酰胺酶
      - 地塞米松
    - 紫杉醇类
      - 皮质激素、苯海拉明、西咪替丁
      - 专用输液器
    - 博来霉素
      - 激素、非甾体抗炎药
  - 巡视、观察
    - 开始用药10~15min，控制速度
- **应急处理**
  - 立即停药
    - 局部荨麻疹并非停药指征
  - 通知医生
  - 建立静脉通道
  - 保持呼吸道通畅
    - 吸氧
    - 头偏一侧
    - 绝对卧床休息
    - ⚠准备吸痰
    - 准备气管切开
  - 心电监护
    - 血压
    - 心率
    - 呼吸
    - 血氧
  - 遵医嘱用药
    - 肾上腺素
    - 抗过敏药物
    - 激素
    - 收缩血管类药物
    - 其他
  - 心理护理
  - 记录
  - 床边交接班
  - 告知患者及家属过敏药物名称

第六节 化疗药物外渗的应急预案

化疗药物外渗的应急预案

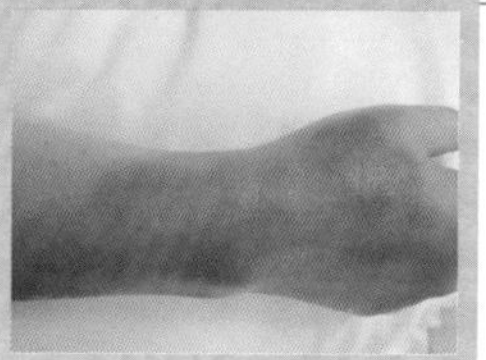

- 发生原因
  - 患者因素
    - 高龄
    - 血管细、弹性差
    - 营养不良
    - 上腔静脉压迫
    - 躁动
    - 其他
  - 药理学因素
    - 药物性质
    - 输注时间
    - 浓度
  - 操作者因素
    - 工具选择不当
    - 穿刺部位不当
    - 穿刺针穿过静脉壁
    - 固定不牢
- 临床表现
  - 泛红或泛白
  - 肿胀
  - 水疱
  - 局部疼痛
  - 严重者溃疡
- 预防
  - 专业培训护士执行化疗
  - 选择最佳穿刺部位
  - 深静脉置管给药
  - 输注前评估导管功能
  - 加强巡视
  - 健康教育
- 应急处理
  - 立即停止输液
  - 通知医生、护士长
  - 回抽药液
  - 拔出针头
  - 局部封闭治疗
    - 环形皮下注射封闭
    - 范围大于发生渗漏的区域
  - 使用解毒剂
    - 顺铂-硫代硫酸钠
    - 丝裂霉素-50%~99%二甲基亚砜
    - 长春碱-透明质酸酶
    - 其他
  - 局部冰敷
    - 6~12h ⚠草酸铂及长春碱类禁冷
    - 防冻伤
  - 抬高制动患肢
  - 局部观察
    - 肿胀范围
    - 皮温
    - 皮肤颜色
    - 疼痛
  - 患侧禁止静脉注射
  - 进一步治疗
    - 伤口治疗师会诊
    - 外科会诊
  - 心理护理
    - 安慰患者
    - 做好解释
  - 记录、交班

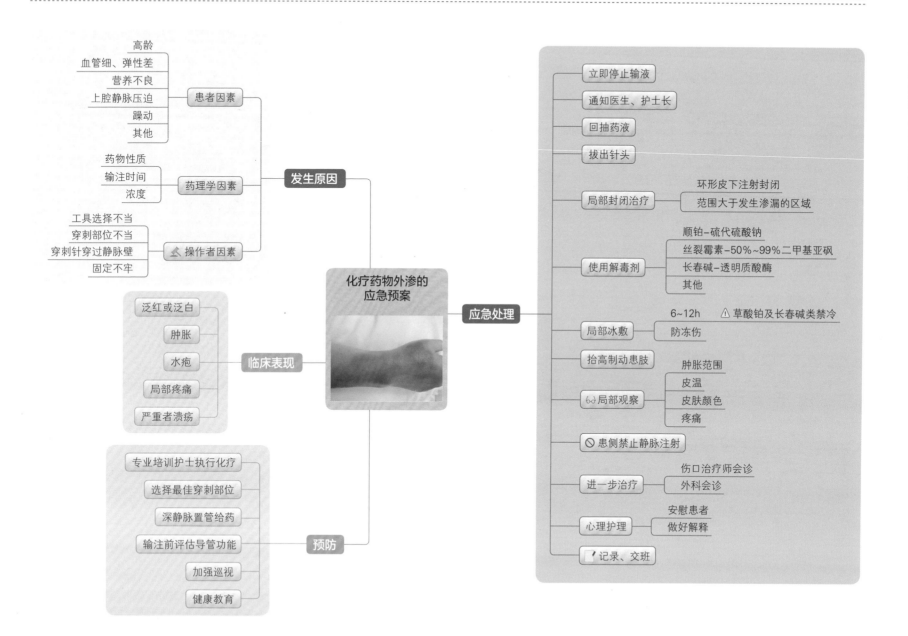

第七节 管道完全脱出的应急预案

管道完全脱出的应急预案

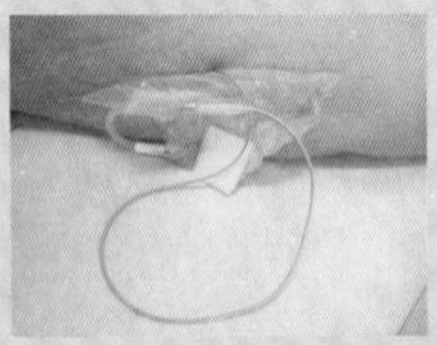

- 原因
  - 患者因素
    - 活动过度
    - 意识不清
    - 压力改变
    - 汗湿，穿刺口渗血、渗液
  - 操作者因素
    - 固定不牢
    - 撕除透明敷贴时致导管脱出
- 预防
  - 固定原则
    - 1 粘贴三合一
      - 敷贴、管道、皮肤
    - 2 基本三方法
      - 高举平台法
      - 螺旋法
      - 人字形法
    - 3 牢固三要素
      - 去脂、待干、平整
    - 4 关键三步骤
      - 无张力粘贴
      - 塑形
      - 捏牢抚平
  - 及时遵照标准程序更换
  - 有效约束
  - 必要时镇静
  - 健康教育
- 应急处理
  - 立即按压穿刺点，无菌敷料覆盖
    - 胸腔闭式引流管
      - 立即捏闭伤口
      - 专科处理
  - 通知医生
  - 取合适体位
    - 平卧位
      - 脑室引流管
    - 半卧位
      - 胸、腹腔引流管
  - 观察
    - 监测生命体征
    - 专科症状
      - 胸腔引流管
        - 胸闷
        - 气促
        - 胸痛
      - 腹腔引流管
        - 腹胀
        - 腹痛
      - PICC、CVC
        - 外渗
      - 其他
    - 管道是否完整
    - 穿刺点
      - 出血量
      - 血肿
      - 外渗
  - ⚠禁止重新送入体内
  - 安慰患者、家属
  - 记录

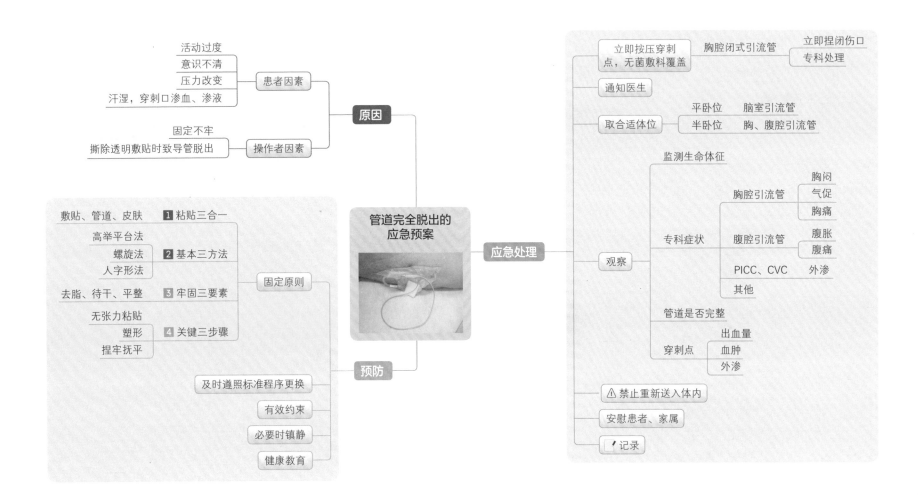

第八节 肿瘤患者自杀的应急预案

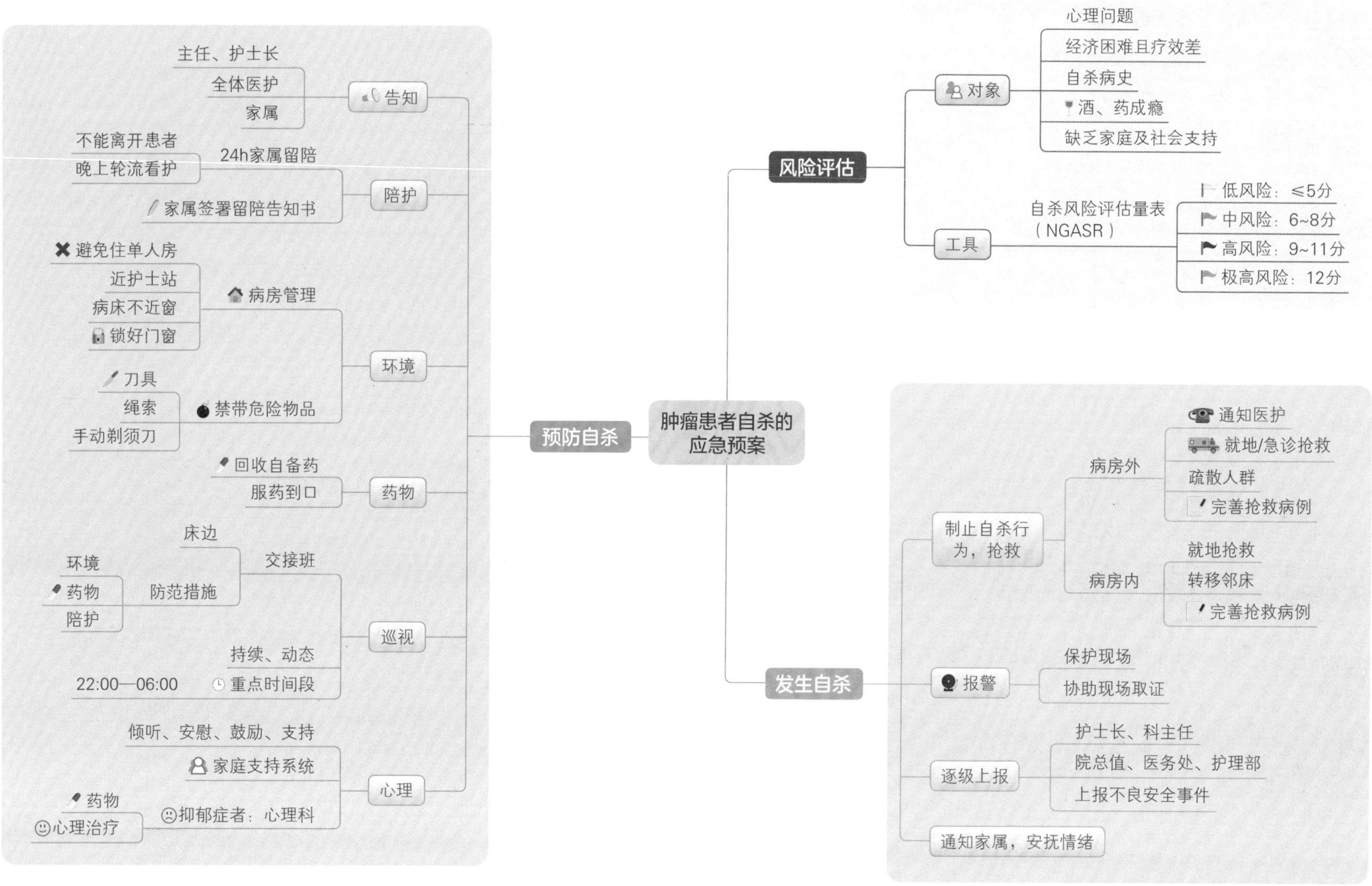

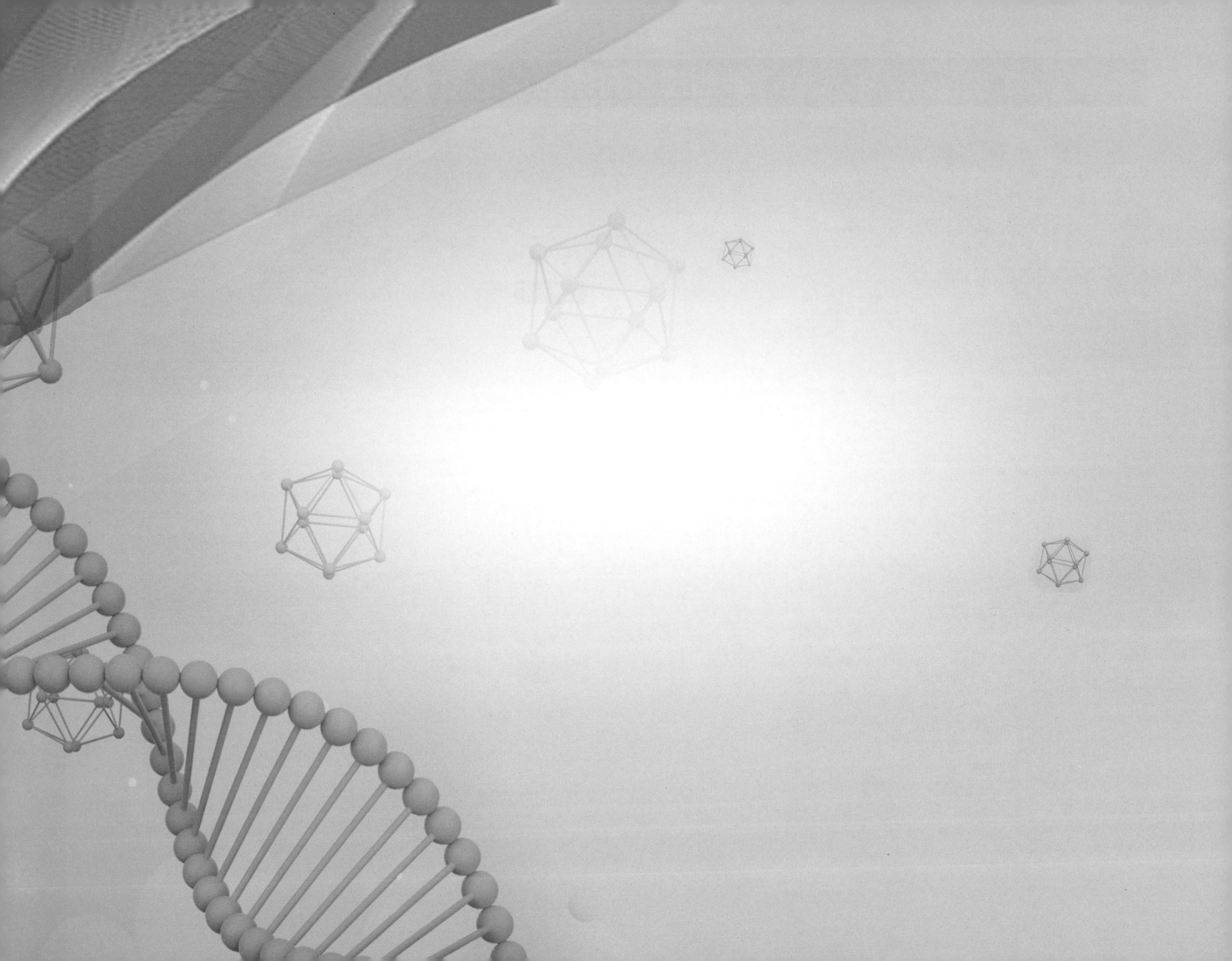

第十章

肿瘤患者人文关怀

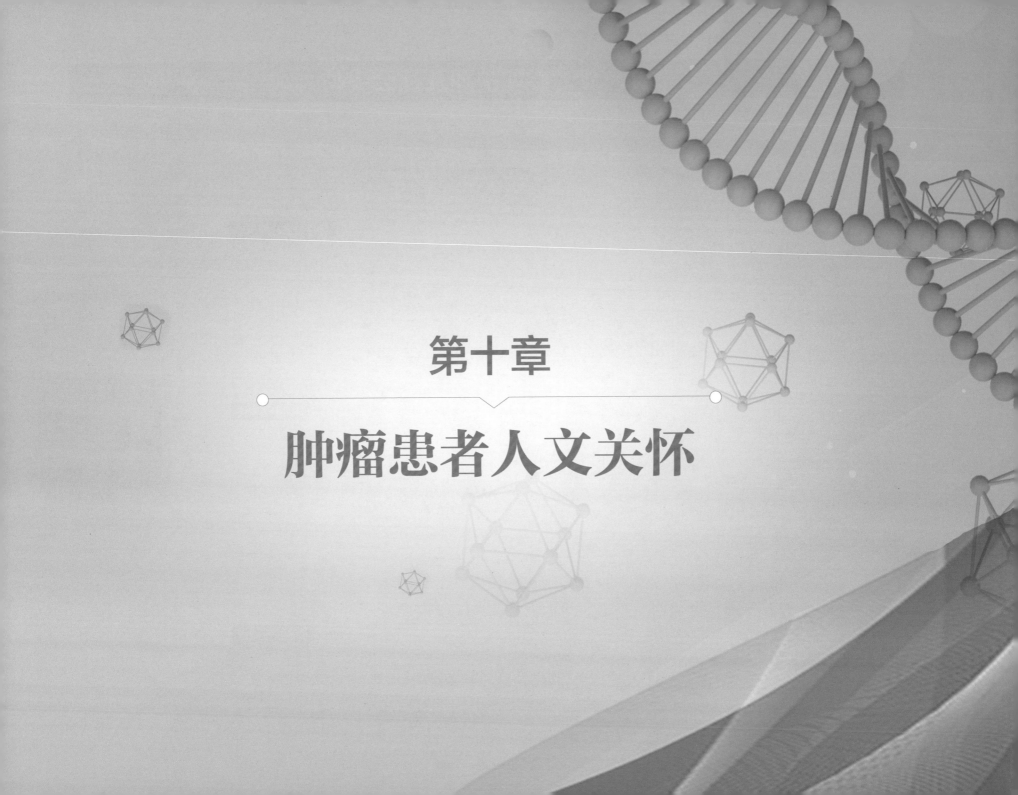

第一节　心理护理及社会支持

心理护理及社会支持

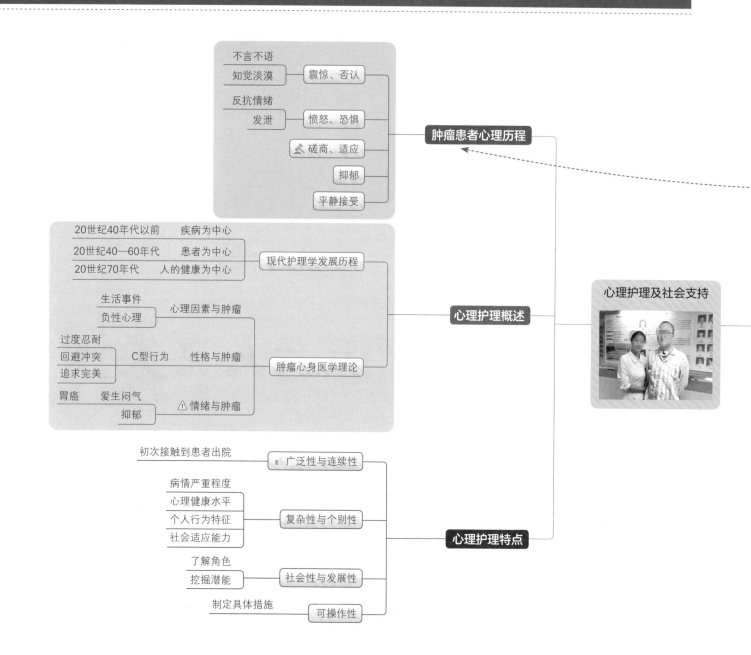

- 肿瘤患者心理历程
  - 震惊、否认
    - 不言不语
    - 知觉淡漠
  - 愤怒、恐惧
    - 反抗情绪
    - 发泄
  - 磋商、适应
  - 抑郁
  - 平静接受
- 心理护理概述
  - 现代护理学发展历程
    - 20世纪40年代以前　疾病为中心
    - 20世纪40—60年代　患者为中心
    - 20世纪70年代　人的健康为中心
  - 肿瘤心身医学理论
    - 心理因素与肿瘤
      - 生活事件
      - 负性心理
    - 性格与肿瘤
      - C型行为
        - 过度忍耐
        - 回避冲突
        - 追求完美
    - 情绪与肿瘤
      - 爱生闷气
        - 胃癌
      - 抑郁
- 心理护理特点
  - 广泛性与连续性
    - 初次接触到患者出院
  - 复杂性与个别性
    - 病情严重程度
    - 心理健康水平
    - 个人行为特征
    - 社会适应能力
  - 社会性与发展性
    - 了解角色
    - 挖掘潜能
  - 可操作性
    - 制定具体措施

- **肿瘤患者心理特点**
  - 患病心理
    - 未确诊前 — 焦虑反应
    - 确诊后
  - 治病心理
    - 开始治疗 — 害怕、忧虑
    - 效果不佳 — 恐惧、绝望
- **心理护理原则**
  - 整体性原则
    - 心身统一
    - 相互协调
  - 应用性原则
    - 切实可行
    - 针对性
    - 个性化
  - 自我护理的原则
    - 调动主观能动性
    - 患者自我调节
  - 保护性原则
    - 避免心理刺激
    - 保护患者隐私
  - 平等性原则
    - 一视同仁
    - 真诚、友善
- **心理护理方法**
  - 支持性心理护理
    - 1 倾听
      - 掌握技巧
      - 了解想法
      - 做到“5到”
        - 耳到
        - 口到
        - 脸到
        - 心到
        - 手到
    - 2 安慰
    - 3 解释
    - 4 指导 — 直接劝导
    - 5 鼓励 — 阳性强化法
  - 松弛训练
    - 训练原则
      - 保持安静
      - 循序渐进
    - 方法
      - 呼吸
      - ⚠ 想象
      - 肌肉放松
      - 自我暗示
- **社会支持**
  - 特征
    - 主观感受
    - 人际互动
    - 主观、客观两方面
    - 多维性
  - 类型
    - 情感的支持
      - 关怀
      - 尊重
    - 信息的支持 — 治疗康复信息
    - 物质的支持 — 财物
  - 来源
    - 1 医疗费用补助
    - 2 家庭成员支持
    - 3 社会支持
    - 4 医务人员支持 — 直接劝导
    - 5 鼓励 — 阳性强化法

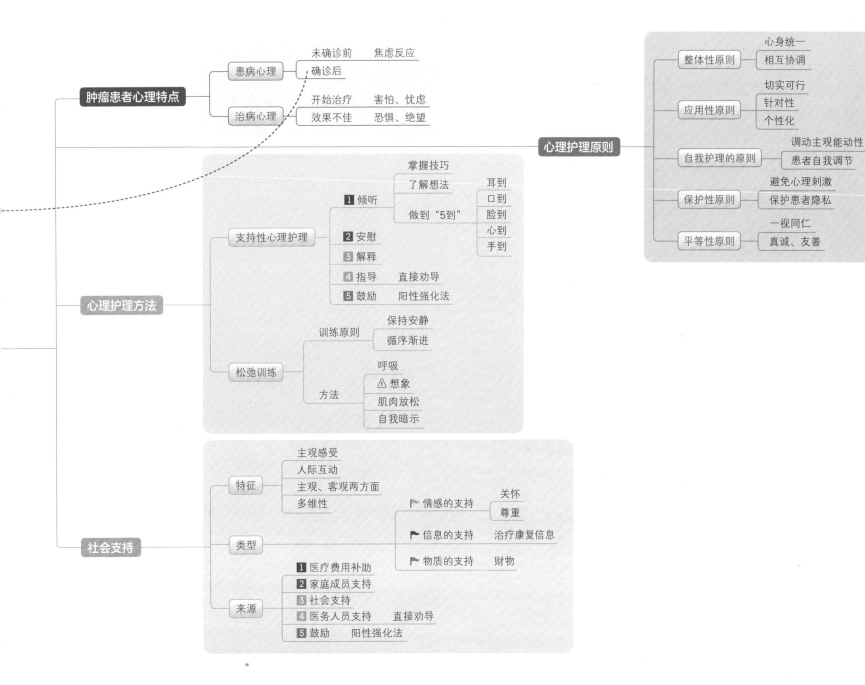

第二节 临终关怀及护理

- 临终关怀及护理
  - 心理变化及应对
    - 临床觉知
      - 否认、回避：不要试图反驳
      - 抱怨、愤怒：耐心、温和
      - 恐惧、焦虑：陪伴、倾听
      - 接受、依赖：认可、帮助
  - 临终期常见症状护理
    - 疼痛
      - 控制疼痛
      - 加强止痛
      - 心理疗法
    - 呼吸困难与临终喉鸣
      - 吸氧
      - 保持呼吸道通畅
      - 用药舒缓
    - 咳嗽、咳痰、咯血
      - 取舒适体位/半卧位
      - 有效排痰
      - 体位引流
    - 恶心、呕吐、呕血、便血
      - 禁食
      - 防止误吸
      - 防止水、电解质紊乱
      - 补充血容量
    - 腹胀、水肿
      - 控制出入量
      - 利尿
    - 口干厌食/恶病质
      - 给予营养支持
      - 加强口腔护理
    - 失眠、躁动/谵妄
      - 保证舒适、安静的环境
      - 减少刺激
  - 临终期定义
    - 濒死期
      - 主要器官功能趋于衰竭
      - 生命活动即将终结
        - 虚弱无力
        - 外观憔悴
        - 嗜睡或烦躁不安
        - 摄食困难
        - 注意力差
        - 方向感丧失
        - 皮肤颜色改变
        - 肢体温度变化
  - 临床表现
    - 神经系统
      - 意识混乱 嗜睡
    - 感觉认知系统
      - 视力下降
      - 对光反射迟钝
    - 心血管系统
      - 血压下降
      - 心律失常
    - 呼吸系统
      - 呼吸困难
    - 泌尿系统
      - 尿潴留
      - 尿失禁
    - 运动系统
      - 虚弱无力
      - 关节僵硬
  - 死亡后护理
    - 临床死亡期
      - 尸体护理
        - 拔除各种管道
        - 清洁全身
        - 维护良好的外观
      - 丧亲者居丧期护理
        - 面对现实
        - 聆听倾诉
        - 鼓励宣泄感情
    - 哀伤辅导

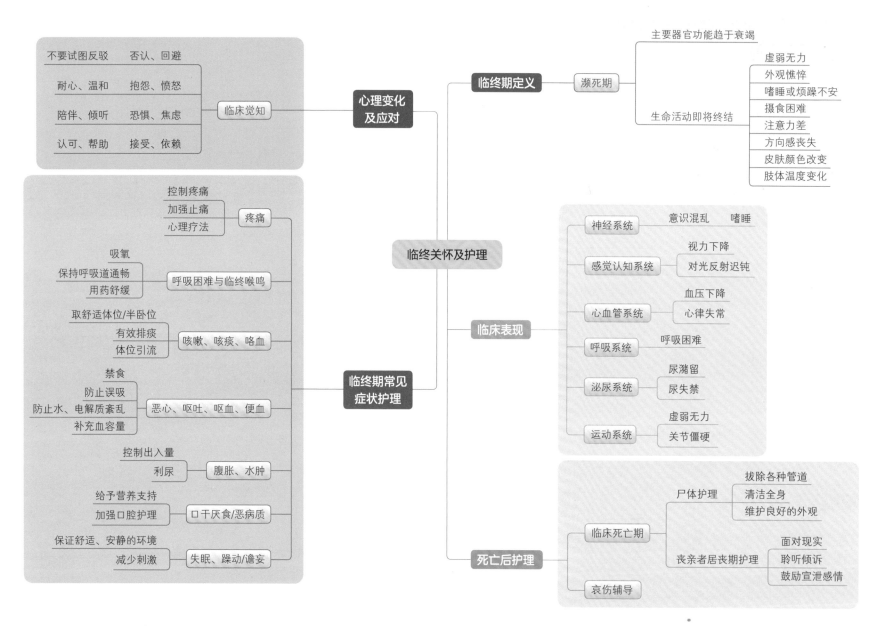

第三节 死亡教育

死亡教育

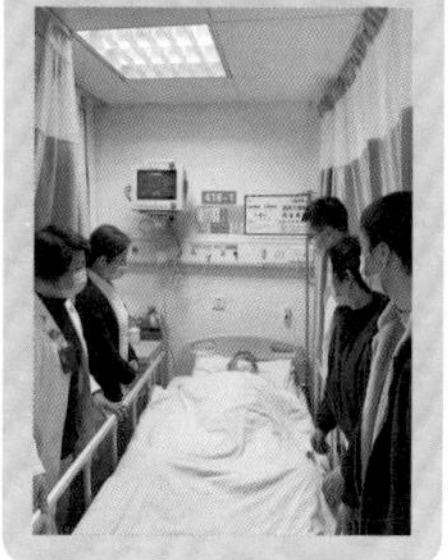

- **概述**
  - 死亡及死亡态度
    - 脑死亡标准
    - 对死亡的思考或看法
      - 接受死亡
      - 蔑视死亡
      - 否认死亡
  - 开展的必要性
    - 形成科学的人生观和死亡观
    - 掌握临终关怀人员照顾临终患者的知识
    - 提高临终关怀人员有效沟通的能力
    - 提高临终关怀人员专业能力
  - 开展的意义
    - 树立科学、合理、健康的死亡观
    - 社会精神文明发展的需要
    - 认识生命的本质
- **目的**
  - 引导对生死进行思考
  - 正视死亡，客观面对
  - 提高生命质量
- **作用**
  - 帮助患者正确面对死亡
    - 人生观/价值观
    - 珍惜生命每一天
  - 提升患者对死亡的认识
    - 死亡文明
      - 文明终
      - 文明死
      - 文明葬
  - 帮助患者正确理解和迎接死亡
    - 认识生命的意义
    - 改变生活状态
  - 给予家属情绪支持和安慰
    - 心理平衡
    - 疏导悲痛
  - 帮助患者安然接受死亡现实
    - 积极配合治疗
    - 妥善安排后事
    - 保持尊严
  - 提高临终关怀人员的素质
    - 整体照护能力
  - 预防自杀
    - 珍惜生命
- **原则**
  - 尊重患者权利，告知实情
  - 评估患者对待死亡的态度及影响因素
    - 引导患者保持乐观顺应态度
    - 有效沟通，制订个体化辅导方案
  - 针对不同心理阶段
    - 辅导和支持
    - 陪伴、耐心倾听
    - 制订可行计划，完成患者心愿
  - 评估患者意愿和信息需求
    - 不应勉强
  - 引导患者讨论预立照顾计划
    - 讨论不同的治疗决策
  - 协助终末期建立和维持希望
    - 安静、单独的空间
    - 有效控制痛苦症状
    - 恰当应用幽默
      - 指导放松
      - 分享艺术
    - 尊重信仰
      - 减轻孤独
    - 引导回顾人生
  - 积极预防和控制临终症状
    - 细致评估
    - 积极预防和控制
    - 将死亡过程痛苦最小化
    - 保证舒适与尊严
  - 死亡教育的对象
    - 临终患者
    - 家属和主要照顾者
- **方法**
  - 评估与观察
    - 对死亡的态度
    - 基本情况
      - 性别、年龄
      - 受教育程度
      - 疾病状况
      - 应对能力
      - 家庭关系
  - 操作要点
    - 尊重知情权
    - 引导正确认识
    - 针对性的辅导
    - 引导回顾人生
    - 制订可实现的目标
    - 家属表达关怀与爱
    - 允许家属陪伴和告别
  - 注意事项
    - 建立相互信任的治疗关系
    - 坦诚沟通死亡话题
    - 尊重患者对死亡的态度

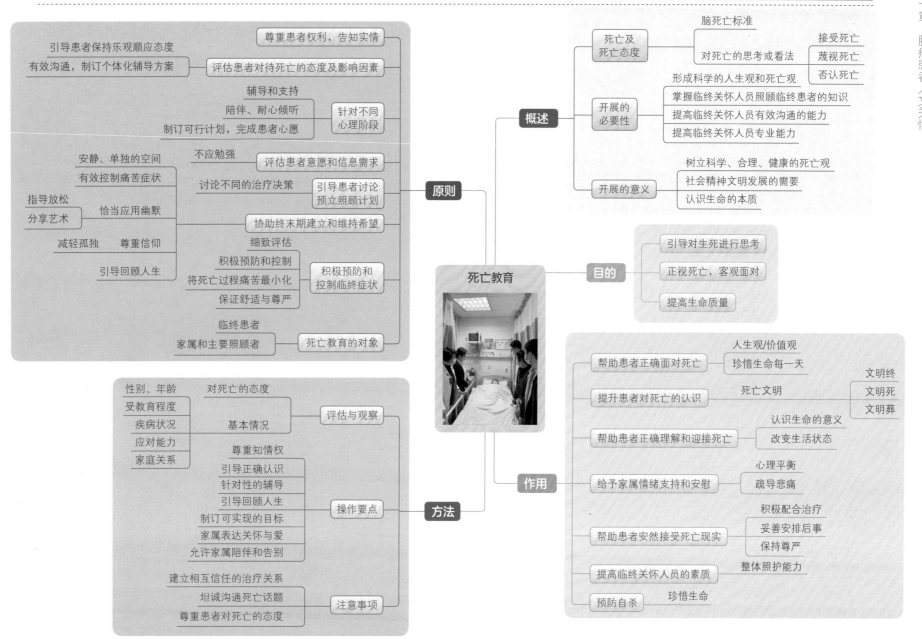

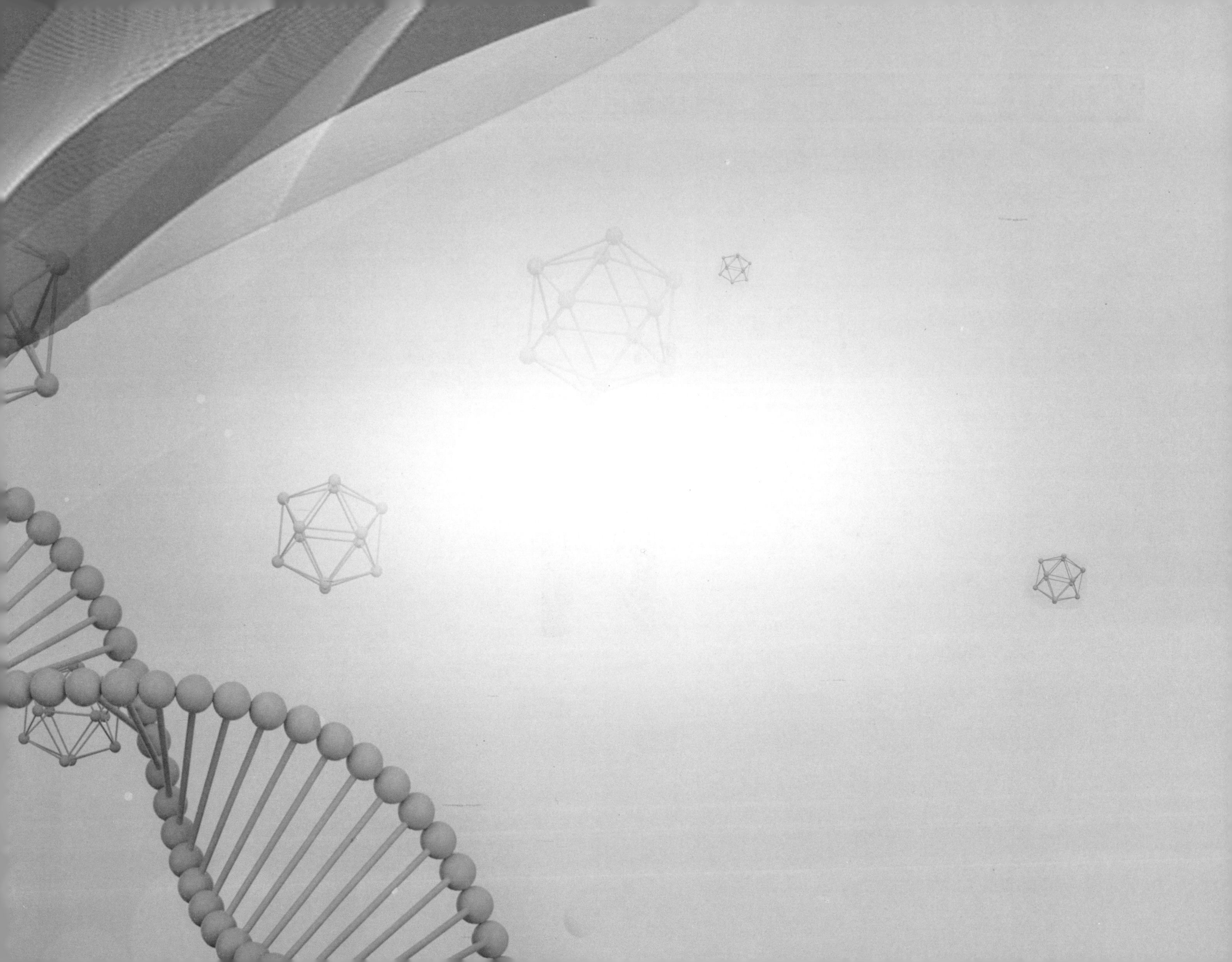

第十一章

肿瘤患者常见管道的护理

第一节　静脉输液管道的护理（PICC、CVC、输液港）

PICC、CVC的护理（一）

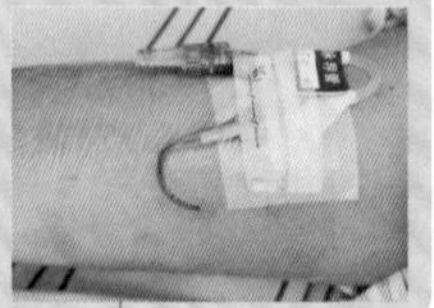

- **评估**
  - 整体
    - 1 患者情况
      - 自我管理能力
      - 非计划拔管风险 
      - 凝血功能
      - 输血史
      - 过敏史
    - 2 导管维护情况 
      - 维护间隔
      - 敷料固定
    - 3 输入液体
      - 种类、性质、剂量等
    - 4 是否存在并发症
      - 导管相关性血栓（置管侧肢体肿胀） 
      - 导管相关性血流感染
  - 局部
    - 1 穿刺口与周围皮肤
      - 红肿
      - 渗血
      - 渗液
      - 有脓性分泌物 
    - 2 敷料
      - 卷边
      - 松脱
    - 3 输液接头
      - 连接牢固
  - 导管功能
    - 抽回血是否顺畅
    - 注射推注是否通畅
    - 输血、输液是否通畅
    - 导管是否脱出或者缩进
    - 是否出现破损、渗漏现象
- **维护**
  - 时机
    - 常规1次/周
    - 及时维护
      - 敷料松脱、卷边、潮湿、污染
      - 穿刺口红肿、渗血、渗液、有脓性分泌物时
  - 撕除旧敷料
    - 0° 或180° 撕除
    - 沿导管顺着穿刺口方向撕除
  - 消毒
    - 75%酒精
      - 避开穿刺口
      - 顺—逆—顺螺旋式消毒3遍
    - 2%氯己定
      - 穿刺口停留1~2s
      - 稍用力擦拭
  - 粘贴敷料
    - 贴　无张力 
    - 捏　塑形 
    - 抚　掌侧按压 
    - 压　边移除边按压 
    - 固定
  - 冲封管
    - A-Assess导管功能评估　抽回血
    - C-Clear冲管
      - 时机
        - 每次输液前及结束后
        - 经导管抽血前后
        - 输血及血制品、静脉高营养液、高黏滞性药品后
        - 输液速度减慢时
      - 用物
        - >10mL注射器
        - 0.9%NS或一次性冲洗装置
      - 方法　脉冲式
    - L-Lock封管
      - 用物
        - >10mL注射器
        - 0~10U/mL肝素溶液或一次性冲洗装置
      - 方法　正压式
  - 更换接头
    - 用安尔碘或酒精消毒管口横切面及外围　连续3遍，≥15s
    - 自然待干后装上接头

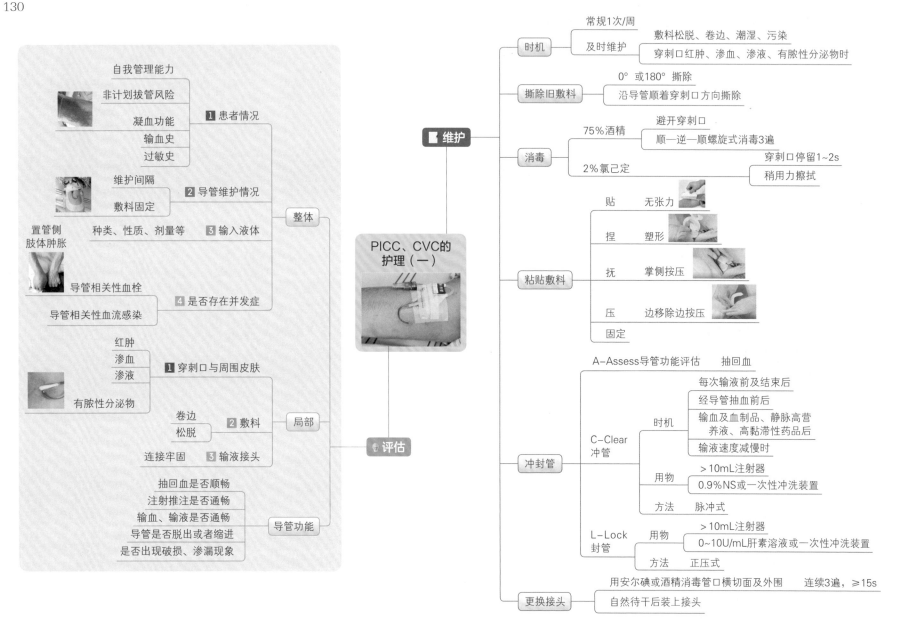

PICC、CVC的护理（二）

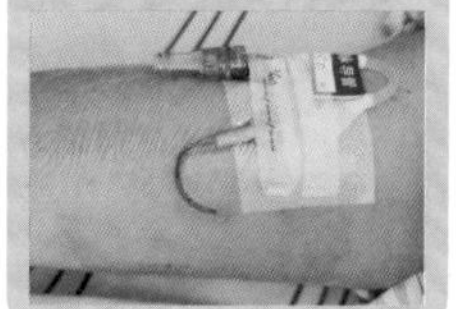

并发症

- 皮疹、皮肤撕脱伤
  - 用抗过敏药膏或含激素药膏
  - 用水胶体敷料或无菌纱布
- 静脉炎
  - 用多磺酸粘多糖乳膏（喜辽妥）或赛肤润按摩
  - 用水胶体敷料或薄型泡沫敷料
  - 用中药外敷
- 导管相关性血栓
  - 预防
    - 置管侧肢体功能锻炼
  - 处理
    - 测臂围
    - 抬高置管侧肢体
    - 遵医嘱使用抗凝药物
- 导管相关性血流感染
  - 预防
    - 无菌操作
    - 正确维护
  - 处理
    - 血培养
    - 使用抗菌药物
    - 抗菌封管溶液留置在管腔内
    - 必要时拔管，进行导管尖端培养
- 导管阻塞
  - 预防
    - 输血、血制品、黏滞性等药物后冲管
    - 正确冲封管
    - 配伍禁忌
    - 用抗凝药物封管，如肝素盐水
  - 处理
    - 导管是否反折、受压等
    - 药物沉淀
      - 弱盐酸
      - 碳酸氢钠
    - 血凝性
      - 尿激酶溶栓
    - 必要时拔管

健康宣传教育

- ✔ 一锻炼
  - 1 握球或握拳

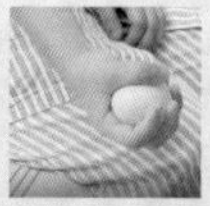

- ✖ 二避免
  - 1 避免长时间压迫置管侧肢体
  - 2 避免置管侧肢体长时间下垂
- ✔ 三可行
  - 1 淋浴
  - 2 一般家务
  - 3 一般活动
- ✖ 四不可
  - 1 不可盆浴、泡澡、游泳
  - 2 不可让置管手臂过度用力＞5kg
  - 3 不可大幅度摆臂或旋转活动
  - 4 不可牵拉导管
    - 穿衣时先穿置管侧肢体
    - 脱衣时后脱置管侧肢体
    - 不可牵拉、推送导管
- ✔ 五观察
  - 1 导管
    - 外露刻度
    - 是否破损
  - 2 穿刺部位
    - 渗血、渗液
    - 有脓性分泌物
    - 红肿
  - 3 敷料下皮肤
    - 皮疹
    - 破损
    - 水疱
  - 4 敷料
    - 松脱
    - 卷边
    - 潮湿
  - 5 手臂（PICC）
    - 血管
      - 红、热、条索状
      - 压痛
      - 硬结
    - 肿胀，测臂围（肘上10cm）
    - 酸、胀、痛感

胸壁/上臂式输液港的护理（一）

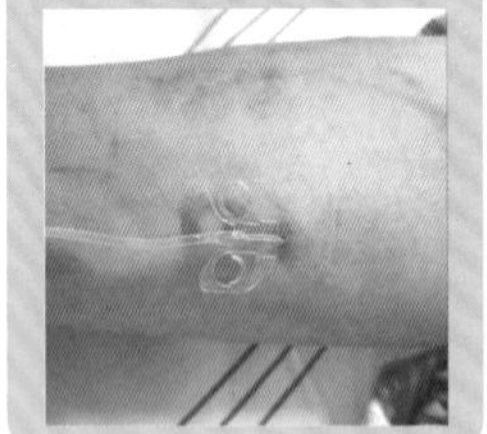

- **评估**
  - 整体
    - 同PICC、CVC护理
  - 局部
    - 1 伤口
      - 愈合不良 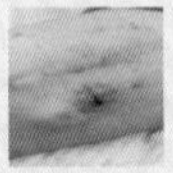
      - 红肿
      - 渗血
      - 渗液 
      - 有脓性分泌物
    - 2 注射座
      - 周围皮肤红肿 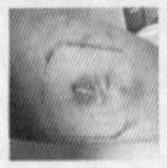
      - 周围皮肤破损
      - 反转
      - 与导管连接处分离
    - 3 无损伤针
      - 松脱 
      - 破损
  - 导管功能
    - 同PICC、CVC护理
- **维护**
  - 维护间隔
    - 治疗间歇期1次/4周
  - 消毒
    - 75%酒精　顺—逆—顺螺旋式消毒3遍
    - 2%氯己定
      - 范围：输液港座及周围皮肤＞敷料大小
      - 方法：上下、左右、螺旋式稍用力擦拭
  - 无损伤针穿刺
    - 固定
      - 拇指、食指、中指三指固定
      - 轻轻捏起输液港座
    - 穿刺
      - 无损伤针针尖斜面与输液港座出口方向相反
      - 输液港座正中垂直进针
    - 评估
      - 抽回血
      - 确保无损伤针在输液港座内
  - 粘贴敷料
    - 同PICC、CVC护理
  - 冲封管
    - 同PICC、CVC护理
    - L-Lock封管
      - 用物
        - ＞10mL注射器
        - 100U/mL肝素稀释溶液
      - 方法　正压式
  - 更换接头
    - 同PICC、CVC护理
  - 拔除无损伤针
    - 0°/180°　撕除敷料
    - 固定输液港座，拔出无损伤针
    - 消毒穿刺部位
    - 无菌敷料覆盖24h后撕除纱布 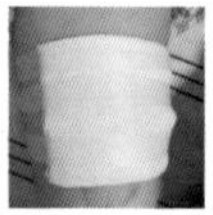

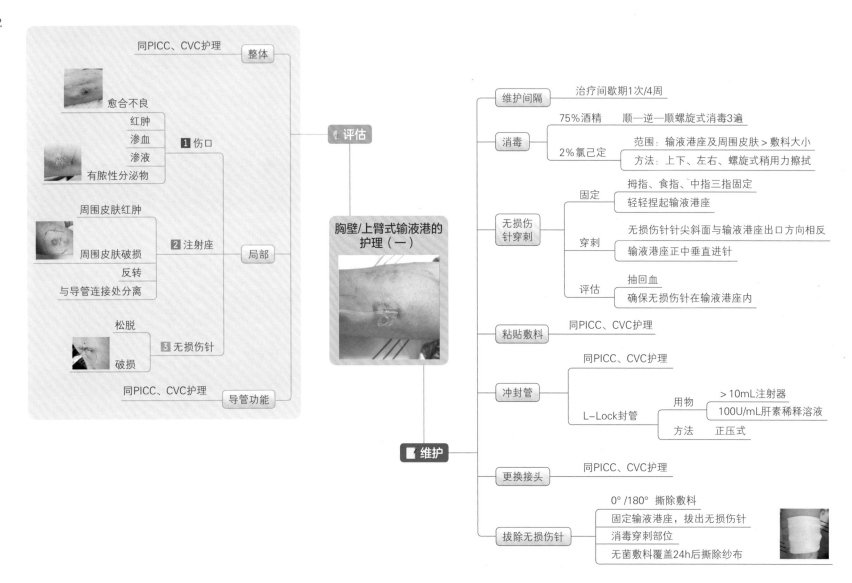

胸壁/上臂式输液港的护理（二）

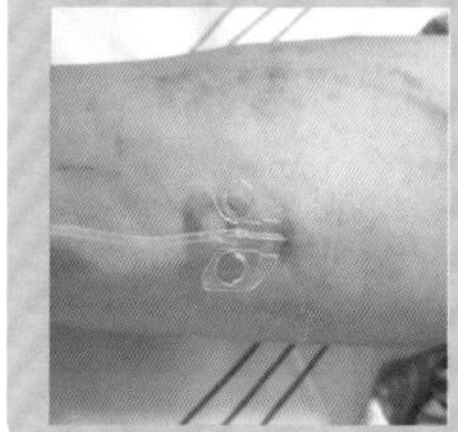

健康宣传教育

- 一锻炼、二避免、三可行：同PICC、CVC护理
- 四不可
  - 1 不可让置管手臂过度用力（手臂式）＞5kg
  - 2 不可大幅度摆臂或旋转活动
  - 3 不可压迫撞击注射座
  - 4 不可摩擦注射座及周围皮肤
- 五观察
  - 1 伤口
    - 愈合不良
    - 红肿
    - 渗血、渗液
    - 有脓性分泌物
  - 2 注射座
    - 反转
  - 3 注射座周围皮肤
    - 皮疹
    - 破损
    - 红肿
  - 4 血管
    - 红、热、条索状
    - 压痛
    - 硬结
  - 5 手臂
    - 肿胀，测臂围
    - 酸、痛感

并发症

- 皮疹、皮肤撕脱伤、静脉炎、导管相关性血栓：同PICC、CVC护理
- 感染
  - 局部感染
    - 伤口或囊袋感染
      - 安尔碘III型湿敷
      - 红外线灯照射
      - 清创再缝合
  - 导管相关性血流感染
    - 同PICC、CVC护理
- 导管阻塞
  - 同PICC、CVC护理

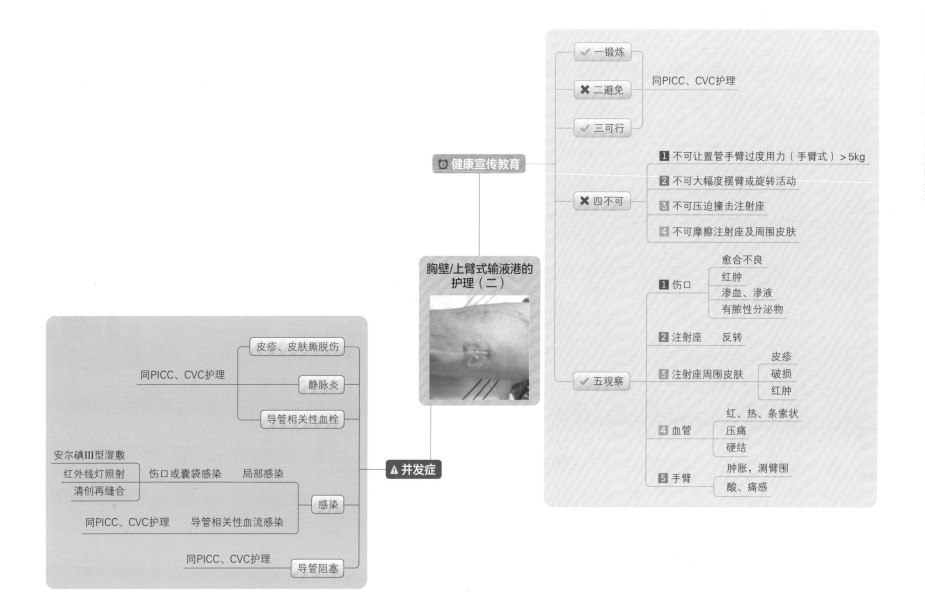

第二节　引流管的护理（胸腔、腹腔、心包）

胸腔引流管的护理

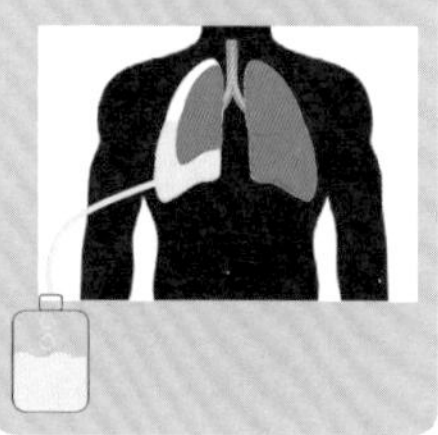

- 护理
  - 术前
    - 解释
      - 穿刺目的
      - 操作步骤
      - 避免咳嗽或深呼吸
    - 可起床患者
      - 坐在有靠背的椅子上并面向椅背
      - 两前臂置于椅背上
      - 前额伏于前臂上
    - 卧床患者
      - 半卧位
      - 前臂上举抱于枕部
      - 完全暴露胸部或背部
  - 术中
    - 胸膜反应
      - 表现
        - 头晕、心悸、昏厥
        - 胸部有压迫感或剧痛
        - 连续性咳嗽、气促、咳泡沫痰
      - 处理
        - 停止抽吸
        - 取平卧位
        - 吸氧
        - 遵医嘱皮下注射肾上腺素
        - 密切观察血压，防休克
  - 术后
    - 记录
      - 穿刺的时间
      - 抽液、抽气的量
        - 减压抽液
          - 首次 < 600mL
          - < 1 000mL/次
        - 减压抽气
          - 首次 < 1 000mL
        - 脓胸
          - 每次尽量抽尽
        - 诊断性抽液
          - 抽取50~100mL
      - 引流液的颜色、性状
    - 观察
      - 生命体征
      - 穿刺部位
        - 穿刺口
          - 红、肿、热、痛
          - 渗血、渗液、有脓性分泌物
          - 皮下瘀血
        - 敷料

          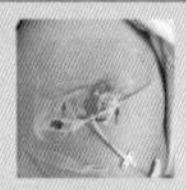

          - 卷边
          - 松脱
          - 潮湿
          - 被污染
      - 导管
        - 通畅性
        - 外露刻度
        - 固定情况
    - 指导
      - 静卧2~3h
      - 深呼吸，促进肺膨胀
      - 胸腔内注药后更换体位

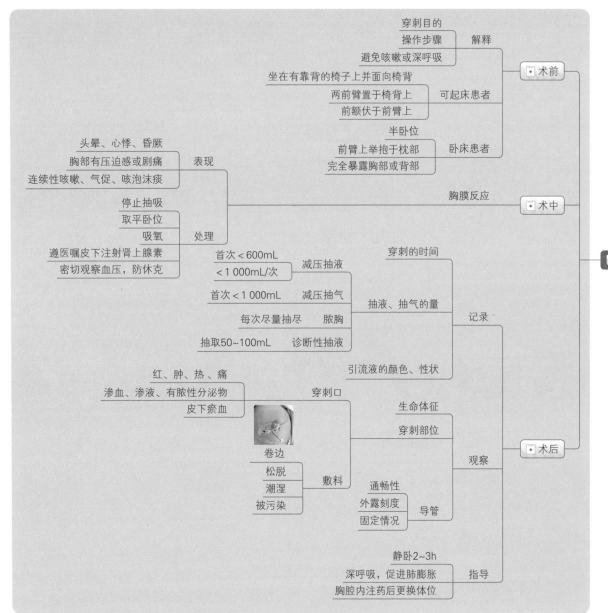

- **恶性胸腔积液**
  - 病因
    - 1 肺癌
    - 2 乳腺癌
    - 3 恶性淋巴瘤
    - 4 卵巢癌
  - 临床表现
    - 少量积液
      - 症状不明显
      - 患侧呼吸运动减弱
    - 大量积液
      - 呼吸困难
      - 咳嗽
      - 胸痛
      - 消瘦乏力
      - 不能平卧
      - 食欲减退
  - 体查
    - 视　肋间隙饱满，呼吸运动受限
    - 叩　浊音或实音
    - 听　呼吸音减弱或消失
    - 触　支气管偏移至对侧
  - 辅助检查
    - 影像学检查
      - X线和B超　显示积液的量及部位
      - CT或MRI　显示纵隔淋巴结肿大和肺间质受侵情况
    - 胸膜活检　获得组织学诊断
    - 胸腔穿刺　抽取胸腔积液行细胞学检查
    - 纤维支气管镜检查　获取肿瘤病理组织
- **脱管**
  - 预防
    - 妥善固定 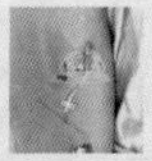
    - 留有足够长度
    - 引流液不超过2/3
    - 起床、翻身、穿脱衣服时保护导管
    - 放于转向侧再转身
  - 处理
    - 引流液体
      - 立即用凡士林纱布及无菌纱布按压穿刺口
      - 通知医生，陪伴患者
      - 若出现呼吸困难、气管移位、皮下气肿等
        - 揭开纱布
        - 使气体逸出
    - 引流气体
      - 屏气
      - 迅速用手捏紧引流口（穿刺口）皮肤
      - 通知医生，陪伴患者
      - 观察患者有无呼吸困难、气管移位、皮下气肿等
- **胸腔穿刺术**
  - 目的
    - 检查胸腔积液的性质
    - 抽气、抽液减压
    - 胸膜腔内给药
  - 穿刺部位
    - 胸腔积液
      - 肩胛线或腋后线第7~8肋间隙
      - 腋前线第5肋间隙
    - 气胸
      - 锁骨中线第2肋间隙
      - 腋前线第4~5肋间隙
  - 适应证
    - 积液性质不明
    - 大量积液或积气
    - 脓胸
    - 恶性胸腔积液

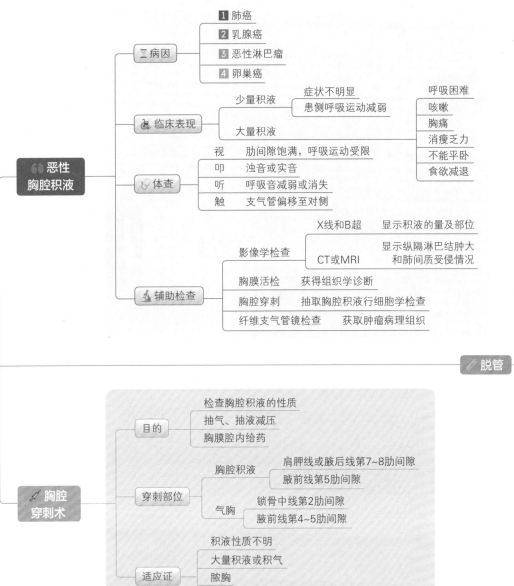

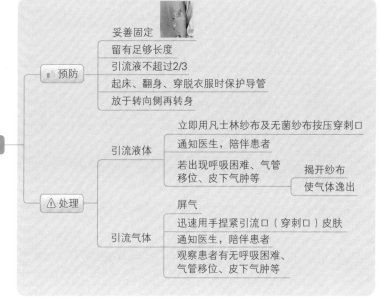

腹腔引流管的护理

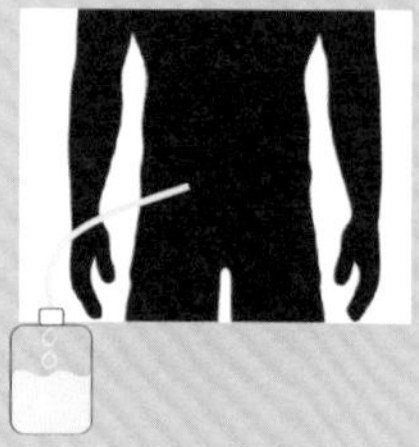

- 护理
  - 术前
    - 告知
      - 穿刺目的
      - 操作步骤
      - 操作中避免咳嗽/深呼吸
    - 嘱患者排尿
      - 以免穿刺时损伤膀胱
    - 体位
      - 平卧位
      - 半卧位
      - 稍左侧卧位
  - 术中
    - 不适
      - 头晕
      - 恶心
      - 心悸
      - 气促
      - 脸色苍白
      - 减慢或停止抽吸
  - 术后
    - 双重固定
    - 记录
      - 穿刺的时间
      - 放腹水的量
        - 一次<3 000mL
        - 肝硬化患者
          - 一次放腹水<3 000mL
        - 诊断性抽液
          - 抽取50~100mL
        - 引流速度为60~100滴/min
      - 引流液的颜色、性状
      - 腹围
    - 观察
      - 生命体征
        - 穿刺口
          - 红、肿、热、痛
          - 渗血、渗液、有脓性分泌物
          - 皮下瘀血
        - 敷料
          - 卷边
          - 松脱
          - 潮湿
          - 被污染
      - 导管
        - 外露刻度、固定情况
        - 有无受压、反折、扭曲
        - 向远心端挤压引流管
        - 帮助患者改变体位以改善引流不畅
      - 腹膜炎
        - 压痛
        - 反跳痛
        - 腹肌紧张
    - 腹部皮肤护理
      - 更换1次/周
      - 伤口渗液、敷贴污染或松脱时随时更换
      - 更换时动作轻柔，切勿用力撕扯
      - 有无皮疹、瘙痒、破损
    - 指导
      - 静卧8~12h
      - 腹腔内注药后，更换体位
      - 引流结束后腹带加压包扎
      - 穿宽松棉衣物
      - 高热量、富含维生素、含优质蛋白质、易消化的饮食

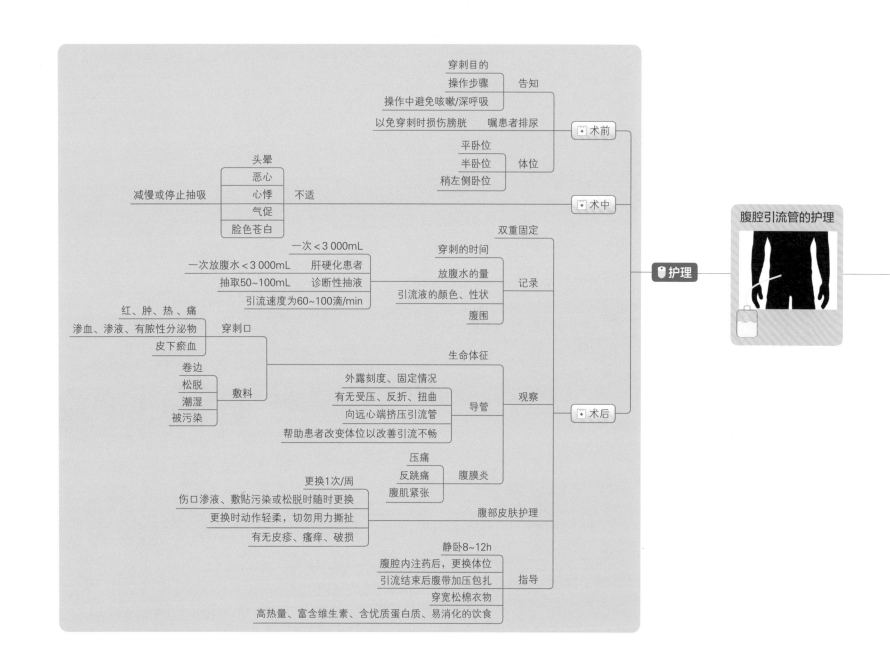

- **恶性腹腔积液**
  - 病因
    - 腹腔内原发性或转移性肿瘤
  - 发病机制
    - 腹膜毛细血管通透性增加
    - 淋巴、静脉回流受阻
    - 血浆胶体渗透压降低
    - 腹腔脏器破裂、穿孔及出血等
  - 临床表现
    - 少量积液
      - 症状不明显
      - 食欲下降、有饱腹感
    - 大量积液
      - 腹痛、腹胀
      - 不能平卧，行动受限
      - 消化不良、食欲减退、消瘦乏力
  - 体查
    - 视　腹部膨隆
    - 叩　移动性浊音
    - 听　肠鸣音减弱或无法听到
    - 触　波动感，严重时肝大、脾大、腹部包块
  - 辅助检查
    - 影像学检查
      - B超　显示腹腔积液的量及部位
      - CT或MRI
    - 腹腔穿刺　抽取积液行细胞学检查
- **脱管**
  - 预防
    - 妥善双重固定
    - 留有足够长度
    - 引流液不超过2/3
    - 起床、翻身、穿脱衣服时保护导管
    - 放于转向侧再转身
  - 处理
    - 立即用凡士林纱布及无菌纱布按压穿刺口
    - 护士不能离开患者，直至医生到场
- **腹腔穿刺术**
  - 目的
    - 明确腹水的性质
    - 降低腹腔压力
    - 腹腔内注射药物
  - 穿刺部位
    - 左下腹部脐与髂前上棘连线中外1/3交点
    - 脐与耻骨联合中点上1cm，偏左或右1.5cm处
    - 侧卧位脐水平线与腋前线或腋中线的交点
    - 少量或包裹性腹水，需在B超定位下穿刺
  - 禁忌证
    - 有肝性脑病先兆者
    - 确诊有粘连性结核性腹膜炎、棘球蚴病、卵巢肿瘤者

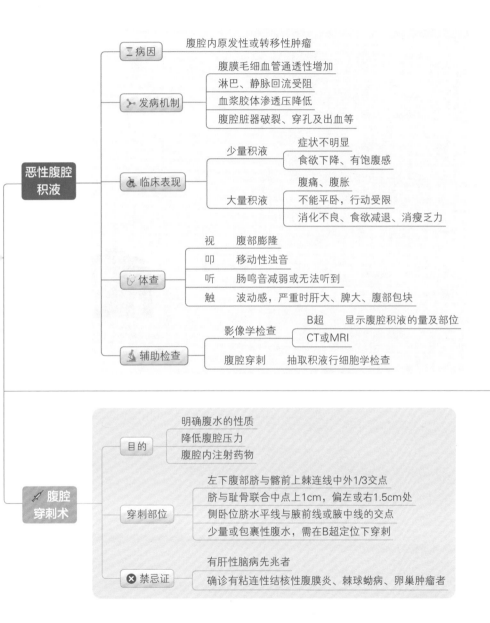

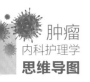

心包引流管的护理

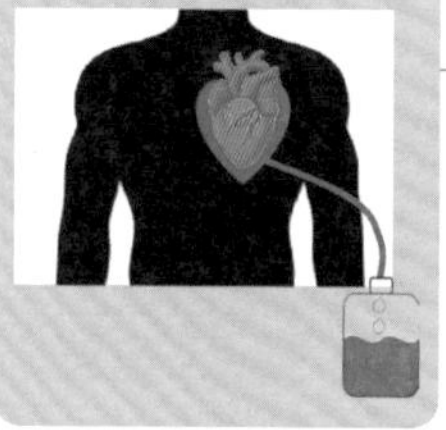

- 护理
  - 术前
    - 解释
      - 穿刺目的、必要性
      - 操作步骤
    - 药物
      - 必要时使用镇静剂
      - 止咳药
    - 抢救准备
      - 建立静脉通路
      - 抢救药物
      - 心电监护
    - 超声检查
      - 确定积液量
      - 确定穿刺部位
      - 标记最佳穿刺点
  - 术中
    - 指导
      - 勿剧烈咳嗽
      - 勿深呼吸
    - 观察
      - 脉搏
      - 心率
      - 血压
      - 患者反应和主诉
      - 有无心脏压塞症状
    - 抽液过程
      - 防止空气进入心包腔
    - 不适
      - 减慢或停止抽吸
  - 术后
    - 记录
      - 穿刺的时间
      - 引流液的量
        - 首次 < 200mL
        - < 1 000mL/次
      - 
      - 引流液的颜色、性状
    - 观察
      - 穿刺口
        - 红、肿、热、痛
        - 渗血、渗液、有脓性分泌物
        - 皮下瘀血
      - 敷料
        - 卷边
        - 松脱
        - 潮湿
        - 被污染
      - 导管
        - 通畅性
        - 外露刻度
        - 固定情况
    - 指导
      - 半卧位
      - 引流袋低于穿刺部位60cm
      - 留置期间严禁沐浴
      - 擦浴时避开穿刺部位

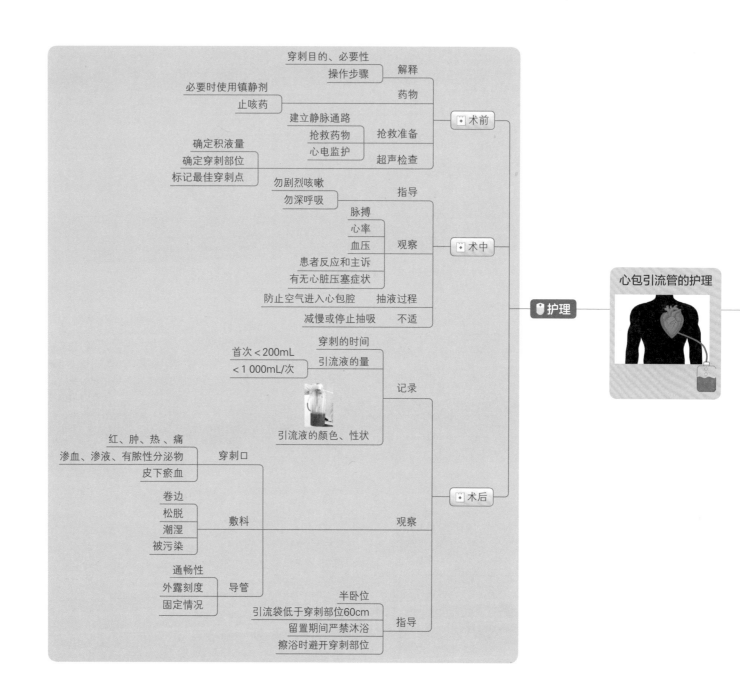

- **心包积液**
  - 病因
    - 1 肿瘤
    - 2 特发性心包炎
    - 3 肾衰竭
    - 4 穿刺伤、心室破裂
  - 临床表现
    - 呼吸困难 最突出症状
    - 压迫气管、食管
      - 干咳
      - 声音嘶哑
      - 吞咽困难
    - 上腹部疼痛
    - 肝大
    - 全身水肿
    - 胸腔或腹腔积液
    - 心脏压塞
      - 急性
        - ↑ 窦性心动过速
        - ↓ 血压下降
        - ↓ 脉压变小
        - ↑ 静脉压明显升高
        - ↓ 心排血量显著下降
      - 亚急性或慢性
        - 颈静脉怒张
        - Kussmaul征（吸气时颈静脉充盈更明显）
        - 奇脉
      - Beck三联征
        - 低血压
        - 心音低弱
        - 颈静脉怒张
    - 急性循环衰竭甚至休克
- **脱管**
  - 预防
    - 妥善双重固定
    - 留有足够长度
    - 引流液不超过1/2
    - 注意保护导管
    - 放于转向侧再翻身
  - 处理
    - 立即用凡士林纱布及无菌纱布按压穿刺口
    - 通知医生，陪伴患者
- **相关检查**
  - 辅助检查
    - X线
      - 诊断心包积液的有力证据
      - 可与心力衰竭相鉴别
    - 心电图
    - 超声心动图
      - 对诊断心包积液迅速可靠
      - 心脏压塞
      - 用于引导心包穿刺引流
    - 心包穿刺
      - 迅速缓解心脏压塞
      - 明确病因
  - 体查
    - 叩　浊音界向两侧增大，皆为绝对浊音区
    - 听　心尖搏动减弱，心音弱而遥远
    - 触　脉搏可减弱或出现奇脉
    - 心包积液症（Ewart征）　积液量大
      - 叩诊左肩胛骨下出现浊音
      - 听诊闻及支气管呼吸音

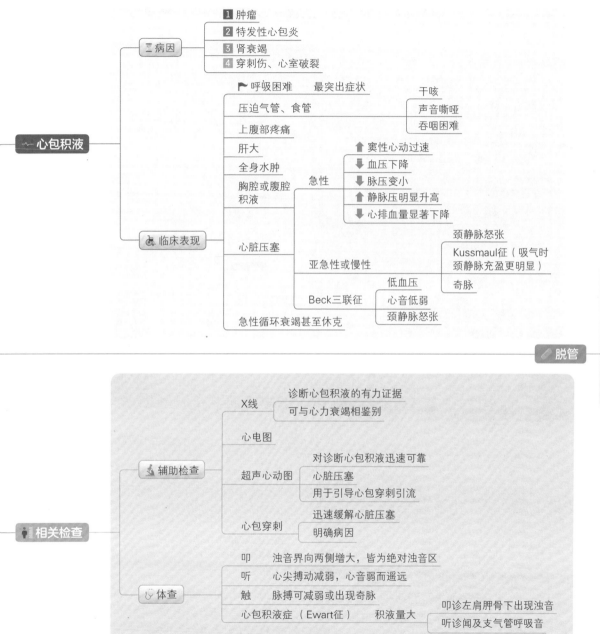

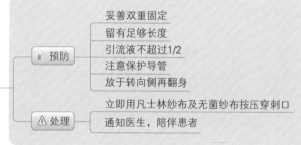

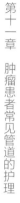

第三节　鼻胃管的护理

鼻胃管的护理

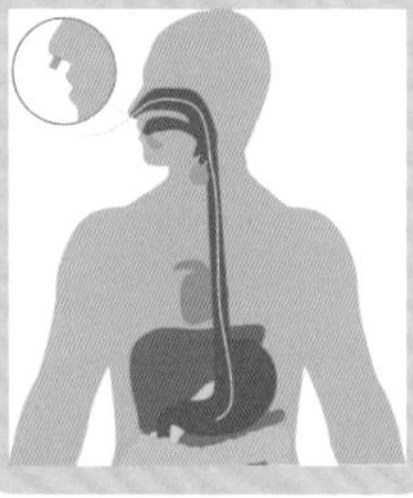

- 护理
  - 预防误吸
    - 选择管径适宜的喂养管
    - 妥善固定
    - 确定尖端位置
    - 抬高床头30°~45°
    - 胃残余量超过100~150mL，减慢或暂停
  - 提高胃肠道耐受性
    - 低浓度/剂量/速度
    - 现配现用，无菌操作，每日更换
  - 保持喂养管通畅
    - 防止压迫、折叠、拉扯
    - 前后以温开水30mL冲洗管道
    - 避免药物与营养液混合
  - 代谢及效果监测
    - 监测血糖或尿糖
    - 记录出入量，监测电解质
    - 定期监测肝功能、肾功能
  - 出院及延续护理
    - 均衡饮食，居家自我护理
- 辅助检查
  - 传统方法（鼻胃管）
    - 胃管能抽出胃液
    - 气过水声
    - 胃管末端置于水中，无气泡逸出
  - 其他方法
    - 金标准　X线
    - 抽吸物监测
    - 二氧化碳测定法

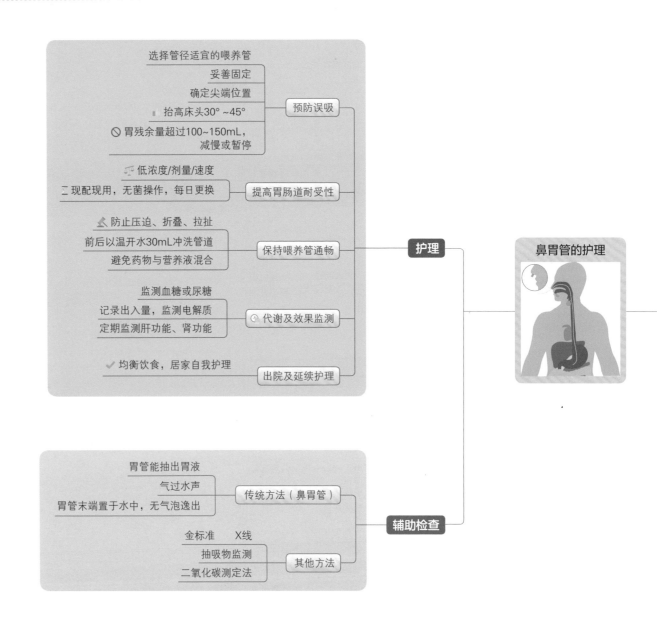

- **分类及目的**
  - 分类
    - 短期（＜2~3周）
      - 胃管
      - 鼻肠管
    - 长期
      - 胃造瘘管
      - 肠造瘘管
  - 目的
    - 维持营养和治疗需要
- **输注方式**
  - 按时分次给予
    - 喂养管在胃内及胃肠功能良好者
    - 100~300mL/次，10~20min内完成，间隔2~3h，6~8次/d
  - 间歇重力滴注
    - 多数患者可耐受
    - 250~500mL/次，2~3h内完成，间隔2~3h，4~6次/d
  - 持续输注
    - 危重、耐受性较差者
    - 12~24h内持续滴注
- **并发症及判定**
  - 误吸
    - 最严重
  - 感染
    - 吸入性肺炎
    - 急性腹膜炎
      - 突然腹痛、流出似营养液液体
    - 口腔感染
  - 腹泻
    - 最常见，＞500mL/d或次数＞3次，连续超过2d
  - 堵管
  - 胃潴留
    - 胃残余量＞150mL
  - 便秘
    - 排便减少、干结
  - 血糖异常
    - 高血糖
      - 空腹血糖≥6.1mmol/L
      - 餐后2h血糖≥7.8mmol/L
    - 低血糖
      - 成人空腹血糖＜2.8mmol/L
      - 糖尿病患者血糖≤3.9mmol/L，出现相应症状
  - 皮肤损伤

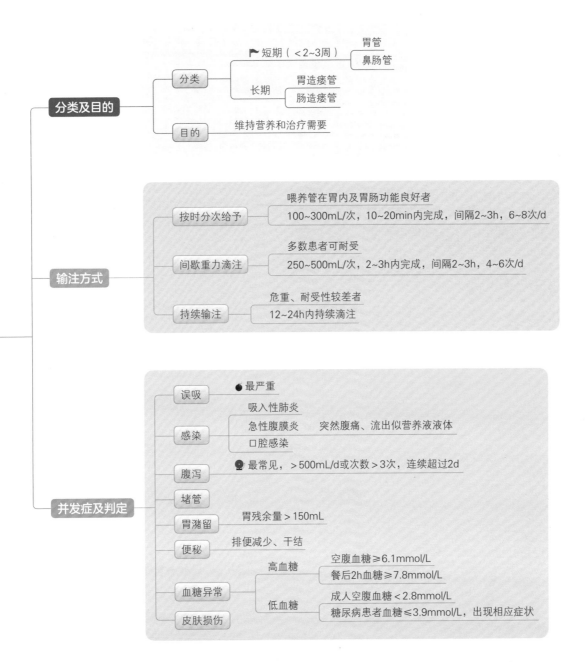

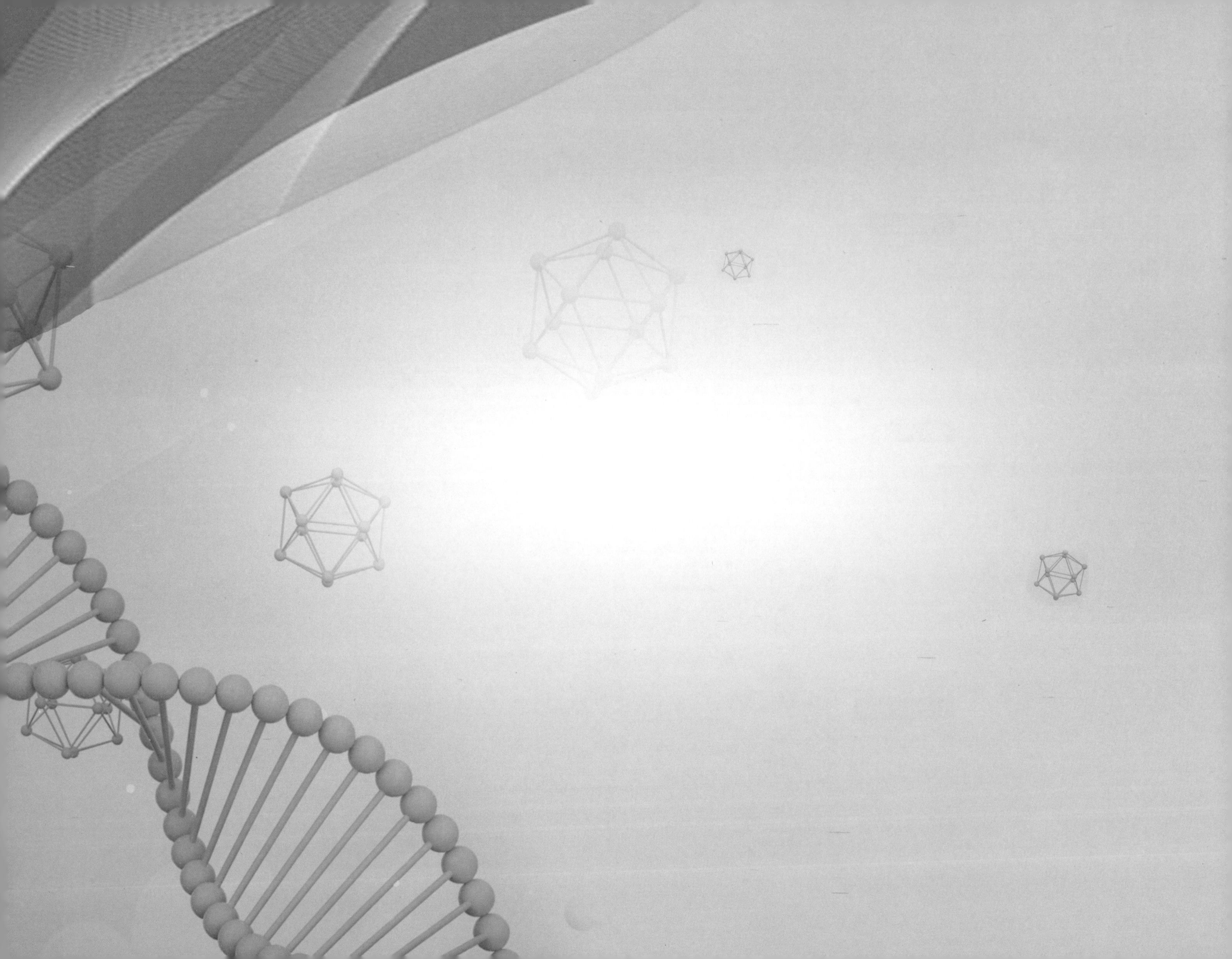

第二部分　各论

第一章

头颈部肿瘤的护理

第一节　鼻咽癌

鼻咽癌

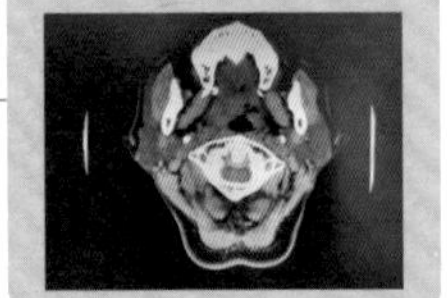

- **病因**
  - 环境因素
    - 亚硝酸盐
    - 芳香烃
    - 硫酸镍
    - 吸烟、化学气体、甲醛
  - EB病毒感染
  - 遗传易感性
    - 种族和家族史
- **病理**
  - 生理解剖
    - 好发部位　咽隐窝
    - 距破裂孔仅1cm浸润扩展
  - 病理分型
    - 非角化性癌
    - 角化性鳞状细胞癌
    - 基底细胞样鳞状细胞癌
  - 病理分期
    - TNM分期
  - 扩散和转移
    - 颅外扩散
    - 颅底与颅内扩散
    - 颈淋巴道转移
    - 血道转移
- **临床表现**
  - 鼻咽局部症状
    - 涕血与鼻衄
    - 耳鸣与听力下降
    - 头痛
  - 眼部症状
    - 视力障碍
  - 颅神经损害
    - 复视、语言障碍
- **辅助检查**
  - 病理学

    - 病理活检　确诊
    - 细胞检查　阳性率90%
    - 细针穿刺细胞学检查
  - 间接鼻咽镜
    - 经济
  - 影像学
    - 增强MRI　分辨率高
    - CT
    - 胸部正侧位X线片
    - 超声影像
    - 骨显像
    - 正电子发射断层扫描
  - 血清学
    - EB病毒　阳性率69%~93%
    - EB病毒游离DNA检测
- **护理**
  - 饮食
    - 多食新鲜的水果、蔬菜
    - 忌食辛辣、温热食物
  - 鼻咽部
    - 鼻腔冲洗
    - 鼻腔干燥　呋麻滴鼻液滴鼻
    - 鼻出血　鼻腔填塞
  - 皮肤

    - 保持照射皮肤清洁
    - 穿宽松、柔软、棉质衣
    - 禁用任何护肤品
    - 忌用力擦拭及搔抓
    - 避免日光照射
  - 居家
    - 定期复查
    - 2~3年禁止拔牙
    - 张口训练持续2年
    - 体育锻炼　散步、打太极拳

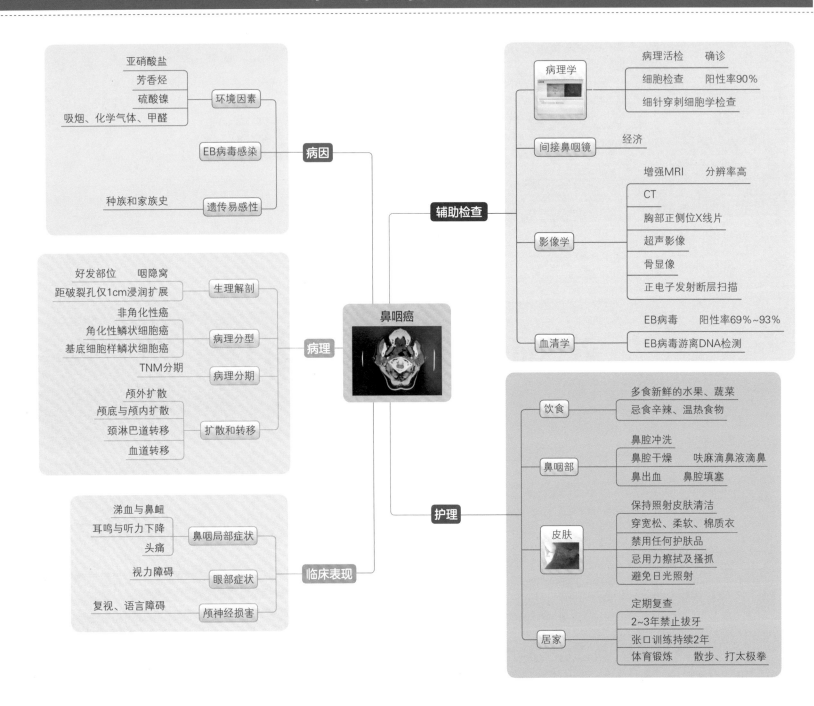

第二节 口腔癌

口腔癌

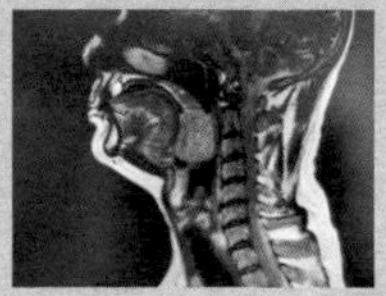

- 病因
  - 烟草
    - 头号危险因素
  - 其他致癌因素
    - 乙醇
    - 槟榔
    - 马黛茶
    - 口腔卫生条件差
    - 修复体
    - 职业暴露
    - 紫外线与电离辐射
- 病理
  - 大体分型
    - 乳头状型
    - 外突型
    - 溃疡型
    - 浸润型
  - 组织学类型
    - 鳞癌
    - 腺癌
    - 肉瘤
    - 恶性黑色素瘤
  - 病理分期
    - TNM分期
  - 扩散和转移
    - 直接扩散
    - 淋巴道转移 主要转移途径
    - 血道转移
- 临床表现
  - 共同点

    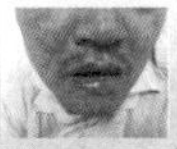

    - 疼痛 最常见症状
    - 麻木
    - 肿块 常见的主诉症状
    - 溃烂
    - 牙齿松动
    - 舌肌瘫痪 语言不清
    - 舌癌晚期 吞咽困难
    - 肿瘤阻塞鼻、咽、喉 呼吸困难
    - 晚期继发感染 发热
- 护理
  - 术前护理
    - 解释手术方法和结果
    - 营养摄入 食品搅碎或鼻饲饮食
    - 保护供皮区皮肤 ⚠禁止注射
    - 备皮
    - 口腔清洁 前3天用茶多酚液漱口
    - 赝复体准备
  - 术后护理
    - 皮瓣观察
      - 颜色与供皮区一致
      - 不低于正常皮温3~6℃
      - 有正常皮纹皱褶
      - 明显肿胀提示静脉血栓
      - 组织干瘪提示动脉痉挛
      - 毛细血管充盈试验
      - 针刺出血试验
    - 供皮区
      - 前臂取皮术后应抬高20°~30°
      - 腓骨肌皮瓣应抬高并在膝下垫软枕
      - 胸部取皮术后观察呼吸
      - 髂骨肌皮瓣给予沙袋并腹带固定
      - 避免注射
  - 居家护理
    - 康复训练 舌搅拌，吞咽功能
    - 饮食指导 忌食刺激性食物
    - 心理护理
    - 体育锻炼 散步、打太极拳
    - 定期复查
- 辅助检查
  - 细胞学
    - 确诊率95%
  - 影像学
    - X线
    - 超声
    - 磁共振成像
    - 放射性核素显像
  - EB病毒血清学
    - 活体组织检查
  - 肿瘤标志物

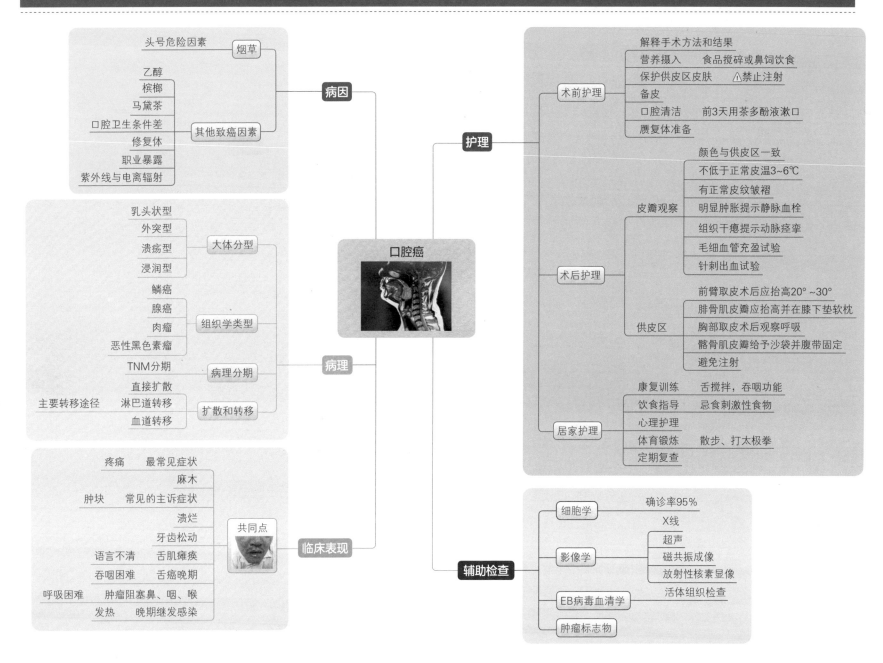

第三节　喉癌

- 喉癌

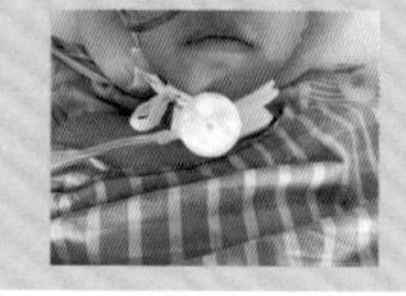

  - 病因
    - 吸烟
      - 有密切关系
    - 饮酒
      - 乙醇
    - 职业与环境因素
      - 大气和环境污染
    - 离子辐射
      - 大剂量辐射线
    - 喉癌与性激素
      - 多发于男性
      - 血清睾酮水平高
    - 遗传因素
      - 遗传差异
      - 体内芳烃羟化酶诱导力程度
  - 病理
    - 大体分型
      - 浸润型
      - 菜花型
      - 包块型
      - 混合型
    - 组织学类型
      - 原位癌
        - 病变在声带或室带
      - 鳞状细胞癌
        - 临床上多见
      - 腺癌
    - 病理分期
      - TNM分期
    - 转移途径
      - 直接扩散
        - 声门上型
        - 声门型
        - 声门下型
      - 淋巴道转移
        - 与肿瘤大小、病理分化程度、癌发生的解剖部位有关
      - 远处转移
        - 肺转移最多，其次为肝、髂骨

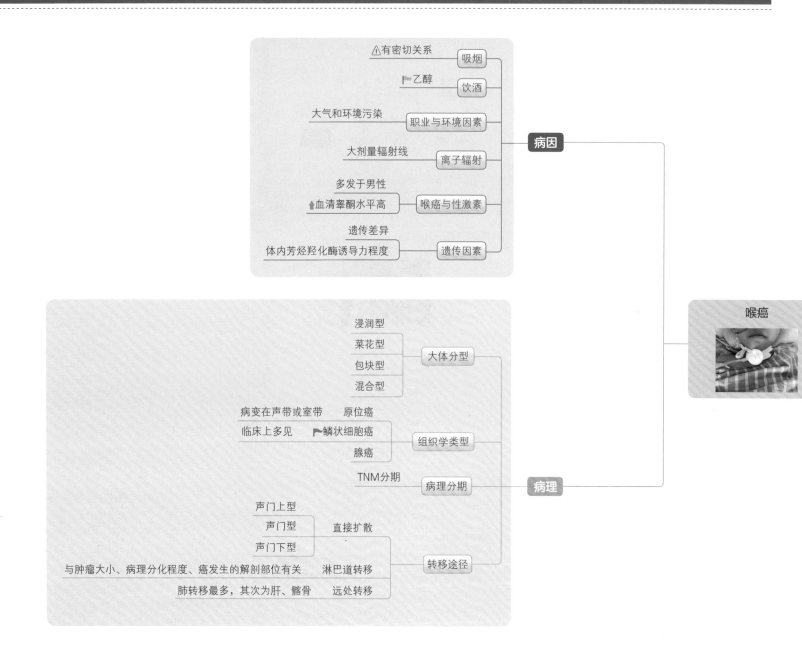

- **临床表现**
  - 声嘶：最常见
  - 喉部异物感：喉部紧迫感或吞咽不适
  - 喉痛：同侧面部痛，耳痛
  - 呼吸困难：晚期症状，吸气性
  - 吞咽困难
  - 咳嗽、咯血：刺激性干咳，痰中带血
  - 颈部肿块：颈淋巴结转移时

- **辅助检查**
  - 颈部检查：望诊、听诊、触诊
  - 喉镜检查
    - 直接喉镜：⚠活检是决定性手段
    - 间接喉镜
    - 纤维喉镜：检查精细、可靠
  - 影像学检查

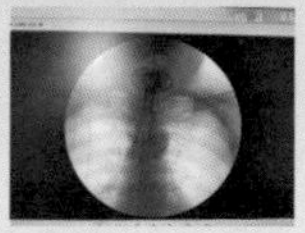

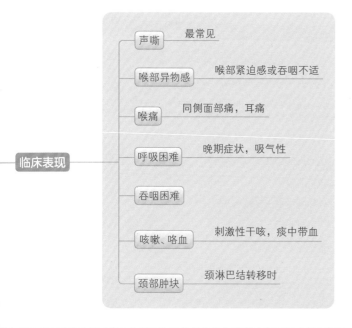

    - X线
    - CT扫描

- **护理**
  - 气管切开护理
    - 环境通风，保持合适的温度、湿度
    - 半卧位
    - 咳痰，保持气道通畅
    - 警惕长时间不咳嗽
    - 套管系带松紧以一指为宜
    - 伤口观察：红肿、异味、分泌物颜色
  - 饮食护理
    - 流质、半流质、软食或普食
    - ⚠避免过硬、粗糙和辛辣食物
    - 多食新鲜蔬菜、水果，多饮水
  - 预防并发症护理
    - 皮下气肿
      - 颈部及胸部皮肤按压捻发感
      - 气胸、纵隔气肿
    - 咽瘘
      - ⚠立即停止经口进食
      - 创面清洁
    - 肺部感染
      - 呛咳、误吸
      - 调整进食体位
  - 放疗、化疗护理

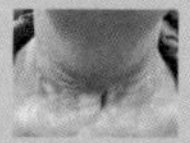

    - 皮肤
      - 照射野皮肤忌大力揉搓
      - 穿柔软、棉质衣
      - ⚠禁用碱性液体
      - 防晒
    - 口腔
      - 刷牙、漱口
      - 麦冬、金银花、鱼腥草等泡茶饮
    - 消化道
      - 止吐
      - 少食多餐
      - 排便
    - 疼痛：动态评估、及时镇痛
  - 居家护理

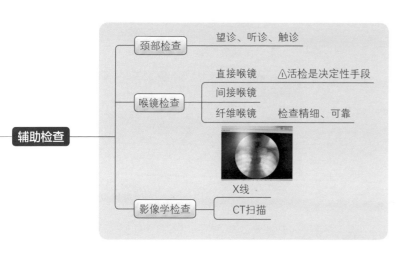

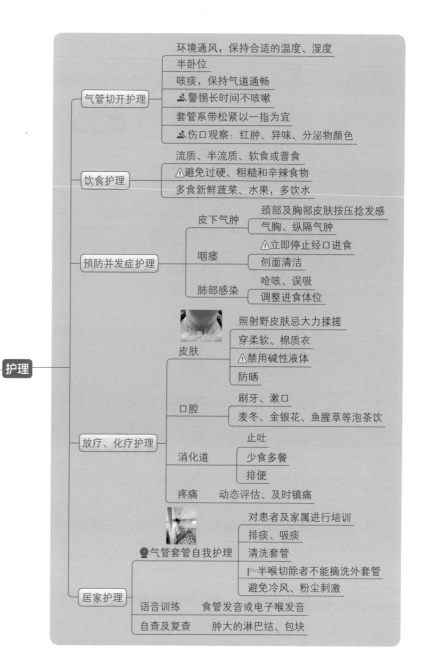

    - 气管套管自我护理
      - 对患者及家属进行培训
      - 排痰、吸痰
      - 清洗套管
      - 半喉切除者不能摘洗外套管
      - 避免冷风、粉尘刺激
    - 语音训练：食管发音或电子喉发音
    - 自查及复查：肿大的淋巴结、包块

第四节　甲状腺癌

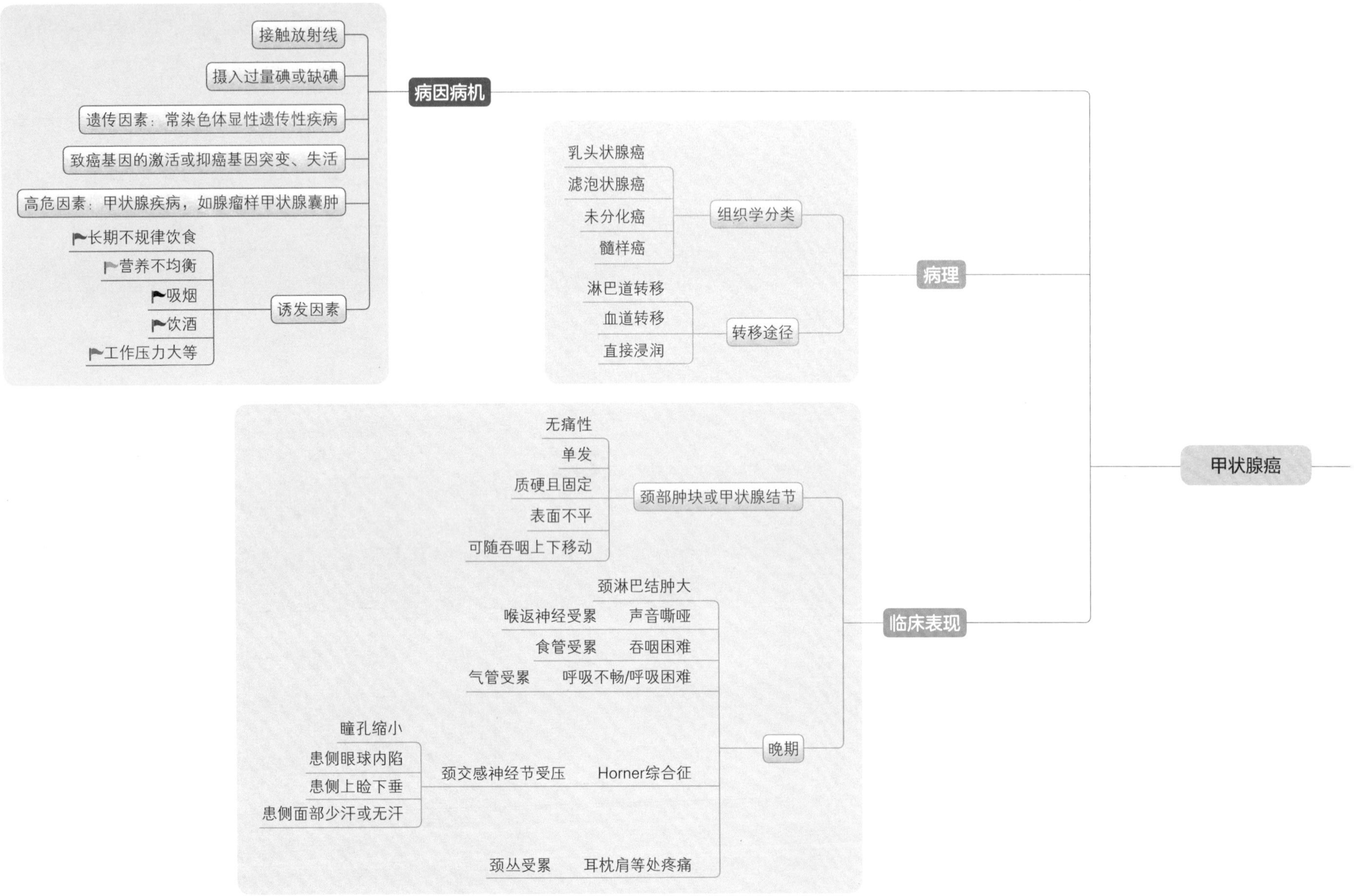
甲状腺癌
病因病机
接触放射线
摄入过量碘或缺碘
遗传因素：常染色体显性遗传性疾病
致癌基因的激活或抑癌基因突变、失活
高危因素：甲状腺疾病，如腺瘤样甲状腺囊肿
诱发因素
长期不规律饮食
营养不均衡
吸烟
饮酒
工作压力大等
病理
组织学分类
乳头状腺癌
滤泡状腺癌
未分化癌
髓样癌
转移途径
淋巴道转移
血道转移
直接浸润
临床表现
颈部肿块或甲状腺结节
无痛性
单发
质硬且固定
表面不平
可随吞咽上下移动
晚期
颈淋巴结肿大
喉返神经受累
声音嘶哑
食管受累
吞咽困难
气管受累
呼吸不畅/呼吸困难
颈交感神经节受压
Horner综合征
瞳孔缩小
患侧眼球内陷
患侧上睑下垂
患侧面部少汗或无汗
颈丛受累
耳枕肩等处疼痛

- **辅助检查**
  - B超
    - 探测甲状腺肿块形态、大小、数目和性质
  - 放射性核素显像
    - 明确甲状腺肿块位置、大小和功能
  - 细针穿刺细胞学检查
    - 明确甲状腺结节性质
  - 影像学检查
    - X线
      - 有无气管移位、狭窄、肿块钙化及上纵隔增宽等
    - CT
      - 明确病变范围
  - 实验室检查
    - 血生化
    - 尿常规
    - 甲状腺功能
    - 血清降钙素

- **护理**
  - 预防宣传教育
    - 定期体检筛查
      - 颈部B超
    - 避免放射线暴露
    - 颈部自检
    - 合理控制碘的摄入
  - 术前护理
    - 心理
      - 加强疾病宣传教育，消除疑虑
    - 饮食
      - 高热量
      - 高蛋白
      - 高维生素
      - 清淡、易消化
      - 忌油腻、辛辣、刺激、生冷食物
      - 戒烟、酒
    - 体位训练
      - 有效排痰及床上排便
    - 术前准备
      - 保持口腔清洁
      - 充足睡眠
      - 禁食、禁水
  - 术后护理
    - 体位
      - 全麻清醒后取半坐卧位
    - 饮食
      - 温热或凉的流质/半流质食物
    - 病情观察
      - 生命体征
      - 切口出血情况
      - 引流管引流情况
      - 保持呼吸道通畅
      - 疼痛评估与镇痛
    - 并发症观察
      - 呼吸困难和窒息
        - 切口出血
        - 喉头水肿
        - 气管塌陷
        - 双侧喉返神经损伤
      - 喉返神经损伤
        - 单侧
          - 声音嘶哑
        - 双侧
          - 失声
          - 呼吸困难
          - 窒息
      - 喉上神经损伤
        - 内支
          - 误咽
          - 呛咳
        - 外支
          - 音调降低
      - 手足抽搐
        - 甲状旁腺被误切挫伤或血液供应受累
      - 甲状腺危象
        - 术前准备不足、甲亢未有效控制
  - 健康指导
    - 饮食
      - 均衡饮食
        - 忌辛辣、刺激食物
        - 少食海带及紫菜等高碘食物
    - 休息
      - 适量锻炼
      - 保持睡眠
      - 避免劳累
    - 颈部功能锻炼
      - 切口愈合后至出院后3个月
    - 长期按时服用甲状腺素片
    - 定期复诊

- **治疗**
  - 手术治疗
    - 首选
  - 放疗
    - 适用于未分化癌
  - 内分泌治疗
    - 甲状腺切除者需终身服用甲状腺素片
  - 放射性核素治疗
  - 靶向治疗

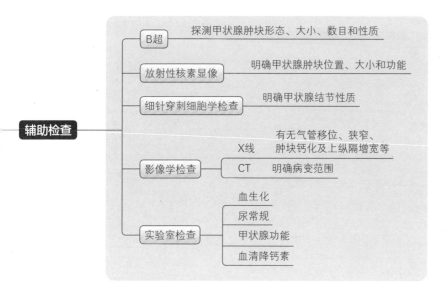

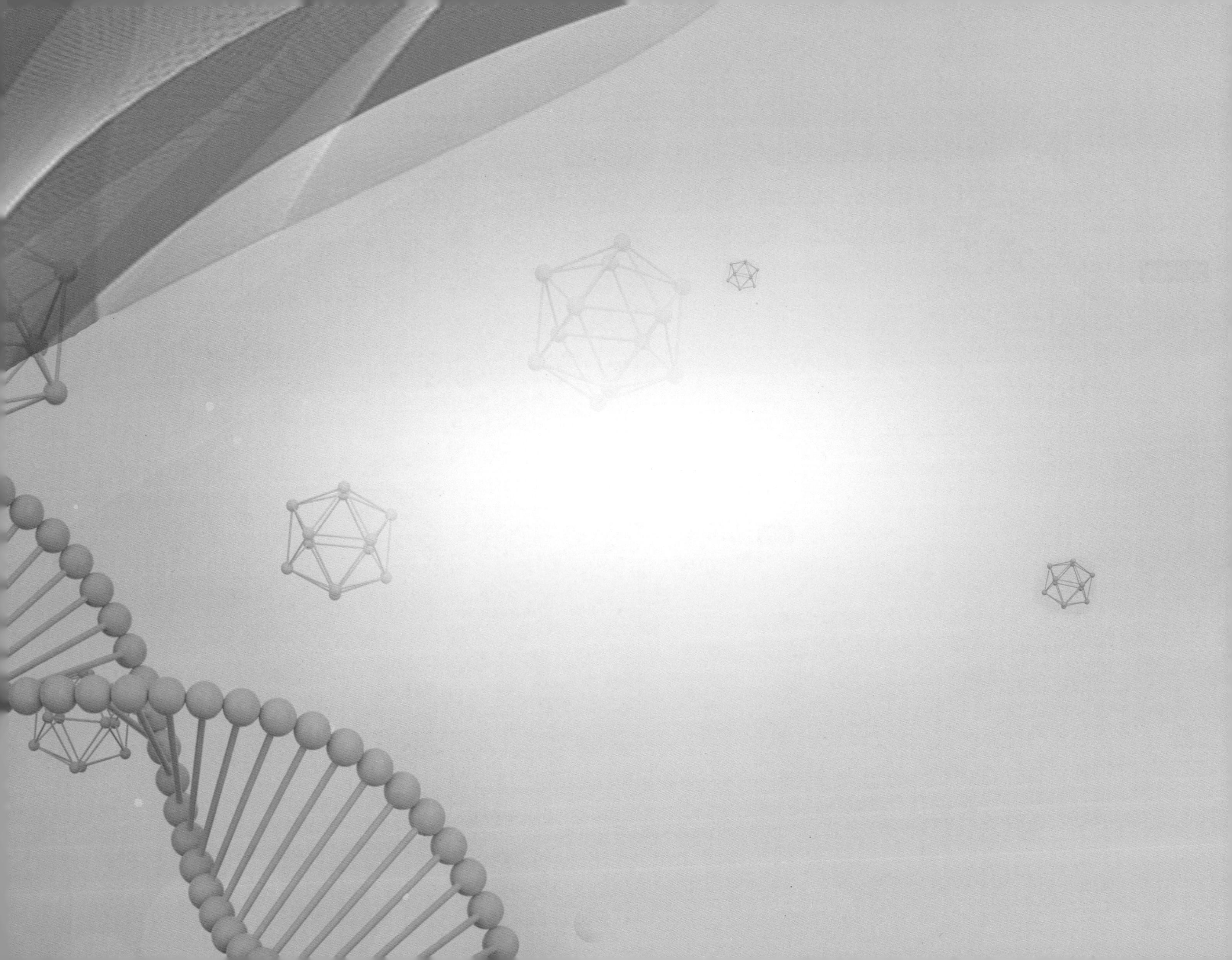

第二章

胸部肿瘤的护理

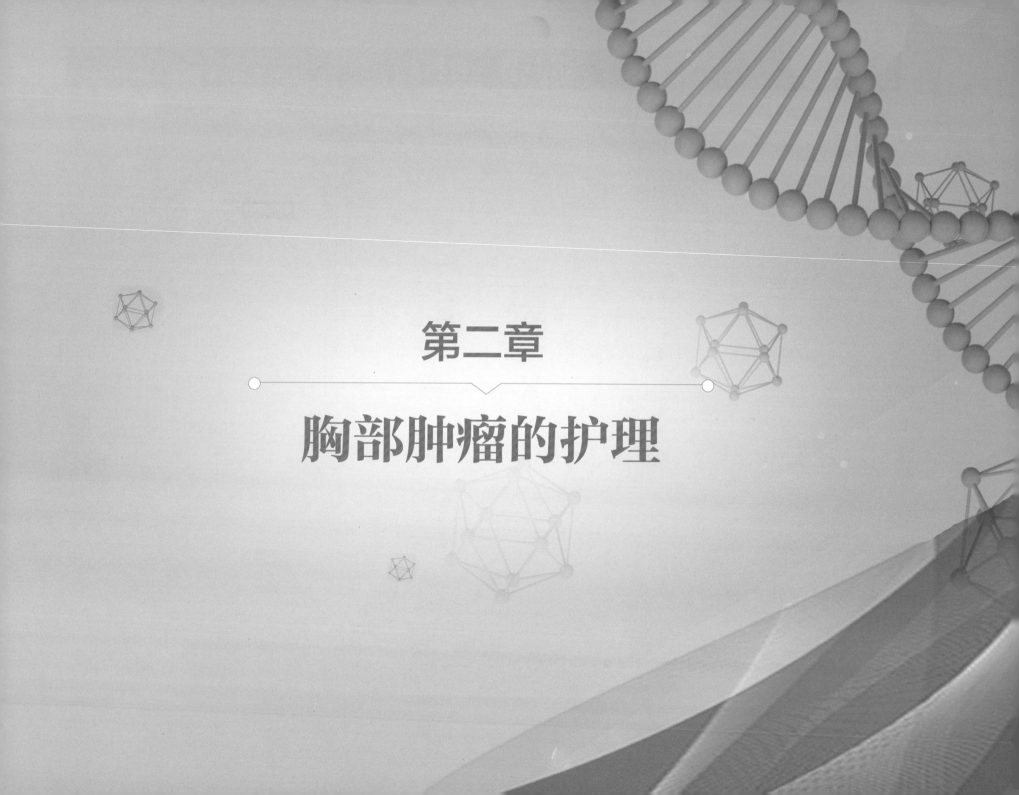

第一节 食管癌

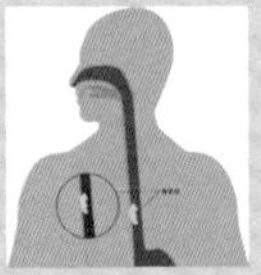

- 食管癌
  - 病因病机
    - 亚硝胺及真菌
      - 与食管癌患病率呈正相关
    - 遗传因素和基因
      - 呈家族聚集现象
    - 营养不良及微量元素缺乏
      - 动物蛋白、新鲜蔬菜和水果等摄入不足
    - 饮食习惯
      - 吸烟、长期饮烈性酒
    - 其他
      - 食管慢性炎症等
  - 病理与分型
    - 分型
      - 髓质型
        - 最常见，约占60%
        - 管壁明显增厚并向外扩展，呈坡状隆起
      - 蕈伞型
        - 占15%左右
        - 卵圆形扁平肿块状，蘑菇样突起
      - 溃疡型
        - 占10%左右
        - 深陷而边缘清楚的溃疡
      - 缩窄型
        - 占10%左右
        - 明显的环形狭窄
      - 腔内型
        - 较少见，占2%~3%
        - 息肉样向食管腔内突出
    - 病理分期
      - 原发肿瘤（T）
      - 区域淋巴结（N）
      - 远处转移（M）
      - 分化程度（G）
    - 转移途径
      - 直接扩散
      - 淋巴道转移
        - 主要转移途径
      - 血道转移

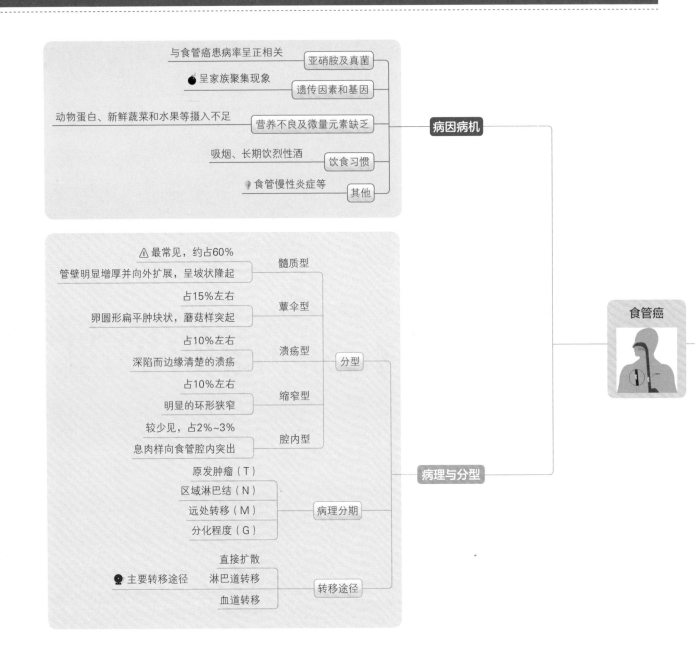

- **临床表现**
  - 早期
    - 无明显症状，吞咽粗硬食物时偶有不适
  - 中晚期
    - 症状
      - 典型症状：进行性吞咽困难
      - 消瘦、贫血、脱水和无力
      - 侵犯邻近器官或向远处转移
    - 体征
      - 锁骨上淋巴结肿大，腹水征

- **护理**
  - 围手术期
    - 心理护理
    - 营养支持
    - 术前准备
      - 呼吸道
        - 严格戒烟2周
        - 有效咳嗽、咳痰，腹式深呼吸
      - 胃肠道
        - 术前3d流食，禁食12h，禁饮8h
        - 梗阻和炎症：口服抗生素
        - 滞留或返流：生理盐水加抗生素冲洗
        - 结肠代食管术：肠道不吸收的抗生素
        - 手术日晨常规留置胃管
    - 术后护理
      - 观察
        - 呼吸、心率、血压、血氧饱和度等
      - 呼吸道
        - 呼吸形态、频率、节律，气道通畅
      - 胸腔闭式引流
        - 引流管固定、通畅，引流液性状及量
      - 胃肠道
        - 管道护理
      - 并发症
        - 出血
        - 吻合口瘘
        - 乳糜胸
  - 放疗护理
    - 详见第一部分第二章第二节“放疗及其副作用的护理”
  - 化疗护理
    - 详见第一部分第一章第三节“化疗药物毒副作用的观察及护理”
  - 健康教育
    - 预防
      - 防癌宣传
    - 饮食
      - 避免过烫、过硬的食物
    - 活动与锻炼
      - 充分睡眠，劳逸结合
    - 定期复查，坚持后续治疗

- **辅助检查**
  - 食管吞钡双重对比造影
  - 内镜及超声内镜
    - 判断肿瘤侵犯深度、食管周围有无受累
    - 了解局部淋巴结转移情况
  - 放射性核素显像
    - 发现早期食管癌病变
  - 气管镜
    - 肿瘤在隆嵴以上
    - 腹腔脏器及淋巴结有无肿瘤转移
  - 胸、腹部CT
    - 辅助判断能否手术切除

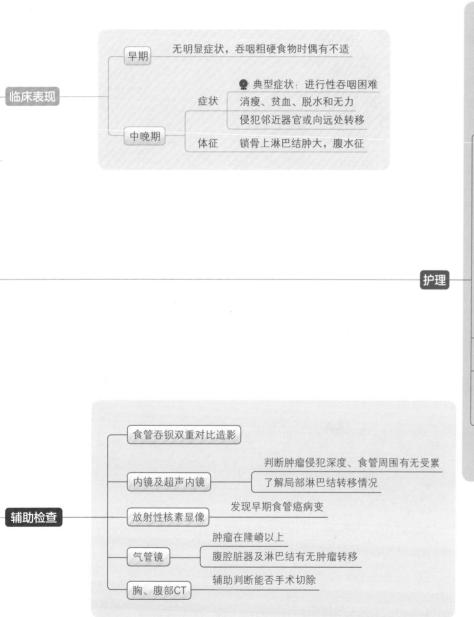

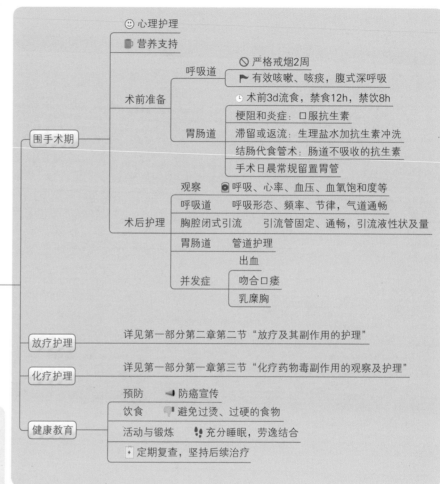

第二节　肺癌

肺癌

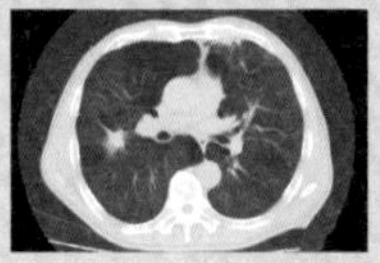

- 病因病机
  - 饮食习惯
    - 硒及维生素A摄入不足
    - 高温烹肉
    - 长期食用煎炸类肉制品
  - 遗传因素
  - 高危因素
    - 吸烟
      - 80%~90%的肺癌与烟草暴露有关
    - 职业暴露与空气污染
    - 病毒感染
    - 黄曲霉素
    - 其他高危人群
      - 男性≥40岁
      - 辐射
      - 免疫状况低下
      - 肺结核等
- 病理
  - 组织学分类
    - 小细胞肺癌
      - 预后差
    - 非小细胞肺癌
      - 1 鳞癌
      - 2 腺癌
      - 3 大细胞癌
      - 4 肉瘤样癌
      - 5 类癌
      - 腺鳞癌（1 鳞癌 → 2 腺癌）
  - 病理分期
    - TNM分期
  - 转移途径
    - 直接扩散
    - 淋巴道转移
      - ⚠ 重要转移途径
    - 血道转移

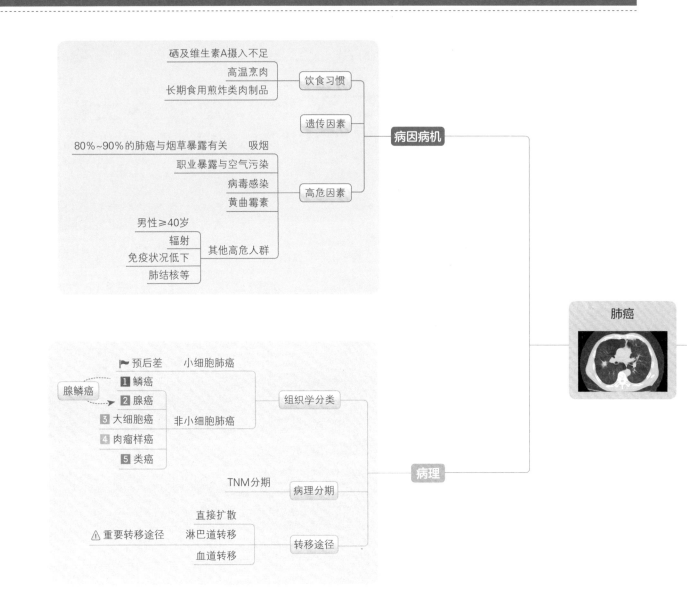

- 临床表现
  - 早期症状
    - 咳嗽（最常见，35%~75%）
    - 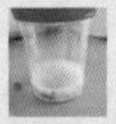
      痰中带血或咯血（30%）
    - 胸痛（25%）
    - 胸闷、气急（10%） 多见于中央型肺癌
  - 晚期症状
    - 声音嘶哑 侵犯喉返神经
    - 上腔静脉综合征 侵犯上腔静脉
    - 胸膜腔积液 侵犯胸膜及胸腔
    - 全身症状 头痛、恶心、胸痛、腹痛、肝大、皮下结节等
- 辅助检查
  - 非创伤性
    - 内镜检查
      - 纤维支气管镜
      - 超声引导细针穿刺组织学活检 中央型肺癌判断肿瘤范围准确率为92.16%~97.18%
    - 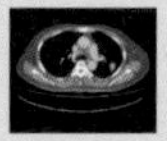
      影像学检查
      - 胸部X线 最基本
      - CT 最重要
      - MRI 分期诊断
      - PET-CT
    - 实验室检查
      - 痰细胞学 简单、方便 阳性率20%~30%
      - 肿瘤标志物 多个标志物组合检测提高阳性率
    - 分子诊断
  - 创伤性
    - 纵隔镜 评估分期
    - 胸腔镜 诊断与分期
    - 经胸壁穿刺针吸活检
    - 胸腔穿刺
    - 胸膜活检
    - 浅表淋巴结活检
- 护理
  - 饮食
    - 避免高温烹饪食物 煎、炸、烤
    - 高热量/蛋白/维生素饮食
    - 多食润肺化痰食物
      - 梨
      - 白果
      - 柿饼
      - 百合
    - 多饮水
  - 活动
    - 生活作息规律
    - 保持心情舒畅，正常生活社交
    - 适当活动
      - 吹气球
      - 爬楼梯
  - 居家
    - 环境
      - 戒烟酒、避免被动吸烟
      - 避免煤烟、油烟污染
      - 避免食用会产生致癌因素的食物
        - 霉变花生
        - 霉变大米
    - 预防呼吸道感染
    - 锻炼
      - 肢体功能 肩关节
      - 呼吸功能
        - 深呼吸和咳嗽训练
        - 缩唇呼吸
        - 膈肌呼吸锻炼
        - 有氧活动
          - 爬楼梯
          - 慢跑
          - 打太极拳
          - 做八段锦

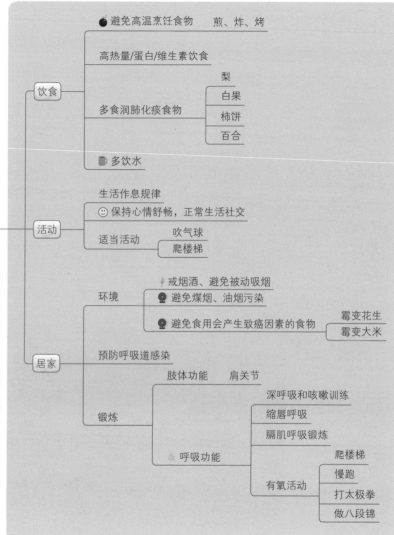

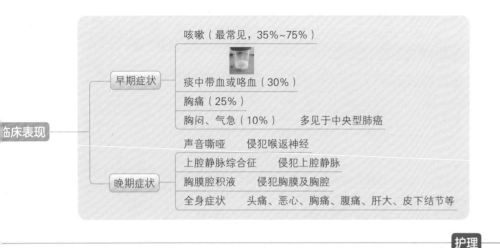

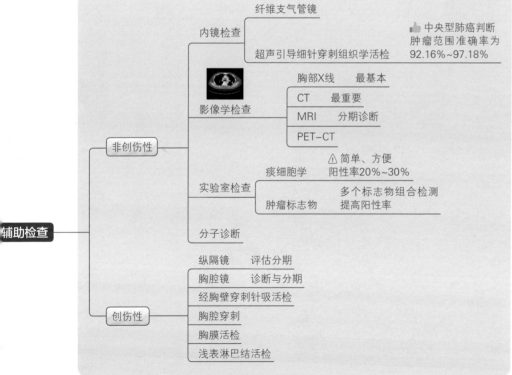

第三节　纵隔肿瘤

纵隔肿瘤

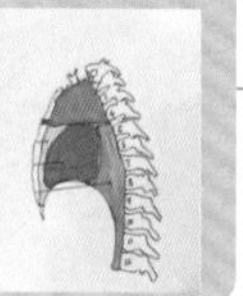

- **病因**
  - 原发性
    - 胚胎发育
  - 转移性
    - 纵隔淋巴道转移
    - 血道转移（少见）
- **扩散和转移**
  - 1（多见）直接浸润
    - 肝、肺、骨
  - 2（少见）淋巴道转移
  - 3（更少见）血道转移
- **治疗**
  - 胸腺瘤
    - I期
      - 手术完整切除，无须放疗
    - II期
      - 手术治疗
      - 放疗
    - III期
      - 术前发现邻近器官受侵
        - 放疗/化疗结束4~6周后手术
        - 辅助放疗/化疗
          - 胸部放疗联合顺铂+依托泊苷
      - 术中发现邻近器官受侵
        - 切除脏器
        - 辅助放疗
    - IV期
      - 化疗
        - 顺铂+依托泊苷/PAC方案
      - 放疗
        - 化疗疗效好
          - 联合治疗
        - 复发
          - 姑息性放疗
  - 畸胎瘤
    - 良性
      - 手术，不需放疗、化疗
    - 恶性
      - 放疗
      - 化疗

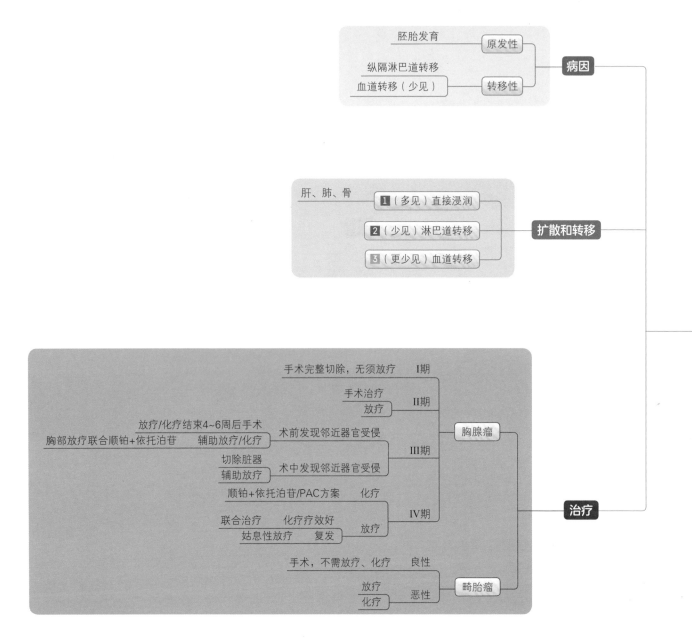

- 分区
  - 九分法
  - 临床分类法
    - 上纵隔（气管为界）
      - 前纵隔
      - 后纵隔
    - 下纵隔（心包为界）
      - 前纵隔
      - 中纵隔
      - 后纵隔
  - Shields三分法
- 临床表现
  - 常见症状
    - 胸痛
    - 气促
    - 咳嗽
  - 累及食管
    - 吞咽困难
    - 吞咽痛
    - （吞咽困难、吞咽痛）婴幼儿/儿童
  - 前中纵隔肿瘤
    - 胸痛
    - 声嘶、膈麻痹
    - Horner综合征
    - 上肢痛、背痛
    - 截瘫
  - 恶性淋巴梗阻
    - 胸膜及心包渗液
    - 乳糜胸
  - 嗜铬细胞瘤
    - 甲状腺功能亢进
    - 甲状旁腺功能亢进
    - 突发性恶性高血压
  - 胸腺瘤
    - 重症肌无力
    - 低丙种球蛋白血症
    - 纯红细胞再生障碍性贫血
  - 间皮瘤、纤维肉瘤
    - 低血糖
  - 纵隔类癌
    - 库欣综合征
  - 纵隔甲状旁腺瘤
    - 高钙血症
- 诊断
  - 症状及体征（结合临床表现）
  - X线
    - 胸部正侧位像
    - 肿块侧位体层像
    - 气管分叉体层像
  - CT或MRI
  - 病理活检

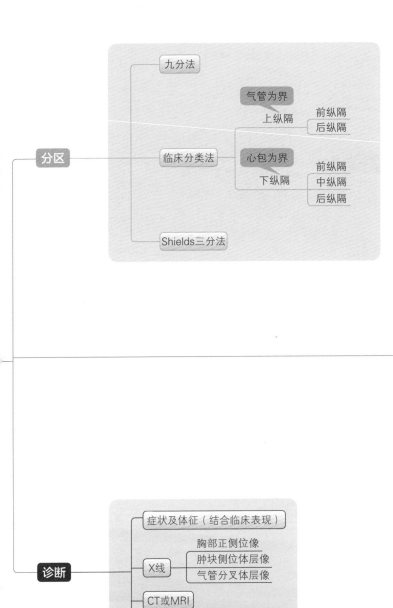

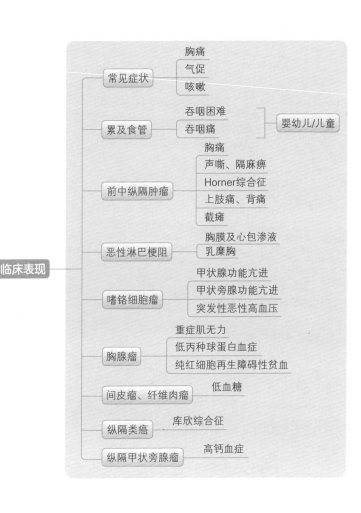

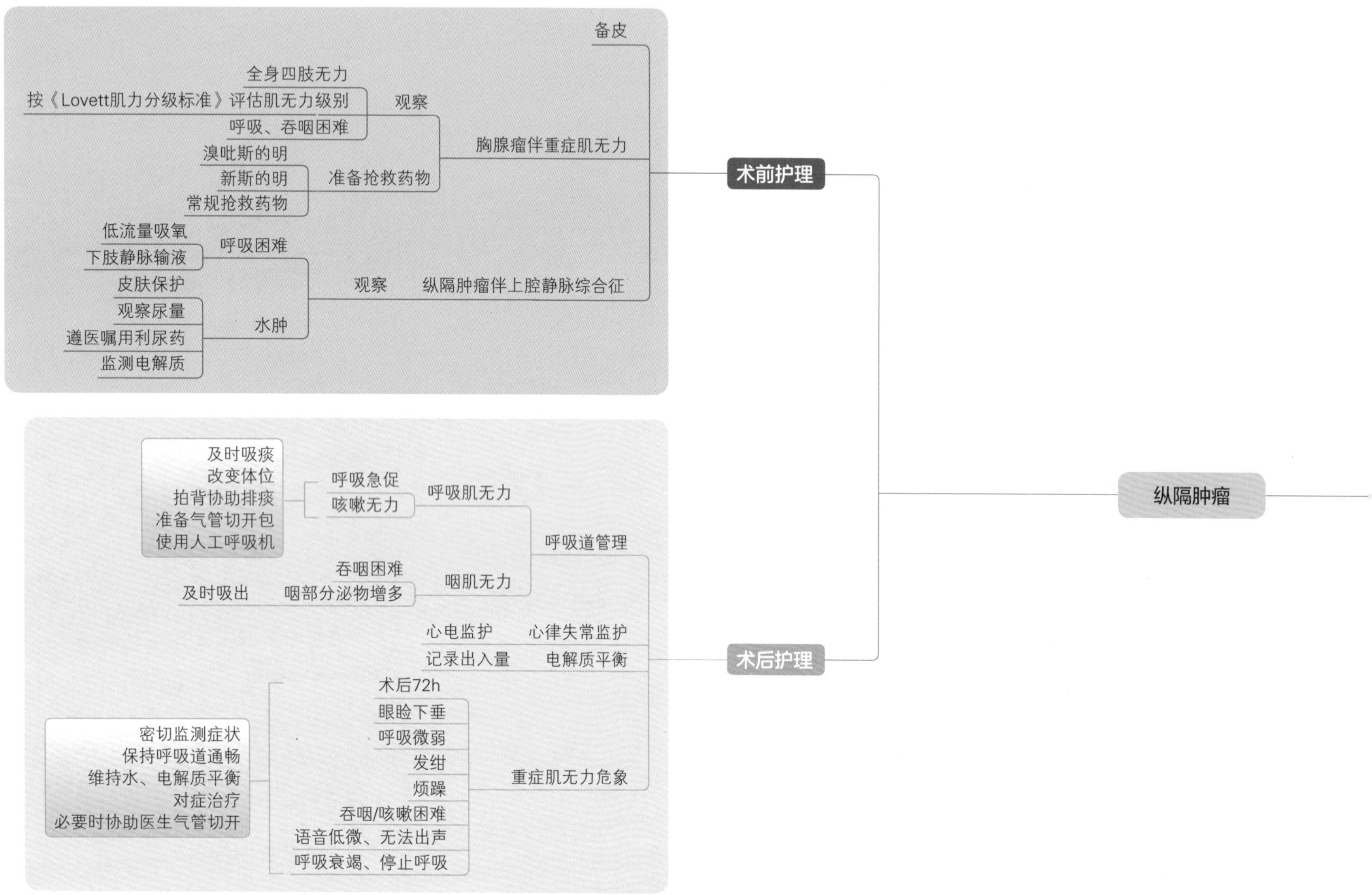
纵隔肿瘤
术前护理
备皮
胸腺瘤伴重症肌无力
观察
全身四肢无力
按《Lovett肌力分级标准》评估肌无力级别
呼吸、吞咽困难
准备抢救药物
溴吡斯的明
新斯的明
常规抢救药物
纵隔肿瘤伴上腔静脉综合征
观察
呼吸困难
低流量吸氧
下肢静脉输液
水肿
皮肤保护
观察尿量
遵医嘱用利尿药
监测电解质
术后护理
呼吸道管理
呼吸肌无力
呼吸急促
咳嗽无力
及时吸痰
改变体位
拍背协助排痰
准备气管切开包
使用人工呼吸机
咽肌无力
吞咽困难
咽部分泌物增多
及时吸出
心律失常监护
心电监护
电解质平衡
记录出入量
重症肌无力危象
术后72h
眼睑下垂
呼吸微弱
发绀
烦躁
吞咽/咳嗽困难
语音低微、无法出声
呼吸衰竭、停止呼吸
密切监测症状
保持呼吸道通畅
维持水、电解质平衡
对症治疗
必要时协助医生气管切开

- 化疗护理
  - 详见第一部分第二章第二节“放疗及其副作用的护理”
- 放疗护理
  - 详见第一部分第一章第三节“化疗药物毒副作用的观察及护理”
- 居家护理
  - 心理护理
  - 定期复查
    - 术后1、3、6、12个月
  - 预防感染
    - 室内通风
    - 避免去人群聚集场所
    - 预防感冒
  - 用药指导
    - 逐渐减药
    - 胸腺瘤切除禁用
      - 吗啡
      - 哌替啶
      - 氯丙嗪
      - 巴比妥类
      - 肌松剂
  - 症状观察
    - 重症肌无力
      - 上睑下垂、复视
      - 咀嚼肌无力、吞咽困难
      - 面肌无力、颈肌无力
      - 全身无力、呼吸困难
    - 肌无力危象
      - 见术后护理
    - 胆碱能危象
      - 毒碱样中毒症状
        - 呕吐
        - 腹泻、腹痛
        - 瞳孔缩小
        - 多汗
        - 气管分泌物增多
        - 心率变慢
      - 烟碱样中毒症状
        - 肌肉震颤
        - 肌肉痉挛
        - 肌肉紧缩感
      - 中枢神经症状
        - 焦虑
        - 失眠
        - 精神错乱
        - 意识不清
        - 抽搐
        - 昏迷
    - 反拗危象
      - 难以区别危象性质
      - 无法用停药或加大药量改善症状
    - （以上各危象）
      - ⚠ 及时协助患者采取平卧位
      - 清除口腔分泌物
      - 保持呼吸道通畅
      - 给予吸氧（有条件）
      - 立即通知医生，等待救援

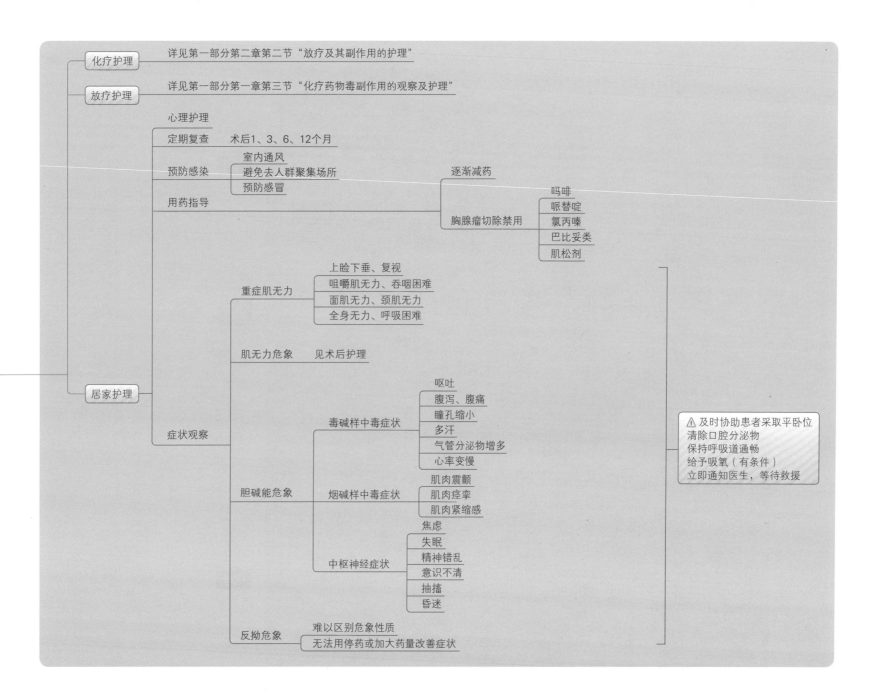

第四节 乳腺癌

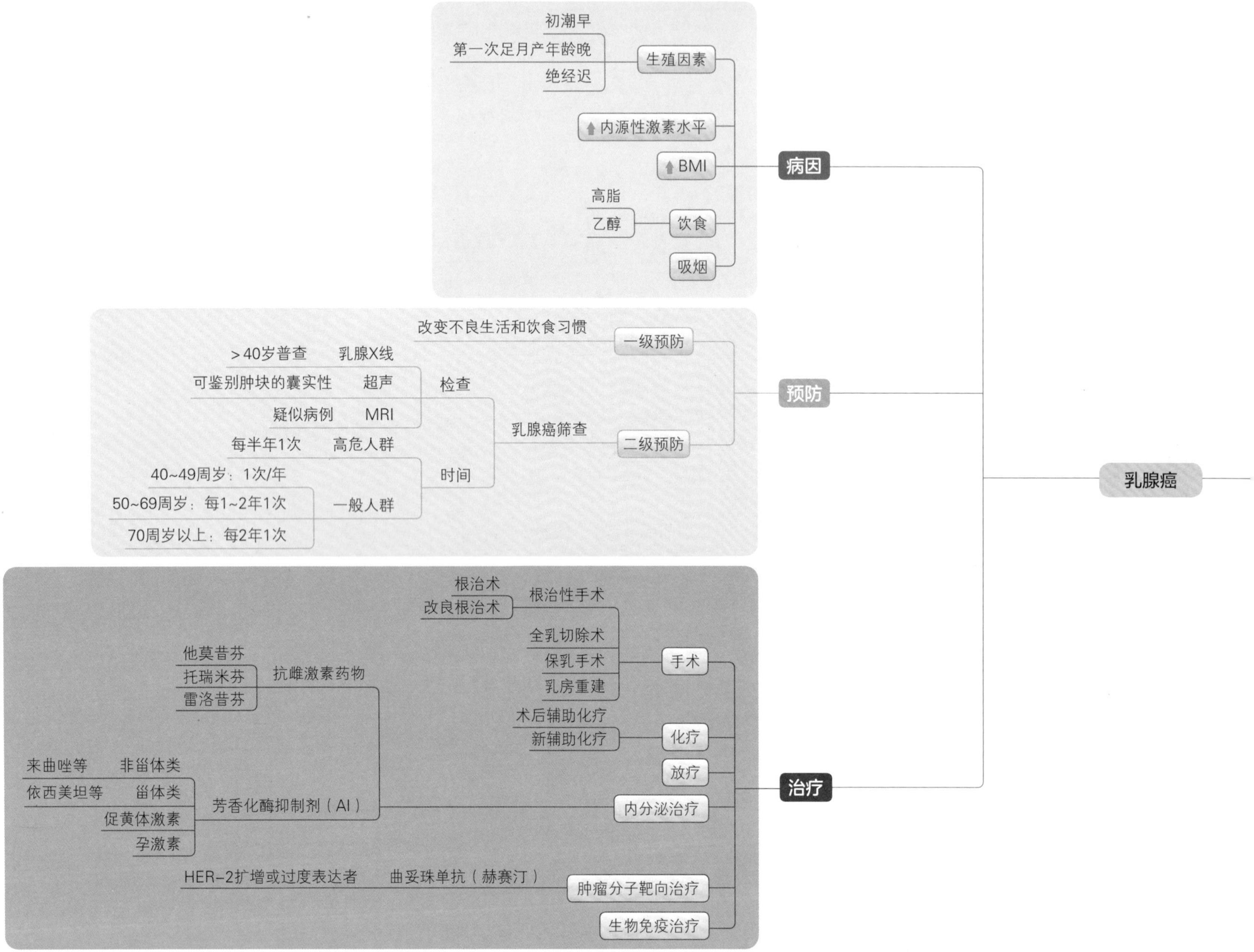
乳腺癌
病因
生殖因素
初潮早
第一次足月产年龄晚
绝经迟
内源性激素水平
BMI
饮食
高脂
乙醇
吸烟
预防
一级预防
改变不良生活和饮食习惯
二级预防
乳腺癌筛查
检查
>40岁普查
乳腺X线
可鉴别肿块的囊实性
超声
疑似病例
MRI
时间
高危人群
每半年1次
一般人群
40~49周岁：1次/年
50~69周岁：每1~2年1次
70周岁以上：每2年1次
治疗
手术
根治性手术
根治术
改良根治术
全乳切除术
保乳手术
乳房重建
化疗
术后辅助化疗
新辅助化疗
放疗
内分泌治疗
抗雌激素药物
他莫昔芬
托瑞米芬
雷洛昔芬
芳香化酶抑制剂（AI）
非甾体类
来曲唑等
甾体类
依西美坦等
促黄体激素
孕激素
肿瘤分子靶向治疗
曲妥珠单抗（赫赛汀）
HER-2扩增或过度表达者
生物免疫治疗

- **临床表现**
  - 乳腺肿块
    - 首发症状
    - 好发部位：外上象限
  - 皮肤表现
    - 皮肤受累
      - 酒窝征　侵犯cooper韧带
      - 橘皮样变　侵犯淋巴管
    - 皮肤破溃　“火山口”状
    - 炎症表现　红肿
    - 卫星结节和铠甲状癌
  - 乳头改变
    - 血性溢液
    - 乳头回缩或抬高
    - 糜烂、脱屑
  - 区域淋巴结肿大
    - 腋窝最常见：50%~60%

- **辅助检查**
  - 影像学
    - 乳腺钼靶X线　最基本
    - 超声　能检出小肿块
    - CT
    - MRI　对早期乳腺癌的查出率高
    - PET-CT　利于分期
  - 肿瘤标志物
    - 血清生化
      - CEA
      - CA153
      - CA125
    - 分子分型
      - 激素受体（ER、PR）
      - HER-2基因
  - 病理学
    - 检查方式
      - 细胞学检查
      - 组织学检查
    - 组织学分型
      - 非浸润性癌
      - 早期浸润性癌
      - 浸润性癌

- **护理**
  - 手术护理
    - 术前
      - 心理护理
      - 患肢功能评估　肩关节活动度测量
      - 常规准备
    - 术后
      - 全麻术后护理
      - 负压引流管的护理
      - 术后饮食、活动
      - 并发症的观察和护理
  - 放疗护理
    - 详见第一部分第二章第二节“放疗及其副作用的护理”
  - 化疗护理
    - 详见第一部分第一章第三节“化疗药物毒副作用的观察及护理”
  - 康复护理
    - 整体康复训练
    - 心理康复
    - 形体康复
    - 社会适应能力康复
  - 居家护理
    - 居家训练
    - 预防患肢淋巴水肿及感染
    - 平衡膳食，控制体重
    - 适度运动，维持骨弹性
    - 正确佩戴义乳
    - 和谐性生活及安全受孕指导

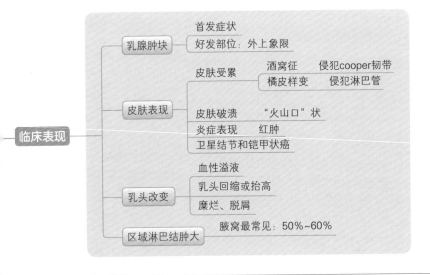

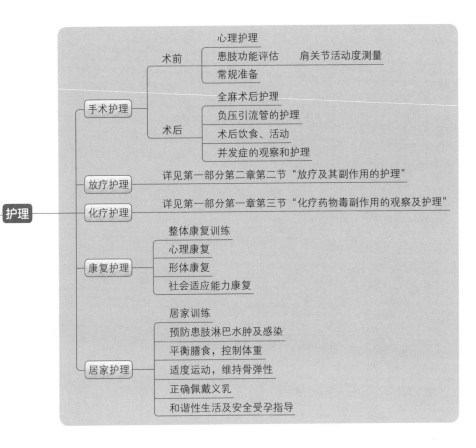

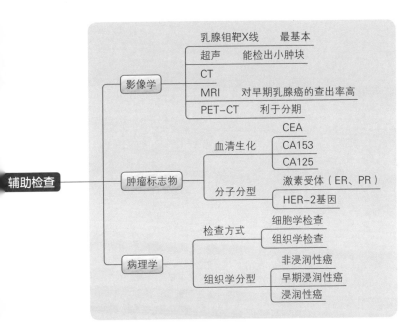

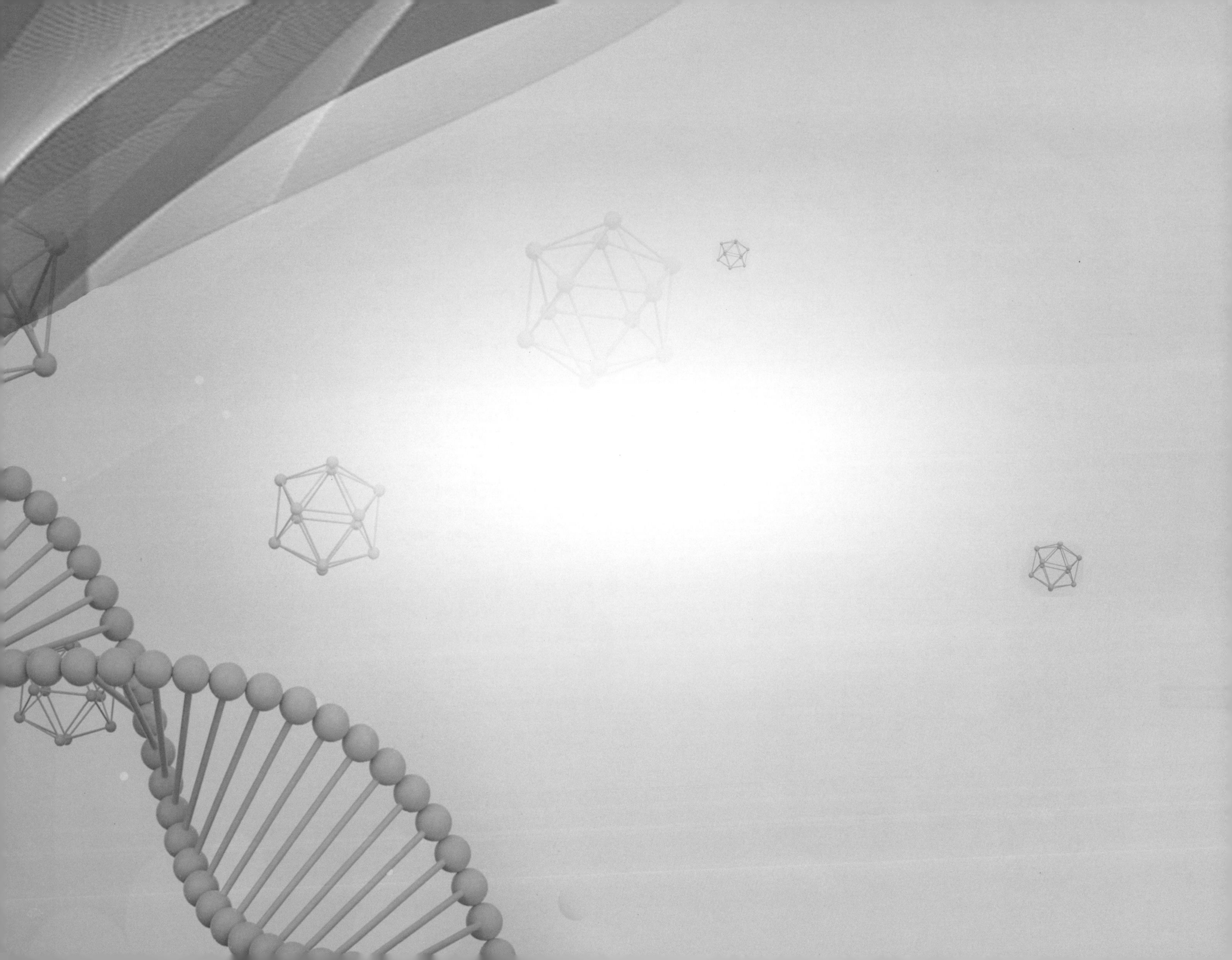

第三章

腹部肿瘤的护理

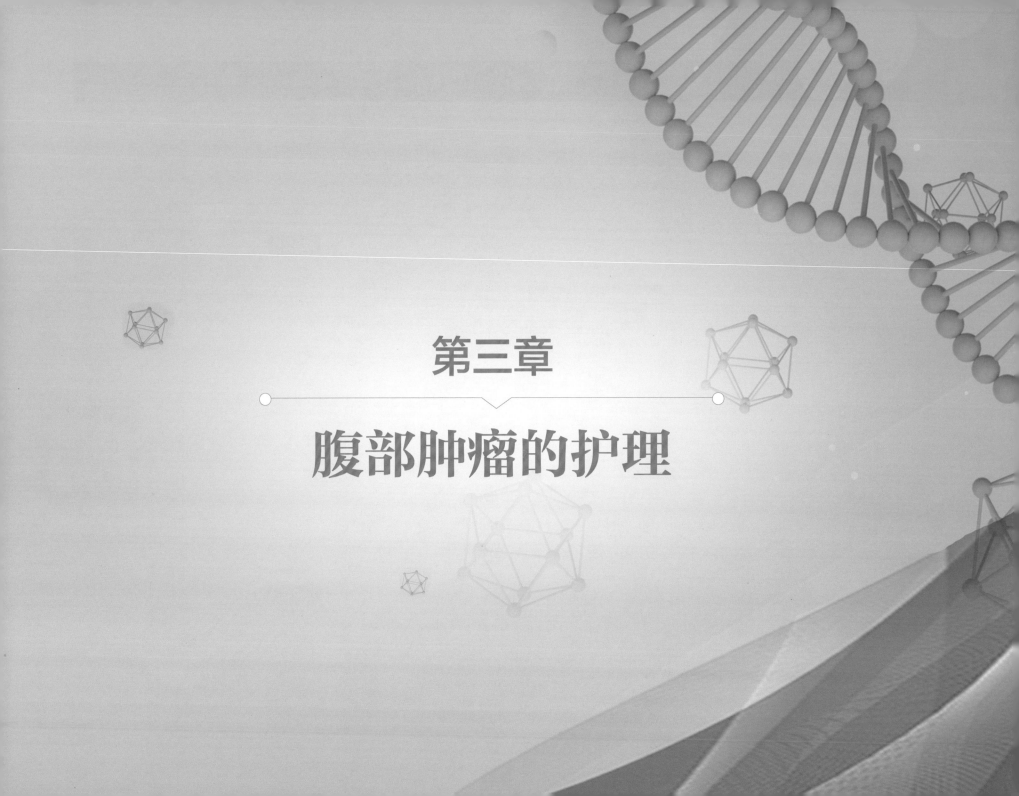

第一节 胃癌

胃癌

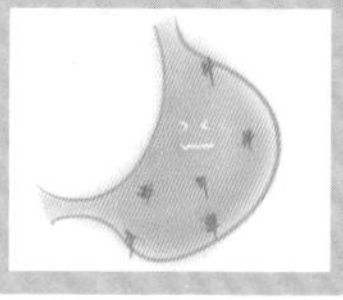

- **病因病机**
  - 生活方式
    - 膳食因素
    - 吸烟、饮酒
  - 生物因素
    - 幽门螺旋杆菌
    - EB病毒
  - 理化因素
    - 电离辐射
    - 石棉
  - 机体因素
    - 胃溃疡、胃息肉、残胃、慢性萎缩性胃炎
    - 遗传易感性
    - 肥胖
      - 贲门癌的重要危险因素
    - 基因突变
- **组织病理**
  - 大体分型
    - 早期胃癌
    - 进展期胃癌
  - 组织学分型
    - WHO分类
    - Lauren分型
  - 临床病理分期（TNM分期）
    - 原发肿瘤（T）
    - 区域淋巴结转移（N）
    - 远处转移（M）
  - 扩散和转移
    - 直接蔓延
    - 淋巴结转移
    - 淋巴道转移
      - 主要途径
    - 血道转移
    - 种植性转移

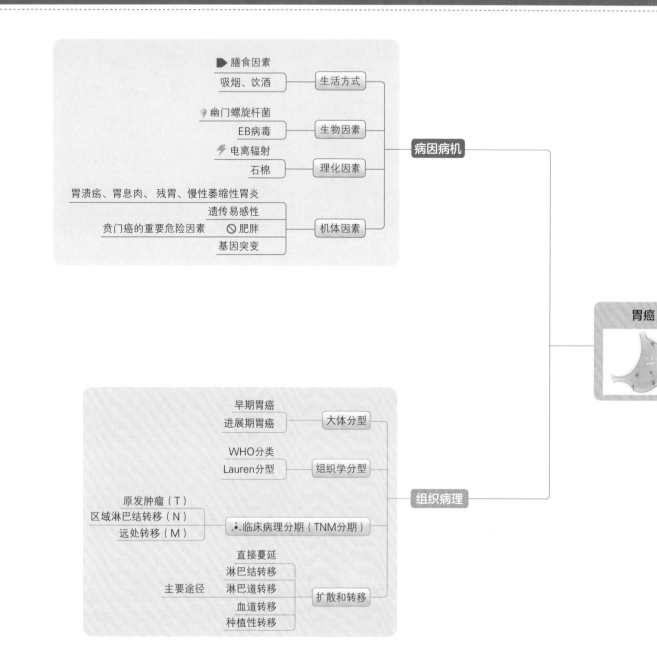

- **临床表现**
  - 症状
    - 早期无明显症状
    - 上腹痛、饱胀不适、餐后加重
    - 纳差、厌食、恶心、呕吐、偶有呕血、黑便
  - 体征
    - 腹部肿块
    - 腹水和胸腔积液
  - 并发症
    - 胃出血、贲门或幽门梗阻、穿孔等
- **护理**
  - 症状护理
    - 术后胃瘫综合征
      - 胃肠减压
      - 禁食
      - 肠外营养
      - 下床活动，促进胃蠕动
    - 倾倒综合征
      - 少食多餐
      - 进食后平卧10~20min
    - 疼痛
      - 使用止痛药物
      - 自控镇痛
    - 上消化道出血
      - 保持大便通畅
      - 避免腹压升高
    - 留置胃管 防脱出、防堵塞
  - 饮食护理
    - 原则
      - 少食多餐、循序渐进、定时定量
      - 高蛋白质、高热量食物
      - 避免辛辣刺激、坚硬、粗纤维食物
    - 肠内、肠外营养支持
    - 呕血、黑便 禁食
    - 柏油样便、无呕吐 低温、流质食物
    - 少量黑便 稀饭、蛋糕等易消化食物
    - 监测营养指标
  - 心理护理
    - 加强疾病相关知识宣教
    - 加强与患者交流与陪伴
  - 健康教育
    - 饮食宣教
    - 生活规律、适当运动、增强抵抗力、防止继发感染
    - 发现并发症，及时就诊
- **辅助检查及治疗**
  - 内镜检查
    - 最有效、最可靠
  - 影像学检查
    - X线钡餐
    - CT
    - MRI
    - PET-CT
  - 实验室检查
    - 肿瘤标记物
    - 粪便隐血试验（+）
  - 治疗
    - 手术治疗
    - 化疗
    - 放疗
    - 免疫治疗
    - 靶向治疗

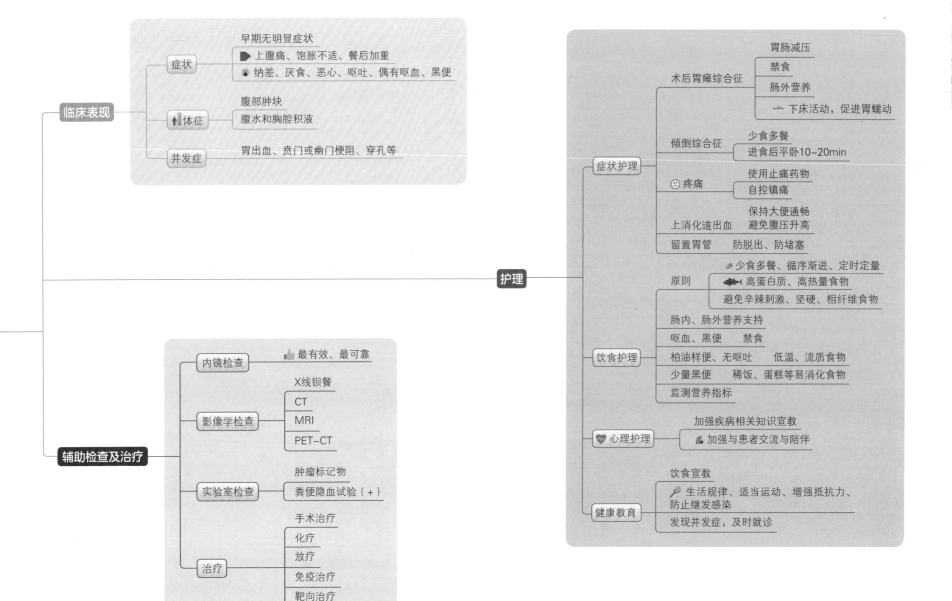

第二节　结直肠癌

- 结直肠癌
  - 病因病机
    - 饮食习惯
      - 纤维、维生素、微量元素、矿物质摄入少
      - 食用过多腌制、油炸食品
      - 蛋白、脂肪摄入多
    - 遗传因素
      - 10%~15%为遗传性
    - 高危因素
      - 结直肠腺瘤癌前疾病
      - 炎症性肠病
      - 其他
        - 大便隐血（+）
        - 结直肠癌家族史
        - 本人有癌症史
        - 长期饮酒、吸烟、肥胖、少活动，>50岁
  - 病理
    - 组织学分类
      - 腺癌
      - 腺鳞癌
    - 病理分期
      - Dukes改良分期
        - A.局限于肠壁，未突出浆膜层
        - B.侵入浆膜/浆膜外组织、器官，无淋巴结转移
        - C.侵及肠壁任何一层，有淋巴结转移
      - TNM分期
    - 转移途径
      - 直接浸润
      - 淋巴道转移
        - 最常见
      - 血道转移
      - 种植性转移
  - 临床表现
    - 排便习惯和粪便形状改变
      - 首先出现的症状
      - 大便次数增多、不成形或稀便
      - 腹泻与便秘交替出现
    - 腹痛
      - 常见的早期症状
    - 腹部肿块
      - 右半结肠癌多见
    - 肠梗阻
      - 多为晚期症状
      - 慢性、低位、不完全性肠梗阻
    - 全身症状
      - 贫血、消瘦、乏力、低热等
      - 晚期：肝大、黄疸、水肿、腹水、锁骨上淋巴结肿大、恶病质等

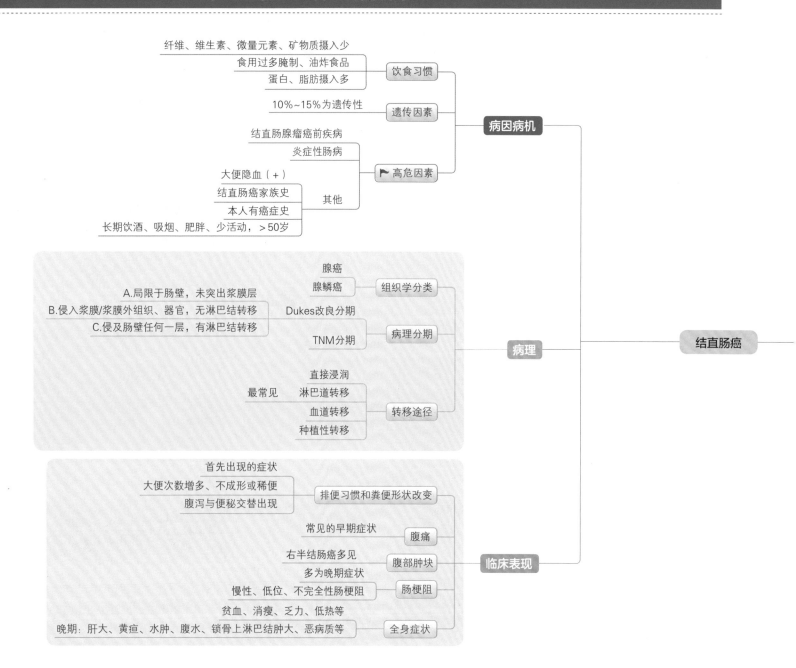

- **护理**
  - 肠造口观察
    - 活力
      - 呈新鲜牛肉红色
      - 表面光滑、湿润
    - 高度
      - 突出皮肤表面1~2cm，利于排泄
    - 形状与大小
      - 呈圆形/椭圆形
  - 饮食
    - 易消化熟食
    - 避免粗纤维食物
    - 避免辛辣、刺激性/胀气食物
      - 洋葱
      - 大蒜
      - 豆类
      - 山芋
    - 三高、少渣食物为主
  - 活动
    - ☺ 适量锻炼，生活规律，心情舒畅
    - 正常生活、工作、社交活动
    - 参加造口联谊会
- **辅助检查**
  - 直肠指诊
    - 诊断最主要和直接的方法之一
  - 实验室检查
    - 粪便隐血试验
      - 高危人群的初筛、普查手段
    - 肿瘤标志物
      - 主要用于监测大肠癌的复发
  - 影像学检查
    - 钡剂灌肠
    - B超和CT
    - MRI
    - PET-CT
  - 内镜检查
    - 诊断最有效、最可靠的方法

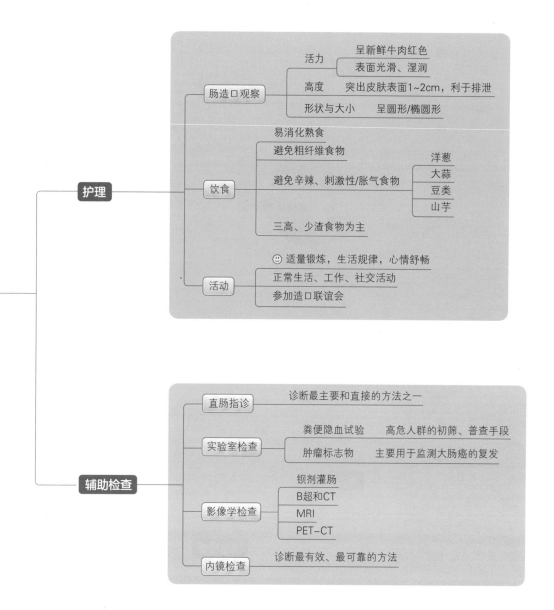

第三节 原发性肝癌

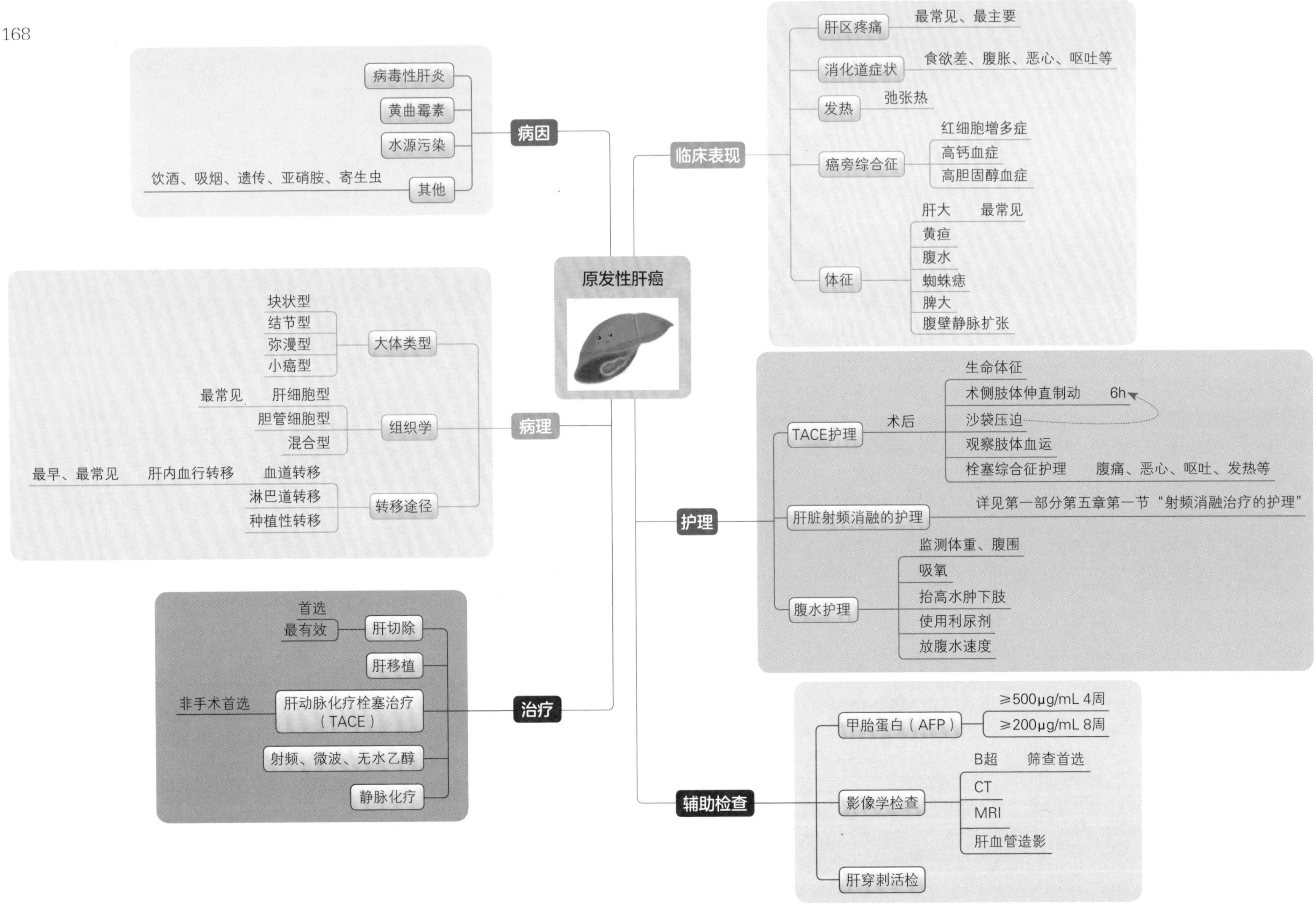
原发性肝癌
病因
病毒性肝炎
黄曲霉素
水源污染
其他
饮酒、吸烟、遗传、亚硝胺、寄生虫
病理
大体类型
块状型
结节型
弥漫型
小癌型
组织学
肝细胞型
最常见
胆管细胞型
混合型
转移途径
血道转移
肝内血行转移
最早、最常见
淋巴道转移
种植性转移
治疗
肝切除
首选
最有效
肝移植
肝动脉化疗栓塞治疗（TACE）
非手术首选
射频、微波、无水乙醇
静脉化疗
临床表现
肝区疼痛
最常见、最主要
消化道症状
食欲差、腹胀、恶心、呕吐等
发热
弛张热
癌旁综合征
红细胞增多症
高钙血症
高胆固醇血症
体征
肝大
最常见
黄疸
腹水
蜘蛛痣
脾大
腹壁静脉扩张
护理
TACE护理
术后
生命体征
术侧肢体伸直制动
6h
沙袋压迫
观察肢体血运
栓塞综合征护理
腹痛、恶心、呕吐、发热等
肝脏射频消融的护理
详见第一部分第五章第一节“射频消融治疗的护理”
腹水护理
监测体重、腹围
吸氧
抬高水肿下肢
使用利尿剂
放腹水速度
辅助检查
甲胎蛋白（AFP）
≥500μg/mL 4周
≥200μg/mL 8周
影像学检查
B超
筛查首选
CT
MRI
肝血管造影
肝穿刺活检

第四节 胆管癌、胆囊癌

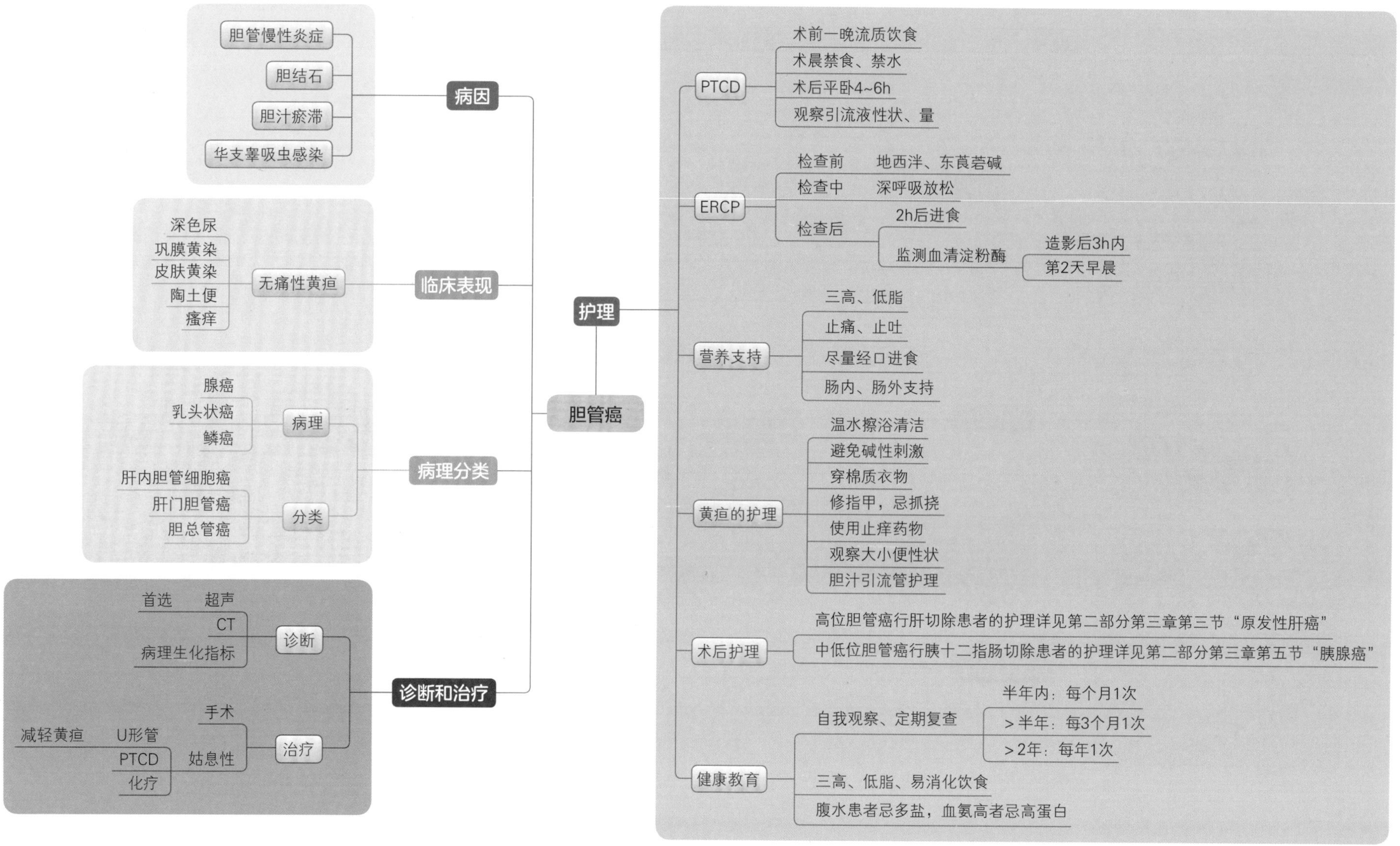
胆管癌
病因
胆管慢性炎症
胆结石
胆汁瘀滞
华支睾吸虫感染
临床表现
无痛性黄疸
深色尿
巩膜黄染
皮肤黄染
陶土便
瘙痒
病理分类
病理
腺癌
乳头状癌
鳞癌
分类
肝内胆管细胞癌
肝门胆管癌
胆总管癌
诊断和治疗
诊断
首选 超声
CT
病理生化指标
治疗
手术
姑息性
减轻黄疸 U形管
PTCD
化疗
护理
PTCD
术前一晚流质饮食
术晨禁食、禁水
术后平卧4~6h
观察引流液性状、量
ERCP
检查前 地西泮、东莨菪碱
检查中 深呼吸放松
检查后
2h后进食
监测血清淀粉酶
造影后3h内
第2天早晨
营养支持
三高、低脂
止痛、止吐
尽量经口进食
肠内、肠外支持
黄疸的护理
温水擦浴清洁
避免碱性刺激
穿棉质衣物
修指甲，忌抓挠
使用止痒药物
观察大小便性状
胆汁引流管护理
术后护理
高位胆管癌行肝切除患者的护理详见第二部分第三章第三节“原发性肝癌”
中低位胆管癌行胰十二指肠切除患者的护理详见第二部分第三章第五节“胰腺癌”
健康教育
自我观察、定期复查
半年内：每个月1次
＞半年：每3个月1次
＞2年：每年1次
三高、低脂、易消化饮食
腹水患者忌多盐，血氨高者忌高蛋白

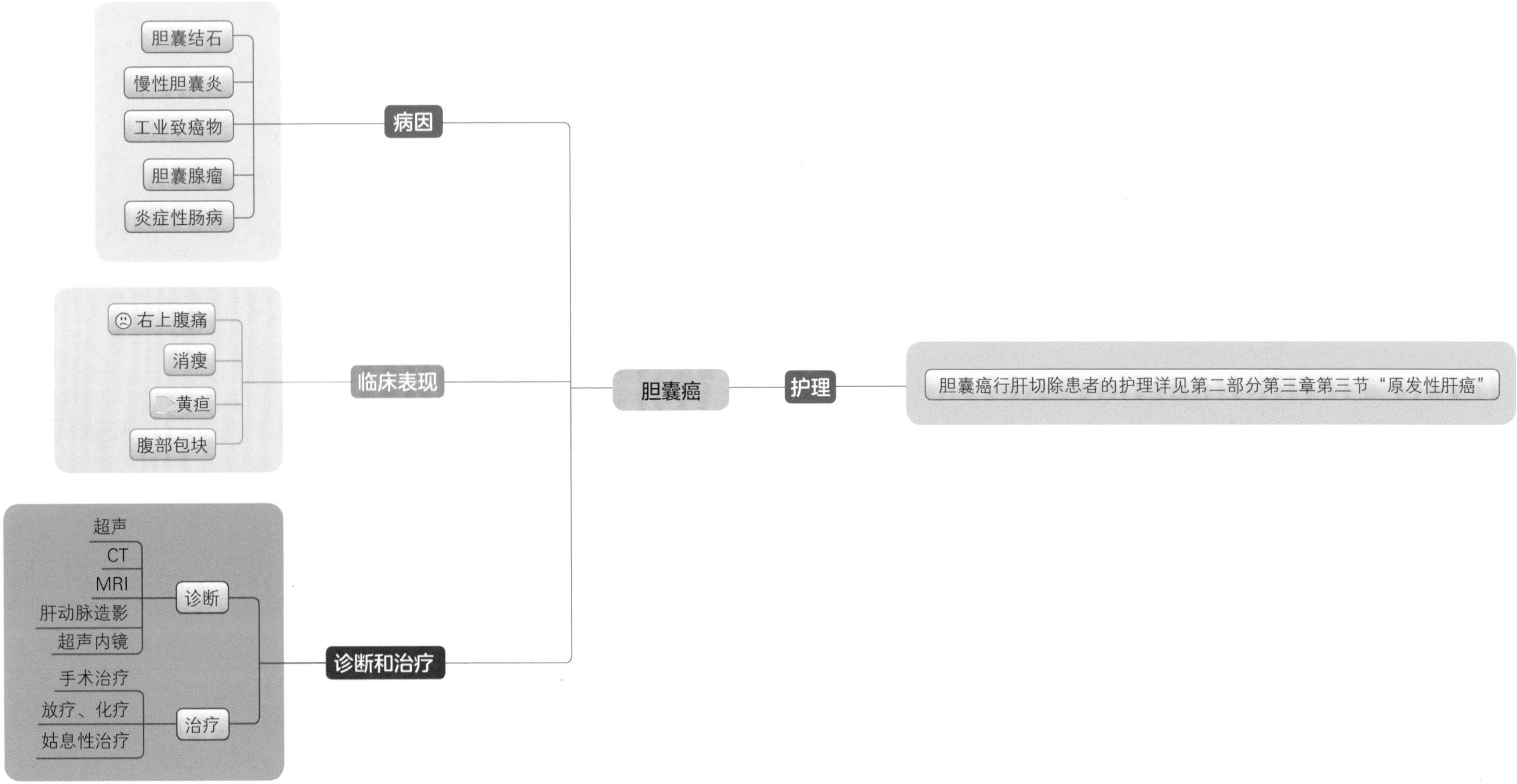
胆囊癌
病因
胆囊结石
慢性胆囊炎
工业致癌物
胆囊腺瘤
炎症性肠病
临床表现
右上腹痛
消瘦
黄疸
腹部包块
诊断和治疗
诊断
超声
CT
MRI
肝动脉造影
超声内镜
治疗
手术治疗
放疗、化疗
姑息性治疗
护理
胆囊癌行肝切除患者的护理详见第二部分第三章第三节“原发性肝癌”

第五节 胰腺癌

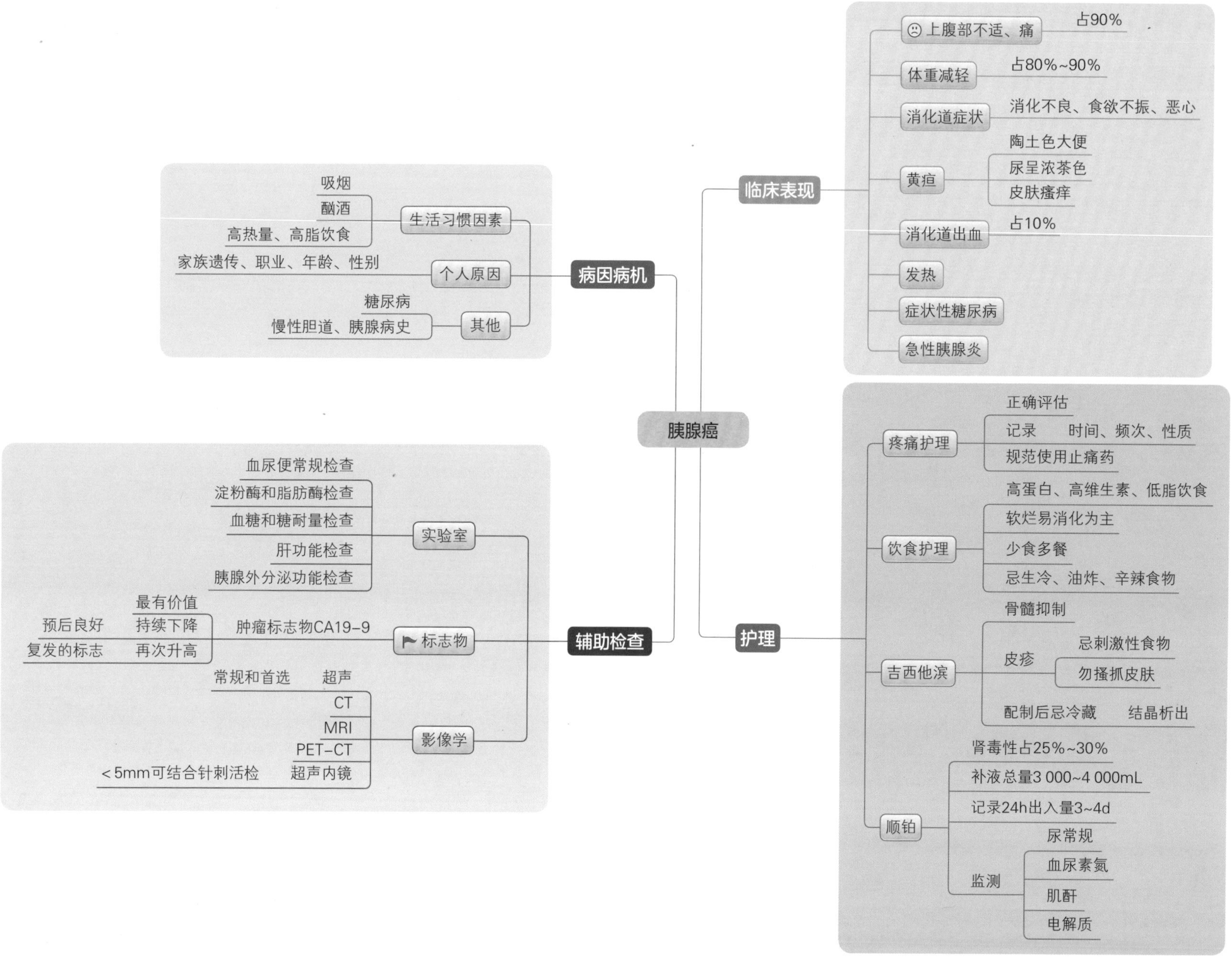
胰腺癌
病因病机
生活习惯因素
吸烟
酗酒
高热量、高脂饮食
个人原因
家族遗传、职业、年龄、性别
其他
糖尿病
慢性胆道、胰腺病史
临床表现
上腹部不适、痛
占90%
体重减轻
占80%~90%
消化道症状
消化不良、食欲不振、恶心
黄疸
陶土色大便
尿呈浓茶色
皮肤瘙痒
消化道出血
占10%
发热
症状性糖尿病
急性胰腺炎
辅助检查
实验室
血尿便常规检查
淀粉酶和脂肪酶检查
血糖和糖耐量检查
肝功能检查
胰腺外分泌功能检查
标志物
肿瘤标志物CA19-9
最有价值
持续下降
预后良好
再次升高
复发的标志
影像学
超声
常规和首选
CT
MRI
PET-CT
超声内镜
<5mm可结合针刺活检
护理
疼痛护理
正确评估
记录
时间、频次、性质
规范使用止痛药
饮食护理
高蛋白、高维生素、低脂饮食
软烂易消化为主
少食多餐
忌生冷、油炸、辛辣食物
吉西他滨
骨髓抑制
皮疹
忌刺激性食物
勿搔抓皮肤
配制后忌冷藏
结晶析出
顺铂
肾毒性占25%~30%
补液总量3 000~4 000mL
记录24h出入量3~4d
监测
尿常规
血尿素氮
肌酐
电解质

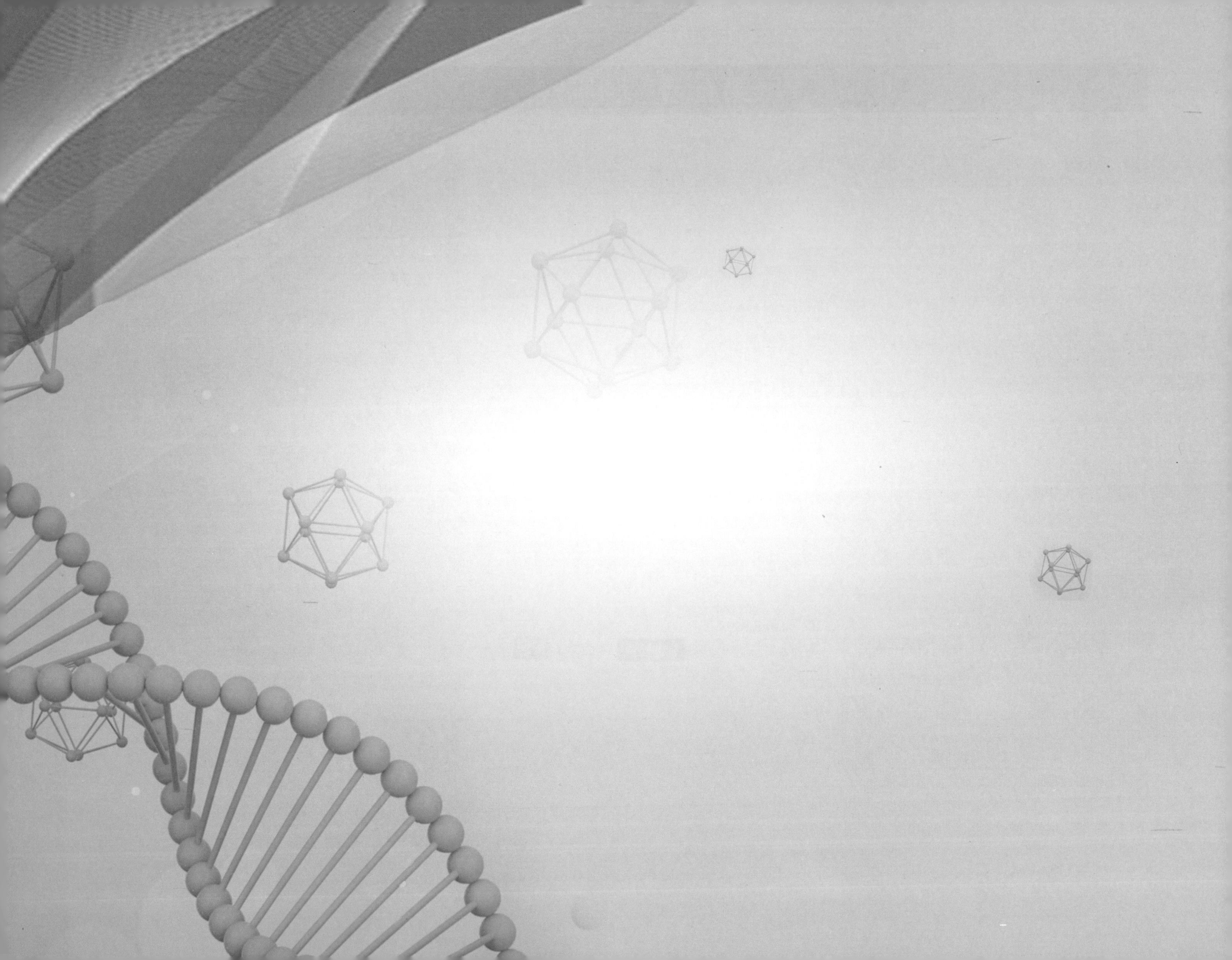

第四章

泌尿及男性生殖系统肿瘤的护理

第一节　肾癌

肾癌

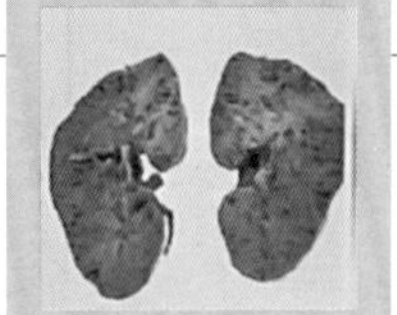

- 病因
  - 遗传因素
    - 染色体异常
    - 抑癌细胞基因缺失
  - 诱发因素
    - 吸烟——唯一公认
    - 肥胖
    - 高血压、抗高血压药物
    - 获得性囊性肾脏疾病
    - 其他
      - 职业暴露
      - 环境接触
      - 高雌激素
- 临床表现
  - 典型症状
    - 血尿——最早出现
      - 无痛间歇性肉眼血尿
      - 镜下血尿
    - ⚠ 肿块——首发症状
    - 腰痛——钝痛或隐痛
  - 伴随症状
    - 副肿瘤综合征
      - 发热
      - 高血压
      - 红细胞沉降率加快
      - 肝功能异常
      - 贫血
    - 转移症状
      - 病理性骨折
      - 神经麻痹
      - 咳嗽、咯血等
- 辅助检查
  - 影像学
    - 胸部X线——常规检查——肾增大、不规则、偶有钙化影
    - ⚠ 超声——最简便、常用
    - ⚠ CT、MRI——确诊率最高、最可靠
    - PET-CT——明确有无远处转移病灶
    - 肾动脉造影——准确评价术前肾功能
    - 核素骨显像——明确是否骨转移
  - 实验室
    - 血常规、血生化
    - 肾功能
    - 尿常规
    - 肾肿瘤穿刺活检——疑难疾病——提供病理组织学依据

- 治疗
  - 手术
    - 根治性肾切除术 — 最主要 — 瘤体大
    - 肾部分切除术 — 肾上、下极＜3cm
  - 药物
    - 免疫抑制剂 — 例：PD1
    - 化疗 — 肿瘤过大
      - 肾动脉栓塞术者
      - 肾动脉插管化疗者
  - 其他
    - 介入治疗
      - 肾动脉栓塞术
      - 肝动脉栓塞术
    - 消融治疗 — 疗效确切、创伤小
      - 射频消融 — 最常见
      - 冷冻消融
      - 微波消融
      - 高强度超声聚焦消融
    - 放疗
      - 复发者
      - 全身转移者
- 护理
  - 手术护理
    - 术前
      - 心理护理 — 消除焦虑、恐惧
      - 观察病情
        - 尿液颜色、性质、量
        - 疼痛性质
      - 加强支持
        - 静脉营养支持
        - 高热量、含氮高、清淡饮食
    - 术后
      - 卧床1~2周 — 体位 — 平/半卧位
      - 病情观察
        - 生命体征
        - 防出血、感染、休克
      - 引流管护理
        - 保持通畅
        - 防脱管
        - 观察引流液颜色、性质、量
      - 监测肾功能
        - 记录24h出入量
        - 尿液颜色、性质、量
      - 饮食护理
        - 术后禁食
        - 肠功能正常后可进食 — 加强营养
      - 对症处理
        - 适当应用镇痛药物
        - 适当活动
  - 化疗护理 — 详见第一部分第一章“肿瘤化疗的护理”
  - 放疗护理 — 详见第一部分第二章“肿瘤放疗的护理”
  - 介入、消融护理 — 详见第一部分第五章“肿瘤微创治疗的护理”

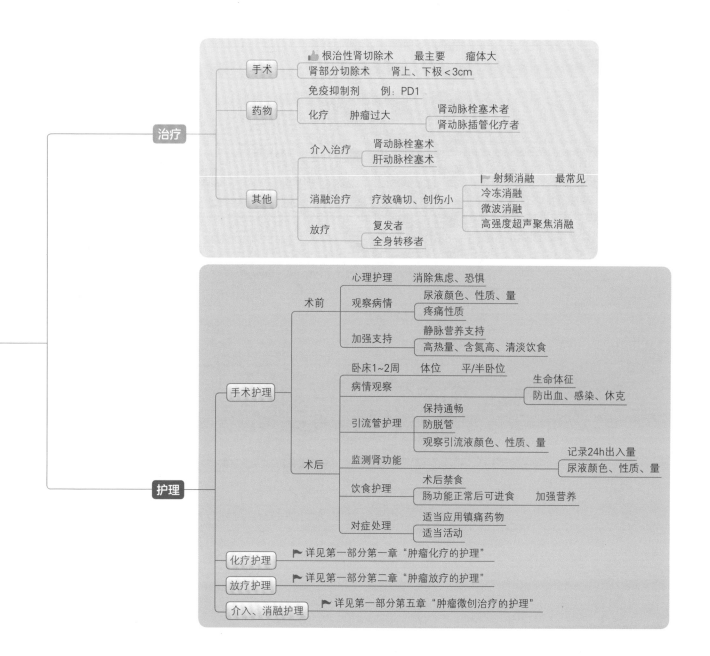

第二节 膀胱癌

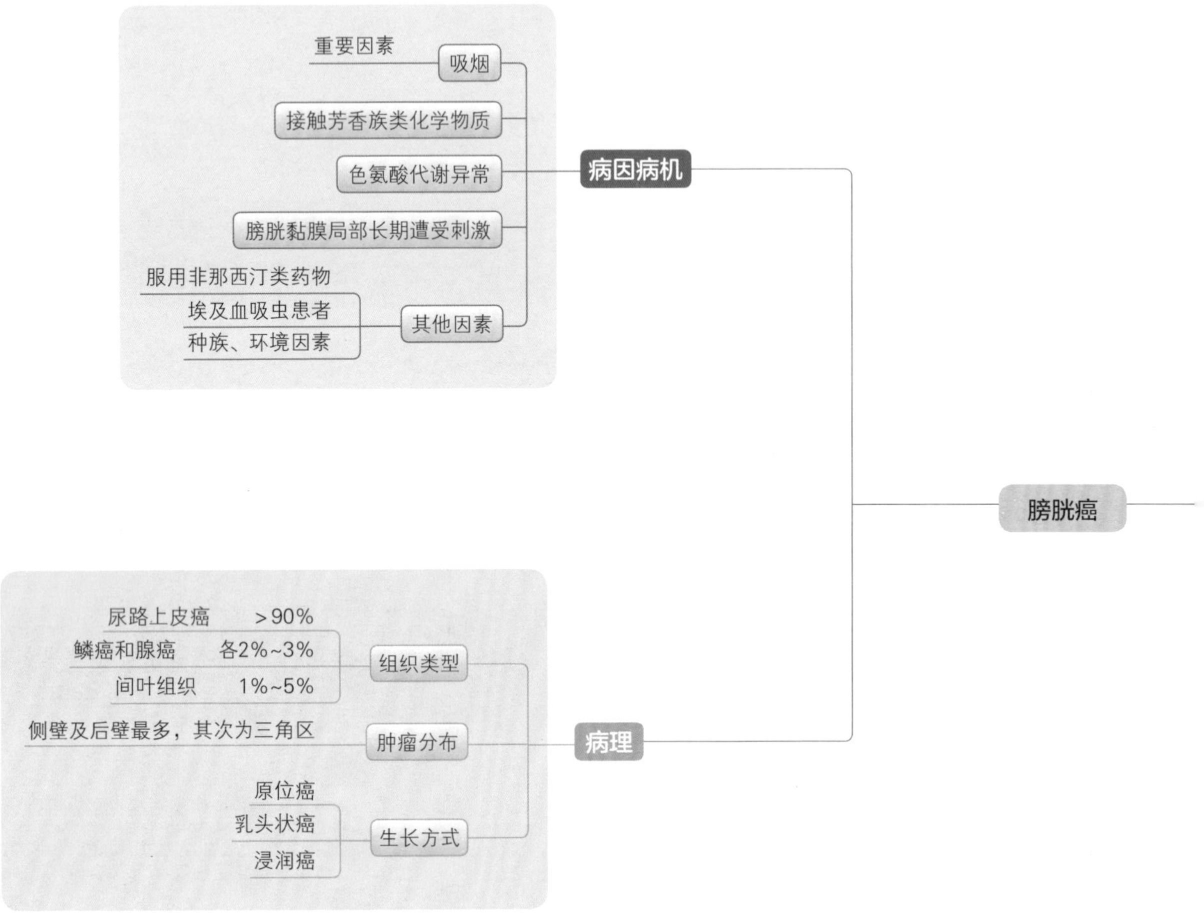
膀胱癌
病因病机
吸烟
重要因素
接触芳香族类化学物质
色氨酸代谢异常
膀胱黏膜局部长期遭受刺激
其他因素
服用非那西汀类药物
埃及血吸虫患者
种族、环境因素
病理
组织类型
尿路上皮癌 ＞90%
鳞癌和腺癌 各2%~3%
间叶组织 1%~5%
肿瘤分布
侧壁及后壁最多，其次为三角区
生长方式
原位癌
乳头状癌
浸润癌

- 临床表现
  - 血尿（最常见）
    - 无痛性肉眼血尿
  - 膀胱刺激症状
  - 排尿困难
  - 膀胱结石表现
    - 尿痛、尿频、尿急、血尿、排尿困难
  - 下腹部肿块
  - 中晚期症状
    - 恶病质、远处转移、贫血等
- 护理
  - 饮食护理
    - 多吃蔬菜、水果
    - 饮水量：1 500~2 000mL/d
    - 多吃高蛋白、富含维生素、易消化食物
    - 避免食用牛奶、花生、豆类等易引起腹胀的食物
  - 生活方式
    - 戒烟戒酒
    - 合理营养
    - 保持良好情绪、适当锻炼
    - 控制体重
  - 社区宣传教育
    - 高度重视血尿症状
    - 常规体检
      - 早诊断、早发现、早治疗
    - 避免大量接触致癌物质
      - 非那西汀
      - 异烟肼
- 辅助检查及治疗
  - 影像学
    - 超声
    - 泌尿系统平片和静脉尿路造影
    - CT
    - 胸部检查
      - X线片
      - CT：肺部转移最敏感
    - MRI
    - 骨扫描
      - 骨痛、骨转移时
    - PET-CT
  - 实验室
    - 尿脱落细胞学
    - 肿瘤标志物
  - 内镜
    - 膀胱镜和活检
      - 诊断膀胱癌最可靠
    - 诊断性经尿道电切术
      - 切除肿瘤
      - 明确病理诊断
  - 治疗
    - 手术治疗
    - 膀胱灌注治疗
    - 光动力治疗

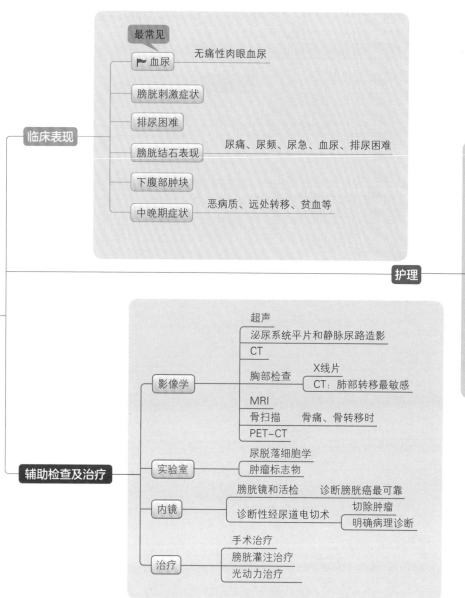

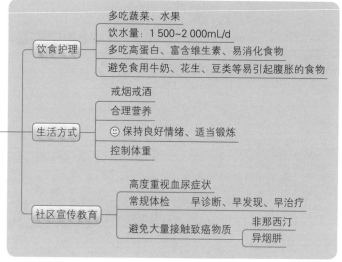

第三节 嗜铬细胞瘤

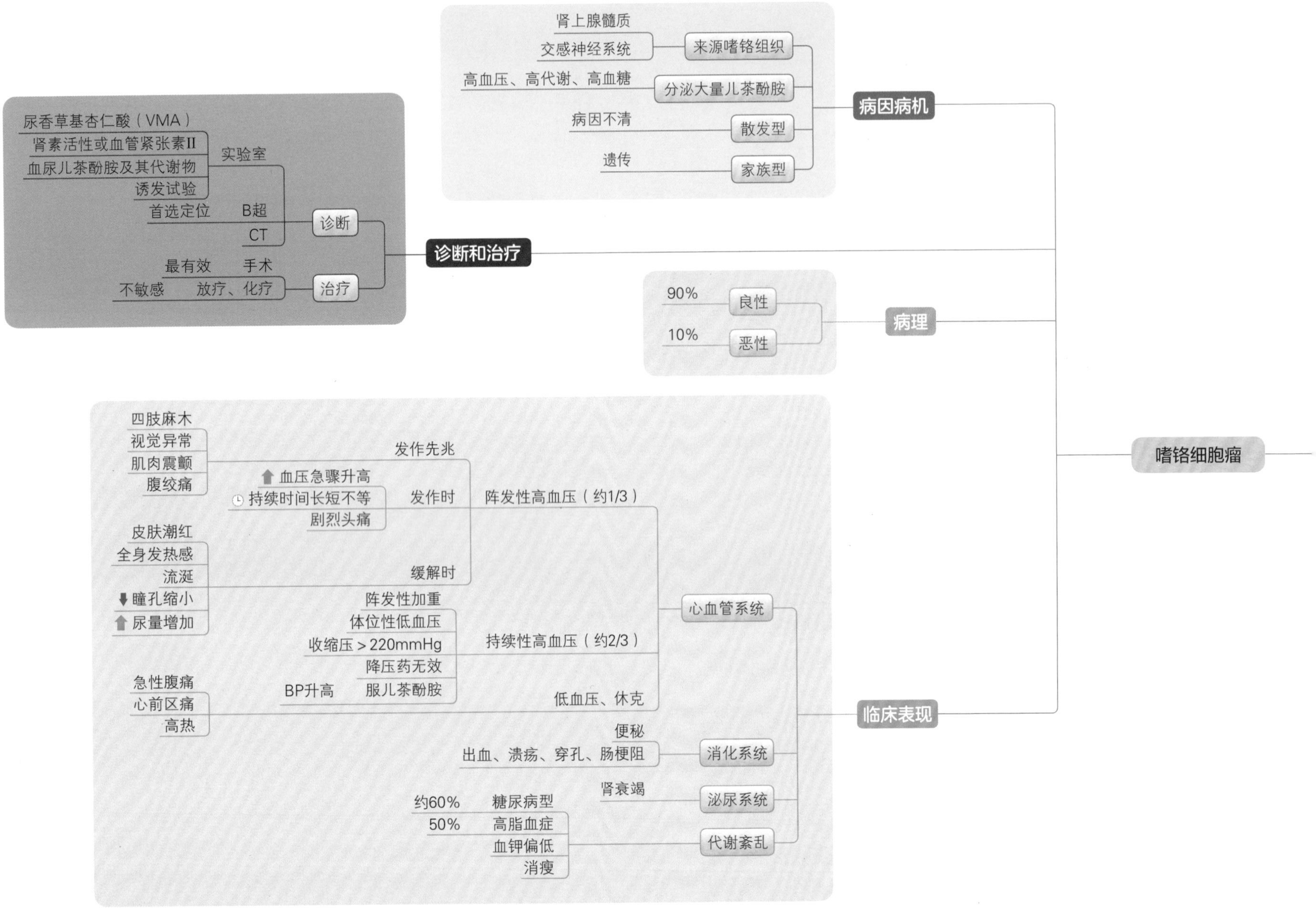
嗜铬细胞瘤
病因病机
来源嗜铬组织
肾上腺髓质
交感神经系统
分泌大量儿茶酚胺
高血压、高代谢、高血糖
散发型
病因不清
家族型
遗传
诊断和治疗
诊断
实验室
尿香草基杏仁酸（VMA）
肾素活性或血管紧张素II
血尿儿茶酚胺及其代谢物
诱发试验
首选定位
B超
CT
治疗
最有效
手术
不敏感
放疗、化疗
病理
良性
90%
恶性
10%
临床表现
心血管系统
阵发性高血压（约1/3）
发作先兆
四肢麻木
视觉异常
肌肉震颤
腹绞痛
发作时
血压急骤升高
持续时间长短不等
剧烈头痛
缓解时
皮肤潮红
全身发热感
流涎
瞳孔缩小
尿量增加
持续性高血压（约2/3）
阵发性加重
体位性低血压
收缩压＞220mmHg
降压药无效
服儿茶酚胺
BP升高
低血压、休克
急性腹痛
心前区痛
高热
消化系统
便秘
出血、溃疡、穿孔、肠梗阻
泌尿系统
肾衰竭
代谢紊乱
糖尿病型
约60%
高脂血症
50%
血钾偏低
消瘦

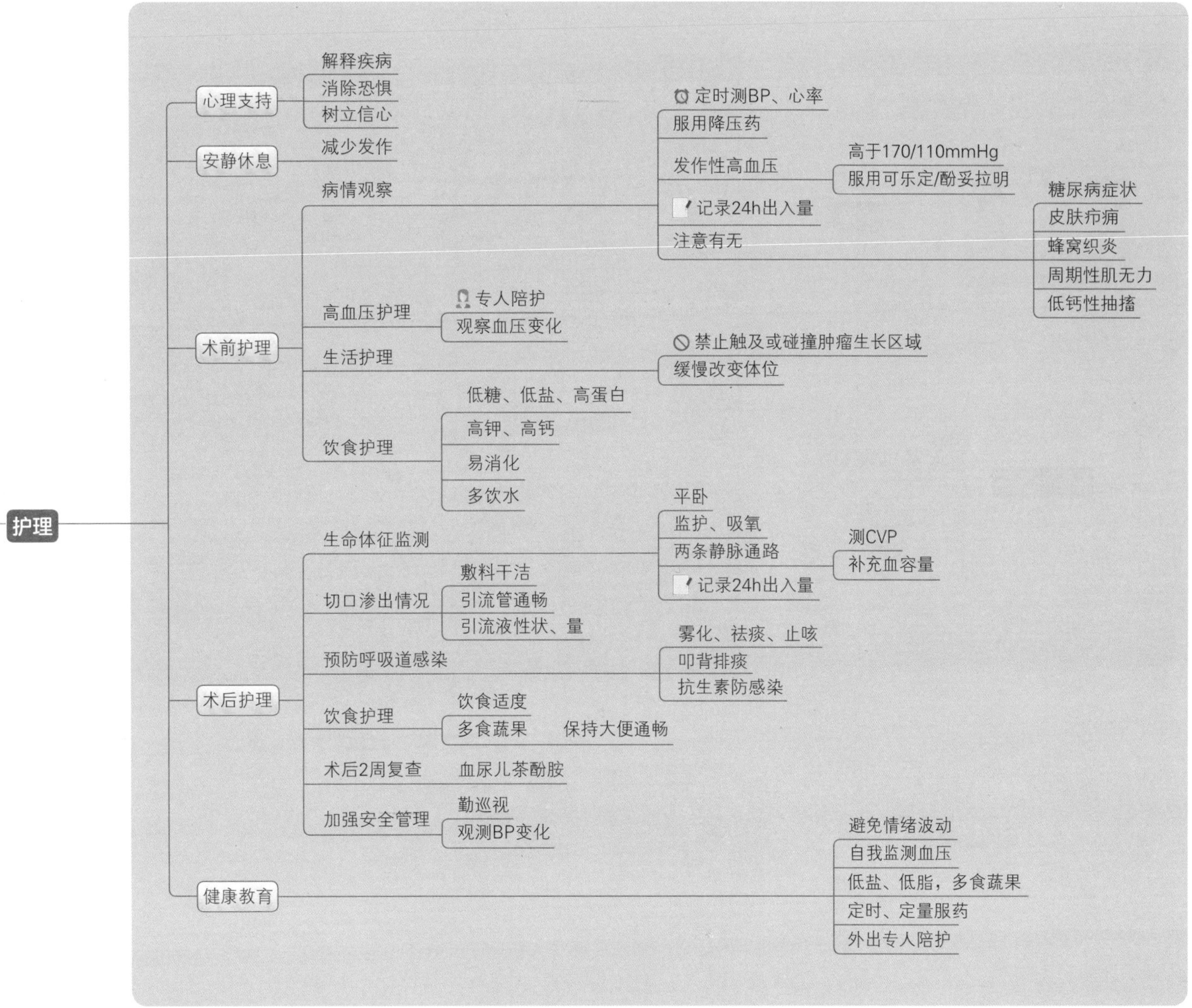
护理
心理支持
解释疾病
消除恐惧
树立信心
安静休息
减少发作
术前护理
病情观察
定时测BP、心率
服用降压药
发作性高血压
高于170/110mmHg
服用可乐定/酚妥拉明
记录24h出入量
注意有无
糖尿病症状
皮肤疖痈
蜂窝织炎
周期性肌无力
低钙性抽搐
高血压护理
专人陪护
观察血压变化
生活护理
禁止触及或碰撞肿瘤生长区域
缓慢改变体位
饮食护理
低糖、低盐、高蛋白
高钾、高钙
易消化
多饮水
术后护理
生命体征监测
平卧
监护、吸氧
两条静脉通路
测CVP
补充血容量
记录24h出入量
切口渗出情况
敷料干洁
引流管通畅
引流液性状、量
预防呼吸道感染
雾化、祛痰、止咳
叩背排痰
抗生素防感染
饮食护理
饮食适度
多食蔬果
保持大便通畅
术后2周复查
血尿儿茶酚胺
加强安全管理
勤巡视
观测BP变化
健康教育
避免情绪波动
自我监测血压
低盐、低脂，多食蔬果
定时、定量服药
外出专人陪护

第四节 前列腺癌

前列腺癌

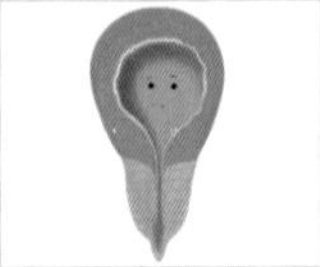

- 病理
  - 分型
    - >95% 腺癌
    - 导管腺癌
    - 尿路上皮癌
    - 鳞状细胞癌
    - 腺鳞癌
  - 转移
    - 直接蔓延
    - 骨转移、血道转移 最常见
    - 淋巴道转移
- 辅助检查
  - 直肠指检
  - 前列腺特异性抗原（PSA）检查
  - 直肠超声检查（TRUS）
  - 前列腺穿刺活检
  - CT、MRI、ECT
- 临床表现
  - 压迫症状
    - 进行性排尿困难
    - 尿频、尿急、夜尿多
    - 尿失禁
    - 大便困难/肠梗阻
    - 会阴部疼痛
  - 转移症状
    - 骨痛/病理性骨折
    - 双下肢水肿
    - 血尿、血精、阳痿
- 护理
  - 围手术期
    - 术前
      - 呼吸道管理
      - 加强营养
      - 肠道准备
      - 盆底肌训练
    - 术后
      - 全麻术后护理常规
      - 管道护理
      - 疼痛护理
      - 早期活动
      - 饮食护理
    - 并发症预防护理
      - 尿失禁
        - 盆底肌锻炼
        - 使用集尿器
      - 勃起功能障碍
        - 心理疏导
        - 遵医嘱用药
      - 尿道吻合口狭窄
        - 尿道扩张
  - 化疗、放疗
    - 详见第一部分第一章“肿瘤化疗的护理”和第二章“肿瘤放疗的护理”
  - 健康教育
    - 尿管护理
      - 告知带管注意事项
    - 饮食
      - 戒烟、戒酒
      - 避免饱食、高脂饮食
      - 减少红肉摄入
      - 多食新鲜蔬果
      - 补充钙剂
    - 活动
      - 防骨折
- 治疗
  - 手术治疗
    - 根治性前列腺切除术
  - 去势治疗
    - 药物去势
      - 诺雷得
      - 康士得
    - 睾丸切除
      - 手术去势
  - 化疗
  - 放疗

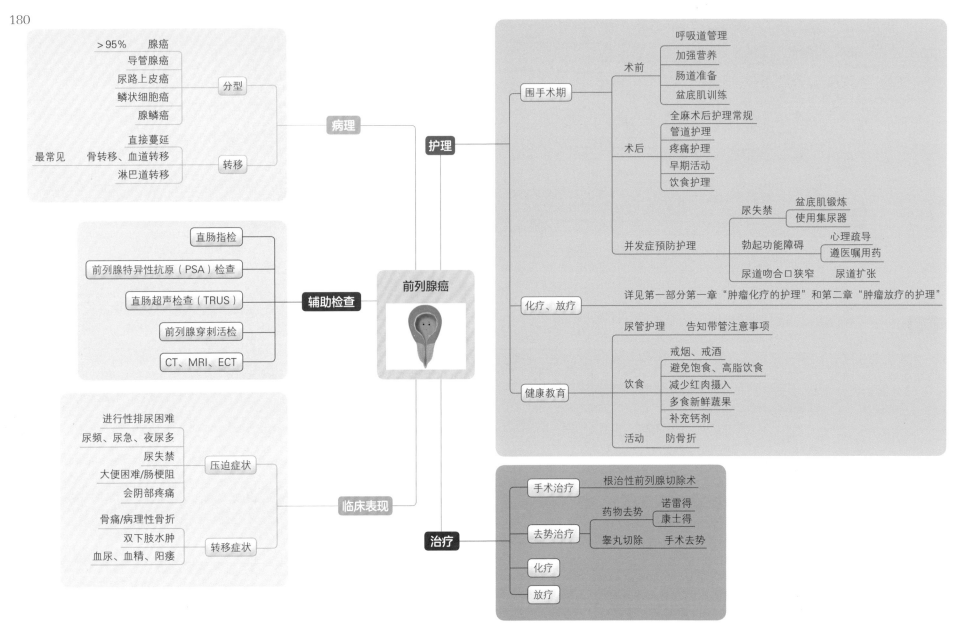

第五节 睾丸癌

睾丸癌

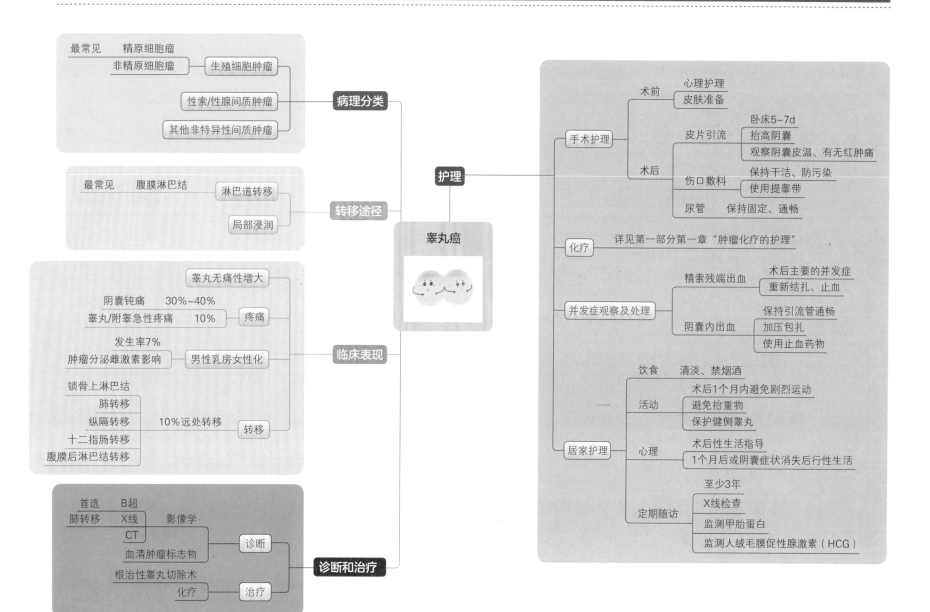

- **病理分类**
  - 生殖细胞肿瘤
    - 精原细胞瘤（最常见）
    - 非精原细胞瘤
  - 性索/性腺间质肿瘤
  - 其他非特异性间质肿瘤
- **转移途径**
  - 淋巴道转移
    - 最常见 腹膜淋巴结
  - 局部浸润
- **临床表现**
  - 睾丸无痛性增大
  - 疼痛
    - 阴囊钝痛 30%~40%
    - 睾丸/附睾急性疼痛 10%
  - 男性乳房女性化
    - 发生率7%
    - 肿瘤分泌雌激素影响
  - 转移
    - 10%远处转移
      - 锁骨上淋巴结
      - 肺转移
      - 纵隔转移
      - 十二指肠转移
      - 腹膜后淋巴结转移
- **诊断和治疗**
  - 诊断
    - 影像学
      - 首选 B超
      - 肺转移 X线
      - CT
    - 血清肿瘤标志物
  - 治疗
    - 根治性睾丸切除术
    - 化疗
- **护理**
  - 手术护理
    - 术前
      - 心理护理
      - 皮肤准备
    - 术后
      - 皮片引流
        - 卧床5~7d
        - 抬高阴囊
        - 观察阴囊皮温、有无红肿痛
      - 伤口敷料
        - 保持干洁、防污染
        - 使用提睾带
      - 尿管 保持固定、通畅
  - 化疗
    - 详见第一部分第一章“肿瘤化疗的护理”
  - 并发症观察及处理
    - 精索残端出血
      - 术后主要的并发症
      - 重新结扎、止血
    - 阴囊内出血
      - 保持引流管通畅
      - 加压包扎
      - 使用止血药物
  - 居家护理
    - 饮食 清淡、禁烟酒
    - 活动
      - 术后1个月内避免剧烈运动
      - 避免抬重物
      - 保护健侧睾丸
    - 心理
      - 术后性生活指导
      - 1个月后或阴囊症状消失后行性生活
    - 定期随访
      - 至少3年
      - X线检查
      - 监测甲胎蛋白
      - 监测人绒毛膜促性腺激素（HCG）

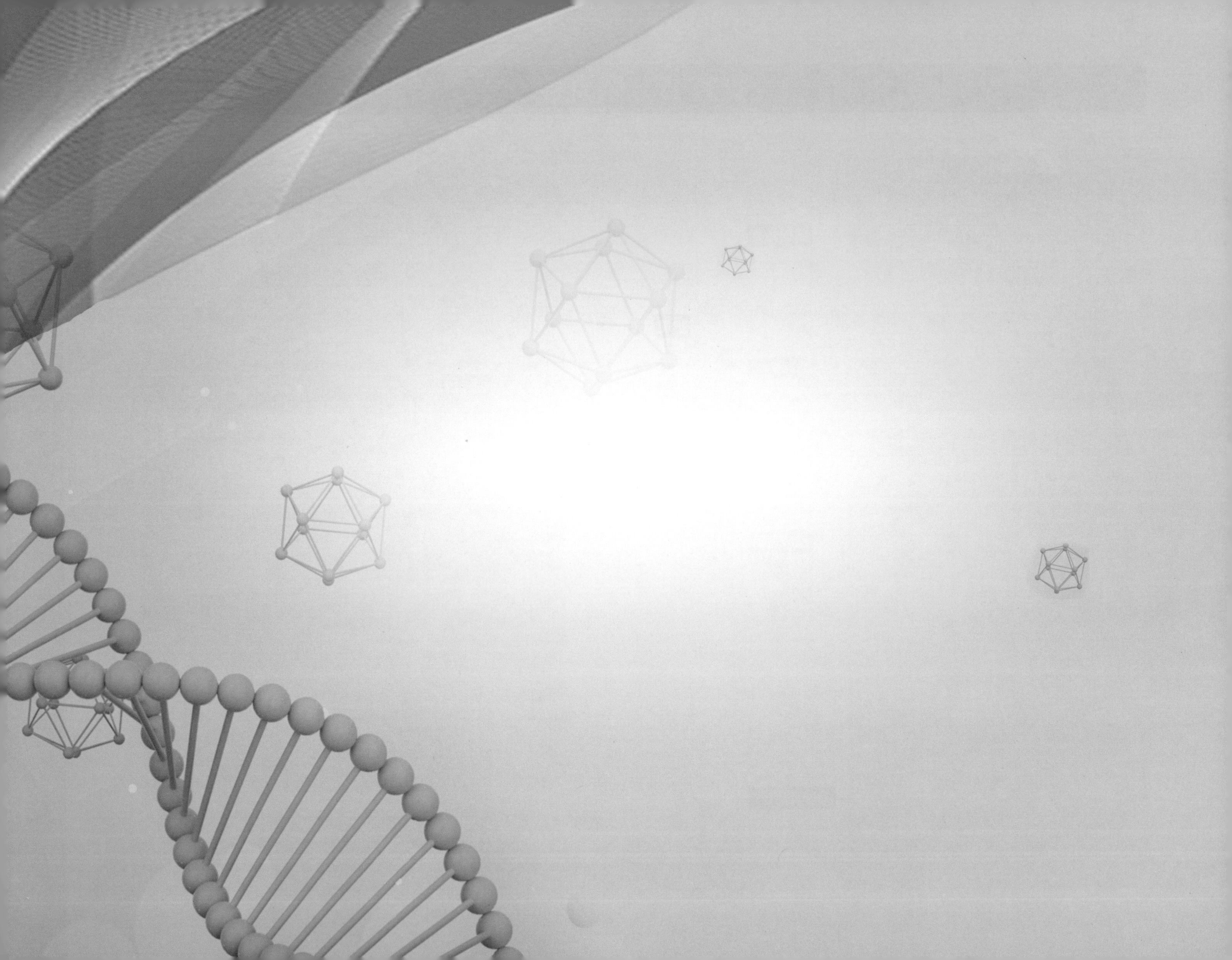

第五章

女性生殖系统肿瘤的护理

第一节 宫颈癌

宫颈癌

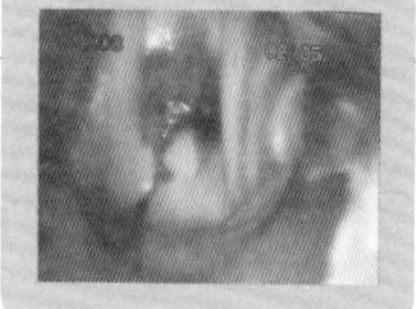

- 病因病机
  - 性行为
    - 多个性伴侣
    - 性生活不洁
  - 病毒感染
    - HPV
    - 疱疹病毒II型
  - 月经及分娩行为
    - 经期卫生不良
    - 早婚、早育、多产
  - 其他
    - 代谢异常
    - 吸烟
    - 避孕药
- 病理
  - 病理形态
    - 外生型（菜花型） 最常见
    - 内生型（浸润型）
    - 溃疡型
    - 颈管型
  - 组织学分类
    - 鳞癌
    - 腺癌
  - 病理分期
    - FIGO分期/TNM分期
  - 转移途径
    - 直接蔓延 最常见
    - 淋巴道转移 最主要
    - 血道转移
- 辅助检查
  - 宫颈细胞学检查 筛查和早期发现
  - 阴道镜检查
  - 宫颈和颈管活检 最可靠
  - 宫颈锥切术
- 治疗
  - 手术治疗
  - 放疗
    - 体外照射
    - 腔内放疗
  - 化疗
    - 术前新辅助化疗
    - 术后化疗

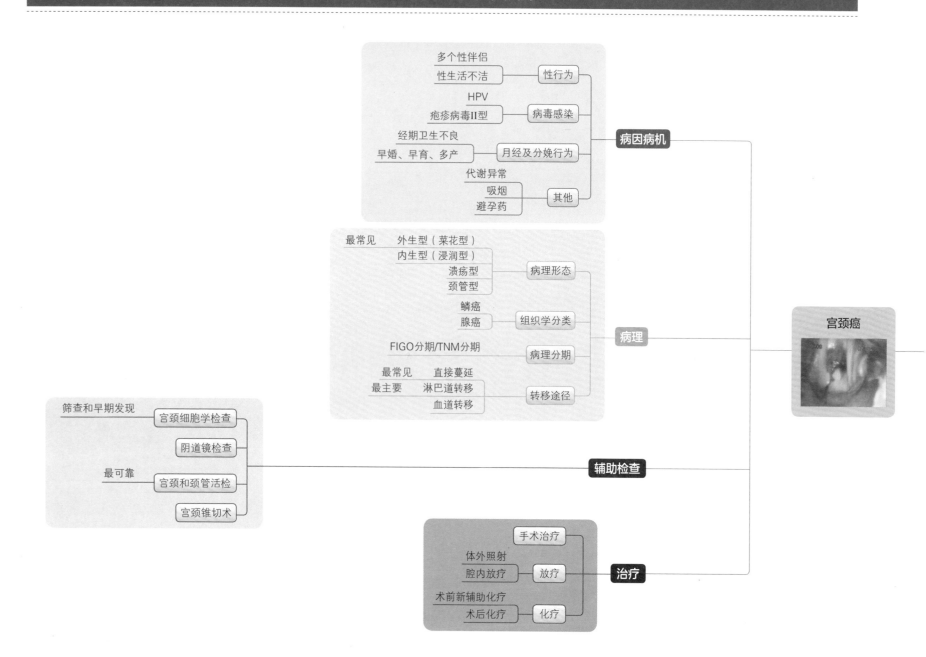

- 临床表现
  - 阴道流血
    - 接触性出血
    - 绝经后阴道出血
  - 阴道排液
    - 白色或血性、有腥臭味
    - 晚期大量脓性或米汤样恶臭白带
  - 晚期症状
    - 持续性腰骶部或坐骨神经痛
    - 下肢肿痛、输尿管梗阻、肾盂积水
    - 全身衰竭等恶病质状态
- 护理
  - 术前
    - 皮肤准备
    - 肠道、阴道准备
    - 配血、抗生素皮试
    - 术前宣传教育、心理指导
  - 术后
    - 保持呼吸道通畅
    - 密切监测生命体征
    - 注意阴道出血及伤口渗血情况
    - 各管道固定通畅，观察引流液
    - 勤翻身、早下床活动
    - 着弹力袜，预防下肢静脉血栓
  - 化疗
    - 严格按照用药原则给药
    - 化疗前给予抗过敏、止吐药物
    - 观察化疗不良反应
    - 少食多餐、多饮水
  - 放疗
    - 详见第一部分第二章“肿瘤放疗的护理”
  - 健康教育
    - 了解高危因素及防范措施
    - 定期进行防癌普查
    - 调整心理状态，积极参加社交活动
    - 性生活指导
    - 明确肿瘤随访的目的和重要性

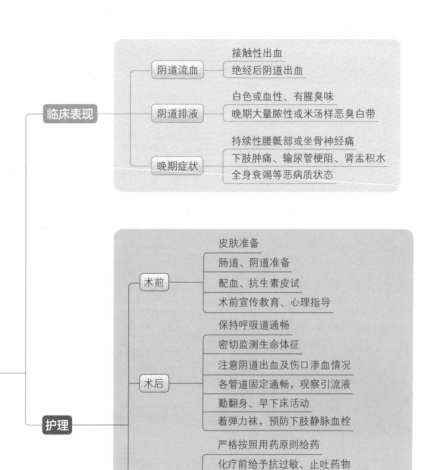

第二节　绒毛膜癌

- 绒毛膜癌
  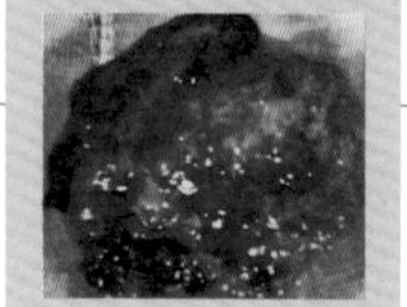
  - 病因病机
    - 继发于葡萄胎妊娠
    - 继发于非葡萄胎妊娠
      - 流产
      - 足月妊娠
      - 异位妊娠
  - 病理
    - 病理形态
      - 常位于子宫肌层内
      - 可突入宫腔或穿破浆膜
      - 单个或多个
      - 与周围组织分界清晰
      - 质地软而脆
      - 镜下为无绒毛结构或水泡状结构
    - 病理分期
      - FIGO分期
    - 转移途径
      - 血道转移　最主要
    - 转移部位
      - 肺转移（占80%）
      - 肝转移
      - 脑转移
      - 其他转移
        - 脾
        - 肾
        - 膀胱
        - 消化道
        - 骨

- **临床表现**
  - 无转移者（大多继发于葡萄胎妊娠）
    - 不规则阴道流血
    - 子宫复旧不全或不均匀增大
    - 卵巢黄素化囊肿
    - 腹痛
      - 肿瘤组织穿破子宫
      - 黄素化囊肿发生扭转/破裂时
  - 有转移者（易继发于非葡萄胎妊娠）
    - 肺转移：咳嗽、血痰或反复咯血、胸痛及呼吸困难
    - 阴道转移
      - 局部表现为紫蓝色结节
      - 破溃后出血
    - 肝转移：上腹部或肝区疼痛
    - 脑转移
      - 瘤栓期：一过性缺血症状
      - 脑瘤期：头痛、喷射性呕吐、偏瘫、抽搐直至昏迷
      - 脑疝期：颅内压增高
- **护理**
  - 一般护理
    - 心理护理
    - 严密观察患者腹痛及阴道流血情况
    - 动态观察β–HCG的变化情况
    - 个体护理
    - 识别转移灶症状
  - 有转移灶者的护理
    - 阴道转移者
      - 禁止做不必要的检查和阴道窥器检查
      - 卧床休息
      - 观察阴道流血情况、生命体征及有无感染
      - 配血备用
    - 肺转移者
      - 卧床休息
      - 有呼吸困难者给予半卧位并吸氧
      - 大咯血时立即取头低患侧卧位并保持呼吸道通畅
    - 脑转移者
      - 卧床休息，起床时有人陪伴
      - 观察颅内压增高的症状
      - 记录出入量
      - 观察有无电解质紊乱
  - 健康教育
    - 高蛋白、高维生素、易消化食物
    - 防止感染
    - 节制性生活，做好避孕指导
    - 定期随访
- **辅助检查**
  - 血清HCG测定：主要诊断依据
  - 胸部X线摄片：诊断肺转移的重要检查方法
  - 影像学检查
    - B超：诊断子宫原发病灶最常用的方法
    - CT：发现肺部较小病灶和肝、脑部转移灶
    - MRI：脑和盆腔病灶诊断
  - 组织学检查

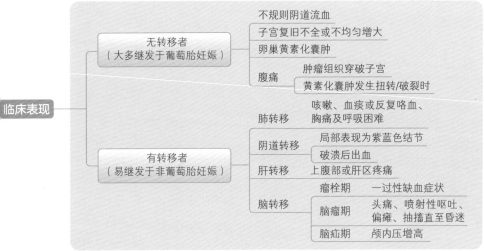

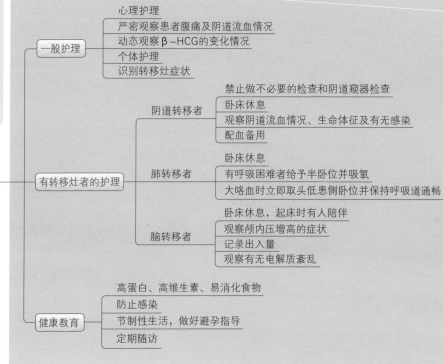

第三节 卵巢癌

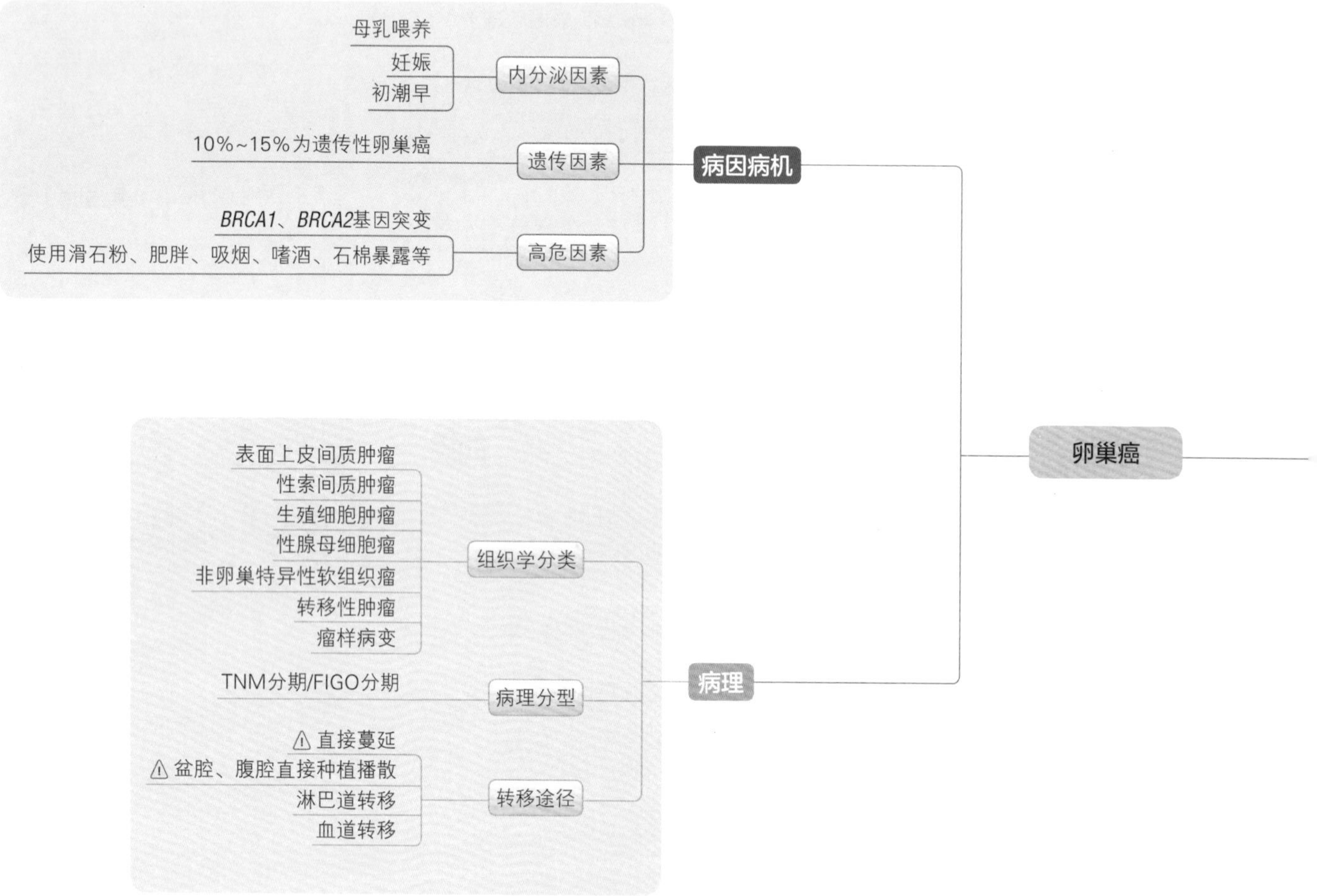
卵巢癌
病因病机
内分泌因素
母乳喂养
妊娠
初潮早
遗传因素
10%~15%为遗传性卵巢癌
高危因素
BRCA1、BRCA2基因突变
使用滑石粉、肥胖、吸烟、嗜酒、石棉暴露等
病理
组织学分类
表面上皮间质肿瘤
性索间质肿瘤
生殖细胞肿瘤
性腺母细胞瘤
非卵巢特异性软组织瘤
转移性肿瘤
瘤样病变
病理分型
TNM分期/FIGO分期
转移途径
⚠直接蔓延
⚠盆腔、腹腔直接种植播散
淋巴道转移
血道转移

- **临床表现**
  - 下腹不适
    - 盆腔坠胀
    - 恶心、胃部不适
  - 腹部膨胀感
    - 腹水
    - 肿瘤生长超出盆腔
    - 便秘、尿频、排尿困难
    - 下肢水肿
  - 月经紊乱及内分泌症状
    - 月经紊乱、阴道流血
    - ↑雌激素　假性性早熟
    - ↑雄激素　男性化
      - 不规则阴道流血
      - 绝经后阴道流血
  - 消瘦、疼痛
    - 多为晚期症状
- **辅助检查**
  - 妇科检查
    - 双合诊、三合诊
  - 影像学检查
    - B超　首选
    - CT　最常用
    - MRI
    - PET-CT
  - 肿瘤标志物检查
    - CA125
    - HE4
    - AFP
    - HCG
  - 细胞学检查
  - 腹腔镜检查
- **护理**
  - 腹水的护理
    - 呼吸困难　吸氧、半卧位
    - 监测腹围、体重
    - 监测尿量、电解质变化
    - 腹腔穿刺
      - 穿刺点皮肤护理
      - 初次放腹水＜3 000mL
      - 观察腹水的量、颜色、性质
  - 伤口及引流管护理
    - 观察引流液的量、颜色、性质
  - 术后并发症护理
    - 腹腔内出血
      - 密切监测生命体征
      - 观察引流液性状
      - 观察伤口有无出血
    - 伤口愈合不良
      - 增强营养
      - 减少伤口刺激
    - 肠梗阻
      - 预防
        - 勤翻身、早下床
        - 食用易消化食物
      - 记录24h出入量
      - 纠正电解质紊乱、低蛋白血症
      - 胃肠减压
    - 下肢静脉血栓
      - 早下床活动
      - 减少下肢静脉穿刺
      - 确诊患者
        - 患肢制动、抬高患肢
        - 监测腿围
        - 绝对卧床
        - 使用抗凝药物
        - 防压疮
  - 饮食护理
    - 高维生素/纤维/蛋白
    - 盐＜2g/d
  - 活动
    - 适量运动
    - 保证心情舒畅
  - 社区宣传教育
    - 妇科检查　＞30岁妇女每年1次
    - 高危人群
      - 进行*BRCA1*和*BRCA2*基因检测
      - 无生育要求　⚠口服避孕药　可预防卵巢癌
      - 保留生育功能　每半年1次阴道超声检查
      - 不保留生育功能　35~40岁预防性双附件切除
      - 乳腺癌/卵巢癌家族史人群　＞30岁每年乳腺筛查
    - 患者
      - 1、3、6、12个月进行随访
      - 更年期症状
        - 保持良好心态
        - 定期体检
        - 严重时药物干预

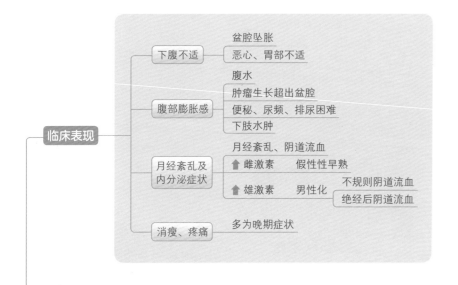

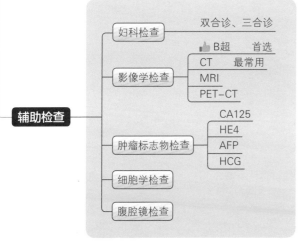

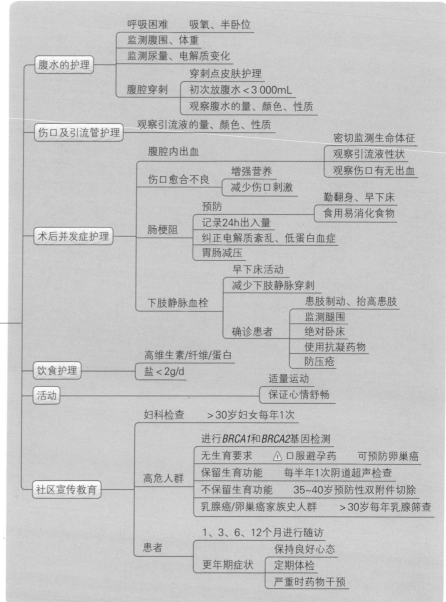

第四节　子宫内膜癌

- 子宫内膜癌

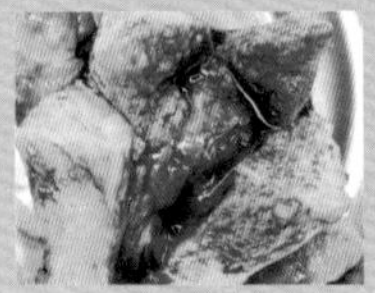

- 病因病机
  - I型 雌激素依赖型（占80%）
    - 年龄因素：高峰年龄为50~60岁
    - 肥胖：独立高危因素
    - 糖尿病
    - 高血压
    - 多囊卵巢综合征
    - 无排卵、不孕和未孕
    - 早初潮、晚绝经
    - 卵巢肿瘤
    - 外源性雌激素类药物的应用
    - 遗传因素
    - 地域、饮食习惯、体育锻炼习惯等
  - II型 非雌激素依赖型
    - p53突变和HER-2的异常扩增
- 病理
  - 病理形态
    - 巨检
      - 弥漫型
      - 局灶型
  - 组织学分类
    - 镜检
      - 内膜样腺癌（占80%~90%）
      - 腺癌伴鳞状上皮化生
      - 浆液性腺癌
      - 黏液性癌
      - 透明细胞癌
  - 病理分期
    - FIGO分期
  - 转移途径
    - 主要
      - 直接蔓延
      - 淋巴道转移
    - 血道转移

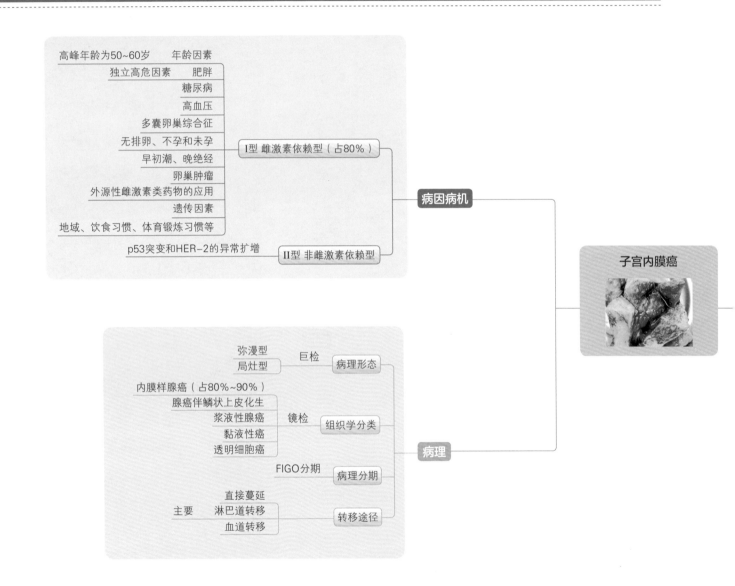

- 临床表现
  - 异常子宫出血——最常见
  - 阴道异常排液——多为血性或浆液性分泌物
  - 下腹疼痛、贫血、消瘦及恶病质等体征
- 治疗
  - 手术治疗——首选
  - 放疗
    - 单纯放疗
    - 辅助放疗
  - 化疗
  - 激素治疗
- 护理
  - 心理护理——提供疾病知识，缓解焦虑
  - 术前护理
    - 阴道准备
    - 肠道准备
    - 皮肤准备
  - 术后护理
    - 取合适体位，保持呼吸道通畅
    - 观察生命体征变化
    - 鼓励患者在早期下床活动
    - 注意切口敷料渗血、渗液情况
    - 观察阴道出血情况，保持会阴清洁
    - 注意管道是否固定、通畅
    - 观察尿液及引流液的颜色、性状及量
    - 按要求定期随访
    - 性生活指导
  - 化疗、放疗护理——详见第一部分第一章“肿瘤化疗的护理”和第二章“肿瘤放疗的护理”
  - 饮食护理
    - 多食低脂、富含维生素食物
    - 多食瓜果蔬菜
    - 限制钠盐的摄入
    - 不食刺激性、胀气食物
    - 增加矿物质和优质蛋白质的摄入
- 辅助检查
  - 分段诊断性刮宫——早期最常用、最有价值
  - 细胞学检查
  - 宫腔镜检查
  - B超检查

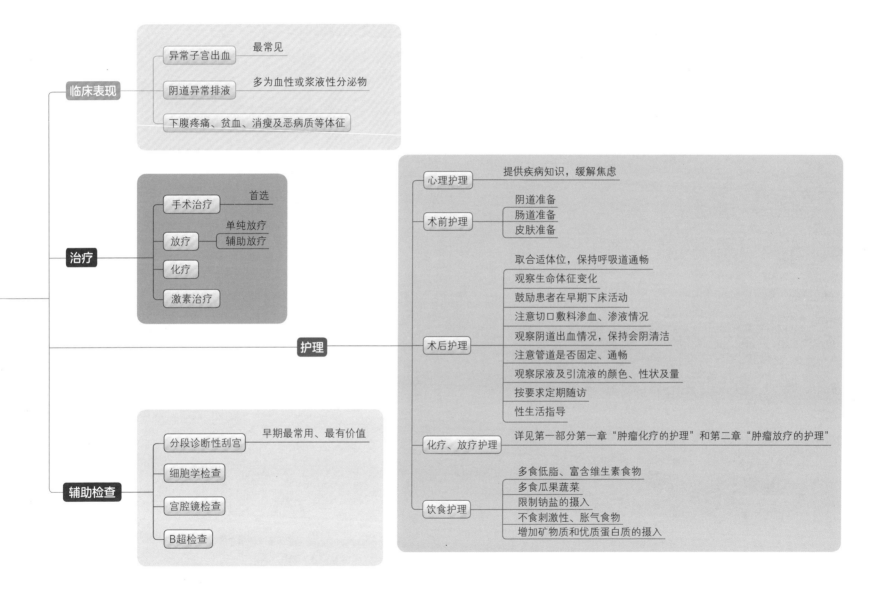

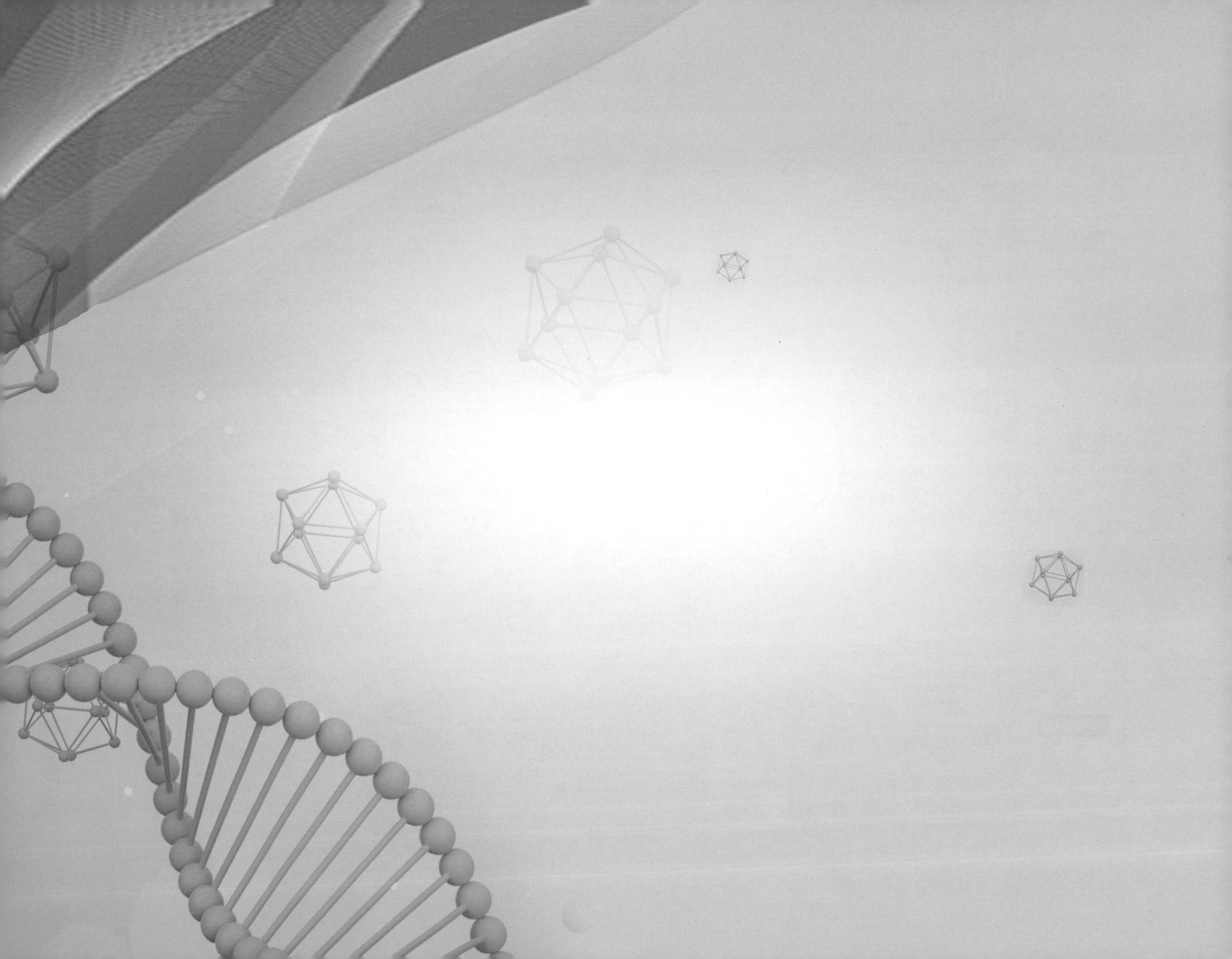

第六章

血液淋巴系统肿瘤的护理

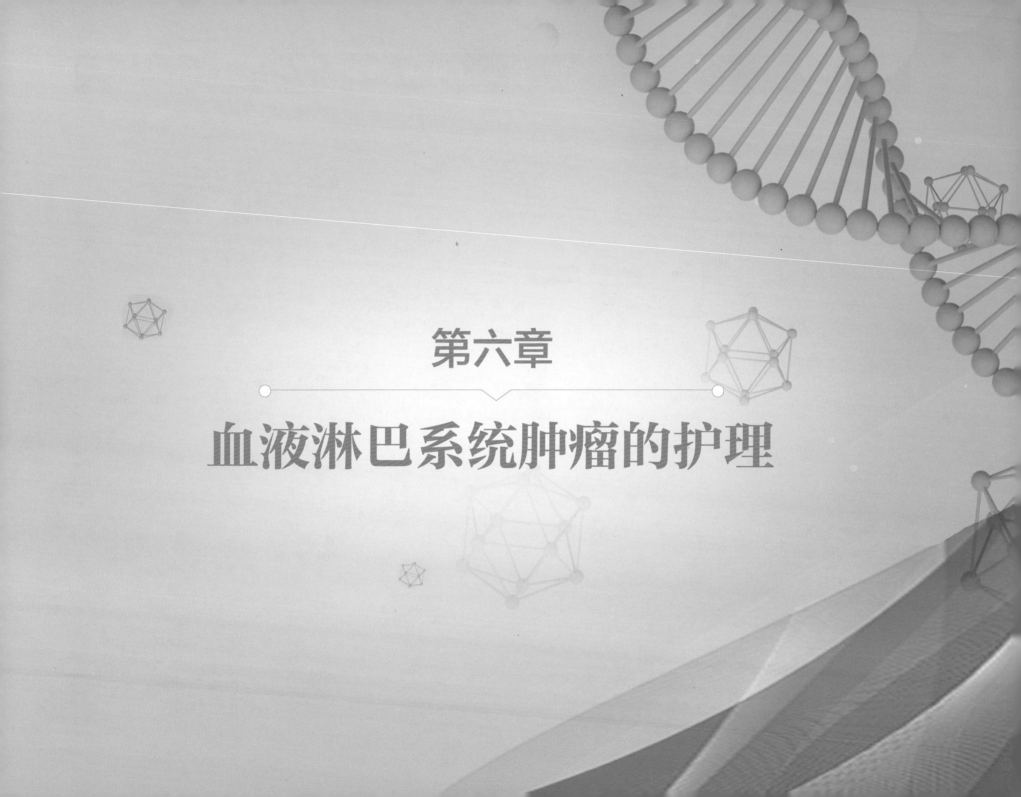

第一节　白血病

白血病（一）

- **病因病机**
  - 生物因素
    - 病毒感染
    - 自身免疫功能异常
  - 化学因素
    - 苯及其衍生物
    - 部分抗肿瘤的细胞毒药物
    - 亚硝胺类物质、保泰松及其衍生物、氯霉素等
    - 亚乙胺类衍生物乙双吗啉
  - 放射因素
    - X射线
    - γ射线
    - 电离辐射
  - 遗传因素
  - 其他
    - 骨髓增生异常综合征
    - 淋巴瘤
    - 多发性骨髓瘤
- **临床表现**
  - 急性白血病
    - 1 贫血
    - 2 发热
      - ⚠继发感染：死亡最常见原因之一
      - 肿瘤性发热
    - 3 出血
      - 皮肤瘀点、瘀斑
      - 鼻出血、牙龈出血
      - 女患者月经过多
      - 眼底出血
      - ⚠颅内出血：死亡率高
      - ⚠DIC：M3患者易并发
    - 4 器官和组织浸润
      - 肝、脾和淋巴结肿大
      - 胸骨下段压痛
      - 口腔牙龈增生、肿胀
      - 皮肤蓝灰色斑丘疹、皮下结节、红斑等
      - 中枢神经系统白血病
      - 睾丸无痛性肿大
  - 慢性白血病
    - 1 慢性髓系/粒细胞白血病
      - 慢性期
        - 巨脾：为最突出的体征
        - 乏力、低热、多汗、体重减轻
        - 胸骨中下段压痛
        - 肝脏中度肿大
      - 加速期
        - 原因不明的高热
        - 虚弱、体重下降
        - 脾脏迅速增大
        - 骨、关节痛
        - 贫血、出血
      - 急变期：与急性白血病类似
    - 2 慢性淋巴细胞白血病
      - 淋巴结肿大：首发症状
      - 疲乏、无力
      - 食欲减退、消瘦、低热、盗汗
      - 贫血、出血、感染
- **病理**
  - 分类
    - 急性白血病
      - 急性淋巴细胞白血病（ALL）
      - 急性非淋巴细胞白血病（ANLL）
    - 慢性白血病
      - 1 慢性髓系/粒细胞白血病（CML）
      - 2 慢性淋巴细胞白血病（CLL）
      - 3 少见类型白血病

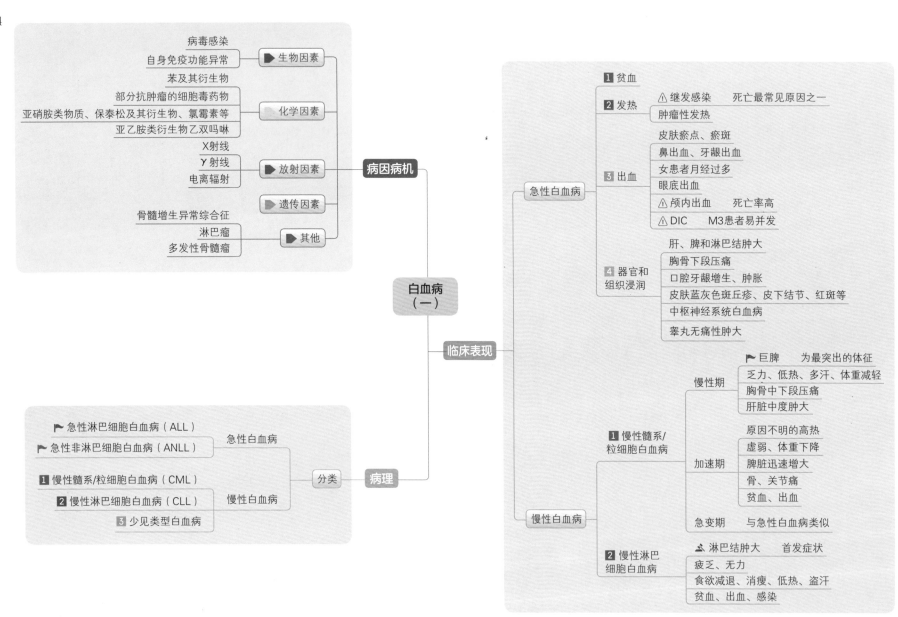

白血病（二）

- **辅助检查及治疗**
  - 急性白血病
    - 主要依据
      - 血涂片可见原始和幼稚细胞
      - 骨髓穿刺确诊
    - 治疗
      - 对症支持
        - 高白细胞血症紧急处理
        - 防治感染
        - 改善贫血
        - 防治出血
        - 防治尿酸性肾病
        - 纠正水、电解质酸碱平衡失调
      - 化疗
      - 中枢神经系统白血病的防治
      - 细胞因子治疗
      - 造血干细胞移植
  - 慢性白血病
    - 慢性髓系/粒细胞白血病
      - 1 慢性期
        - 骨髓象：有核细胞增生明显活跃
        - 可见各阶段幼稚粒细胞
      - 2 加速期：骨髓活检显示胶原纤维显著增生
      - 3 急变期：出现髓外原始细胞浸润
    - 慢性淋巴细胞白血病
      - 骨髓象：有核细胞增生明显活跃
      - 淋巴细胞持续增多
    - 治疗
      - 化疗
      - 免疫治疗
      - 造血干细胞移植
- **护理**
  - 急性白血病
    - 饮食指导
      - 三高、清淡、易消化、少渣软食
      - 多饮水，多食蔬菜、水果，避免辛辣刺激食物
      - 保持大便通畅
    - 病情监测指导（预防感染和出血）
      - 注意保暖
      - 检查口腔、肛周有无感染，自测体温
      - 勿挖鼻、牙签剔牙，使用软毛牙刷
      - 定期复查血象
      - 出现出血、发热、骨关节痛时及时就医
    - 心理指导：做力所能及的事，增强患者自信心
  - 慢性白血病：慢性期病情稳定可工作、学习、适当锻炼，同急性白血病

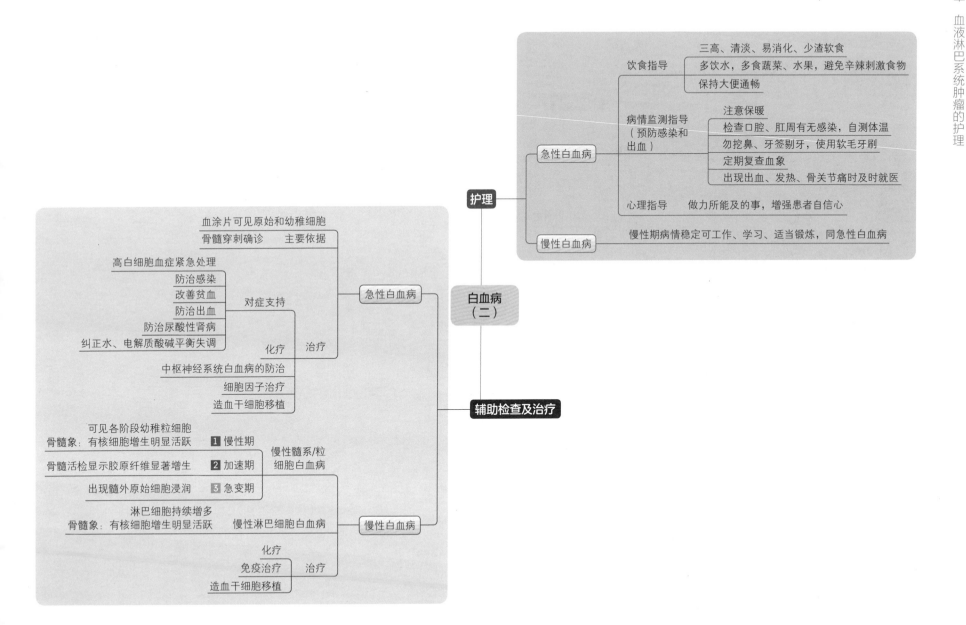

第二节　淋巴瘤

- 淋巴瘤
  - 病因病机
    - 病毒感染
      - EB病毒
      - 反转录病毒人类T细胞白血病病毒I型
      - Kaposi肉瘤病毒
    - 免疫缺陷
    - 其他因素
      - 幽门螺杆菌与胃MALT淋巴瘤相关
  - 病理
    - 分类
      - 霍奇金淋巴瘤（HL）
        - 结节性淋巴细胞为主型：占5%
        - 经典型：占95%
      - 非霍奇金淋巴瘤（NHL）
        - 免疫学分型
        - WHO2008分型
    - 分期
      - I期：单个淋巴结区域或淋巴样组织受累
      - II期：在膈肌的两组或多组淋巴结受累
      - III期：受累淋巴结区域或结构位于横隔两侧
      - IV期：与受累淋巴结邻近的结外器官有病变；一个或多个其他结外部位受累
  - 临床表现
    - 淋巴结肿大
      - 1 无痛性、进行性淋巴结肿大　首发
      - 2 可引起压迫症状
    - 发热
      - 30%~40%HL为首发
      - 热型多不规则　为本病特征之一
      - 热退时大汗淋漓
    - 皮肤瘙痒
      - 为HL较特异的表现
      - 可为HL唯一的全身症状
    - 盗汗、消瘦
    - 组织器官受累
      - NHL常见
  - 辅助检查及治疗
    - 血象
    - 骨髓象
    - 其他检查
      - 淋巴结活检　是确诊和分型的主要依据
      - 胸部X线、腹部超声、胸（腹）CT或PET-CT　病变部位及范围
      - PET-CT作为评价疗效指标
      - 血沉、血清乳酸脱氢酶　疾病活动期
      - 血清碱性磷酸酶、血钙　骨骼受累
    - 治疗
      - 化疗为主、联合放疗
      - 生物治疗
      - 骨髓/干细胞移植
  - 护理
    - 化疗、放疗护理
      - 详见第一部分第一章“肿瘤化疗的护理”和第二章“肿瘤放疗的护理”
    - 体温过高
      - 1 休息、通风、着透气棉质衣服
      - 2 补充营养及水分
        - 高热量/维生素、营养丰富的半流食或软食
        - 每日饮水＞2 000mL，必要时静脉补液
        - 心功能衰竭　限制液体摄入
      - 3 降温
        - 物理
          - 冰敷
          - 有出血倾向者禁用酒精或温水擦浴
        - 药物
          - 遵医嘱用药
          - 及时更换汗湿衣物
    - 放射损伤皮肤护理
      - 干反应：皮肤灼痛
        - 0.2%薄荷淀粉
        - 氢化可的松软膏
      - 湿反应：刺痒、渗液、水疱
        - 冰片蛋清
        - 氢化可的松软膏
        - 硼酸软膏
          - 外敷
          - 加压包扎1~2d
          - 暴露局部
      - 溃疡、坏死
        - 全身抗感染治疗
        - 外科清创
        - 植皮
    - 心理指导
      - 鼓励患者积极接受治疗

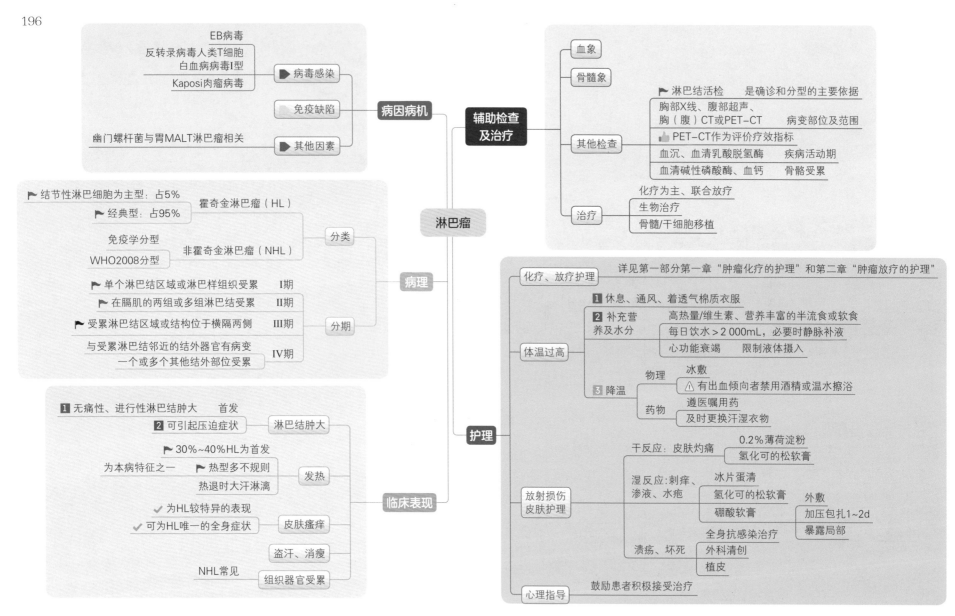

第三节 多发性骨髓瘤

多发性骨髓瘤

- **病因病机**
  - 病毒感染（人类8型疱疹病毒）
  - 电离辐射
  - 接触工业或农业毒物
  - 慢性抗原刺激及遗传因素
- **病理**
  - 分型
    - 一般分型
      - 孤立型
      - 多发型
      - 弥漫型
      - 髓外型
      - 白血病型
    - 根据免疫球蛋白分型
      - IgG型　最常见
      - IgA型
      - IgD型
      - IgM型
      - 轻链型
      - IgE型
      - 非分泌型
  - 分期（ISS）国际分期系统
    - Ⅰ期：血清β2-MG<3.5mg/L，清蛋白≥35g/L
    - Ⅱ期：介于Ⅰ期和Ⅲ期之间
    - Ⅲ期：血清β2-MG≥5.5mg/L，清蛋白<35g/L
- **辅助检查**
  - 血象
  - 骨髓象
  - 血液生化检查
    - 单克隆免疫球蛋白血症的检查
    - 血钙、磷
    - IL-6和C反应蛋白
    - 血沉
  - 影像学检查

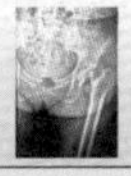

  - 尿和肾功能检查
  - 细胞遗传学检查
- **临床表现**
  - 骨骼损害
    - 骨痛
    - 病理性骨折
    - 高钙血症
  - 肾损害
    - 蛋白尿
    - 管型尿
    - ⚠急、慢性肾衰竭　次位致死因素
  - 感染　⚠首位致死因素
  - 贫血
  - 出血倾向
  - 高黏滞综合征
  - 淀粉样变性和雷诺现象
  - 神经损害　POEMS综合征
    - 多发性神经病变
    - 器官肿大
    - 内分泌病
    - 单克隆免疫球蛋白血症
    - 皮肤改变
  - 其他
    - 髓外浆细胞瘤
    - 浆细胞白血病
    - 肝、脾、淋巴结肿大
- **护理**
  - 骨骼疼痛　详见第一部分第七章第一节“疼痛”
  - 躯体活动障碍　➡预防压疮
  - 饮食护理
    - 高热量/蛋白/维生素、易消化饮食
    - 每日饮水2 000~3 000mL
    - 预防便秘
  - 疾病知识指导
    - 预防病理性骨折　卧硬板床
    - 减轻骨骼脱钙　适度活动
  - 用药指导与病情监测
    - 遵医嘱用药
    - 定期复查
    - 预防感染

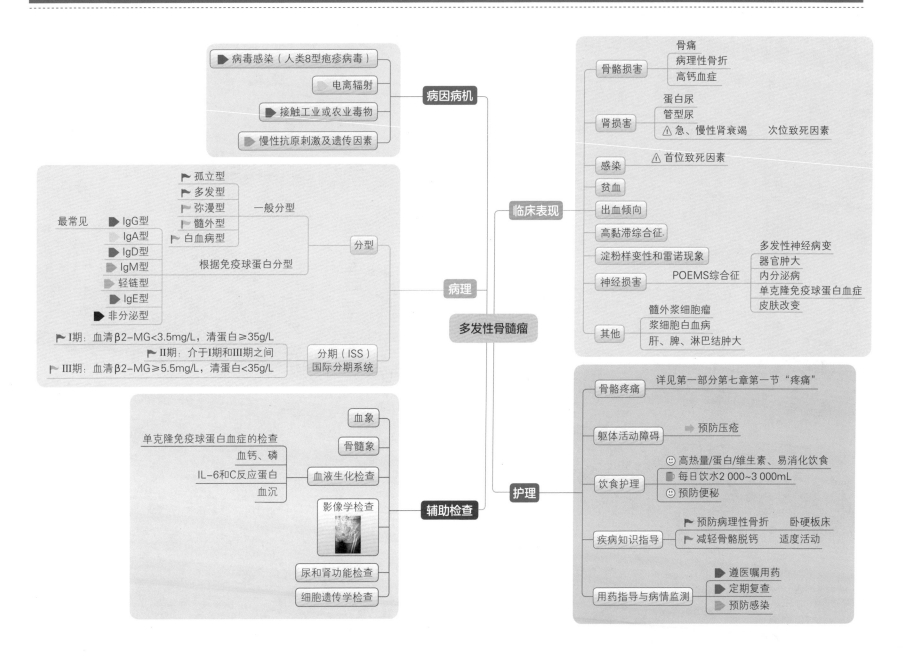

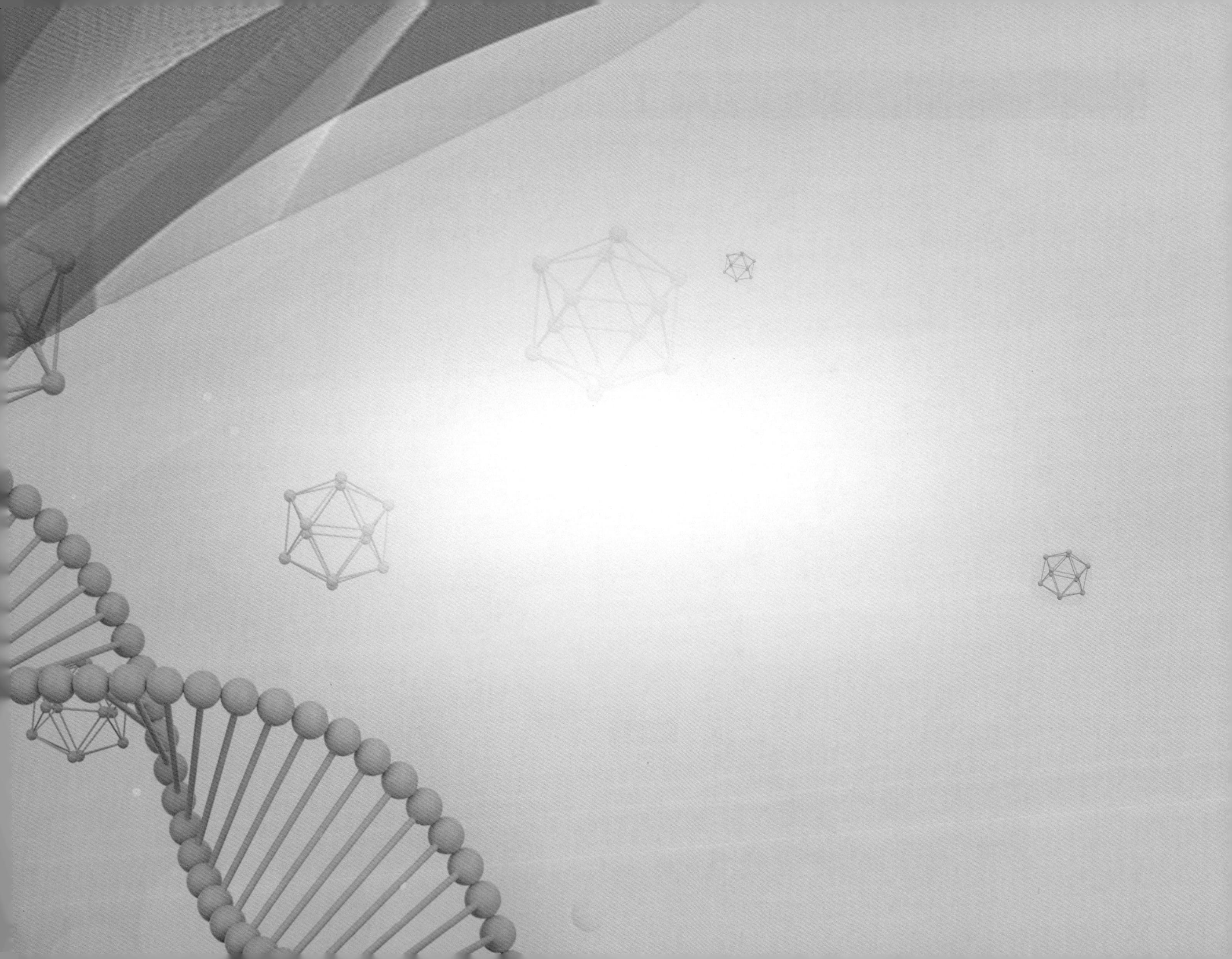

第七章

骨及软组织肿瘤的护理

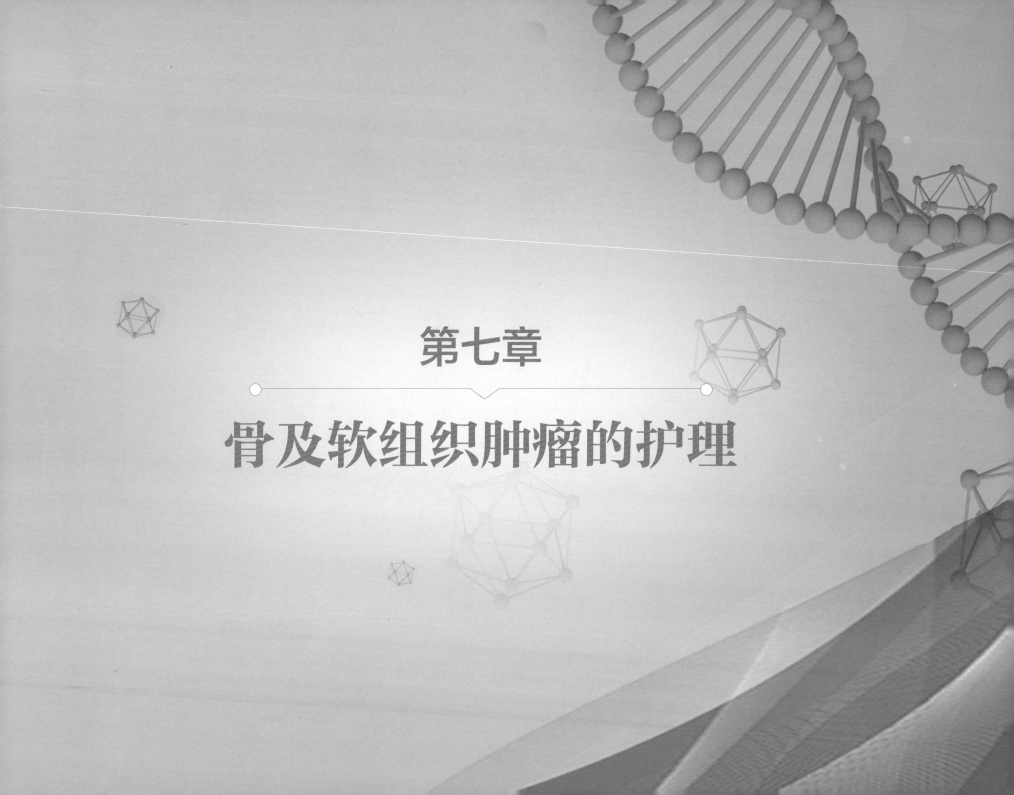

第一节 骨肉瘤

骨肉瘤

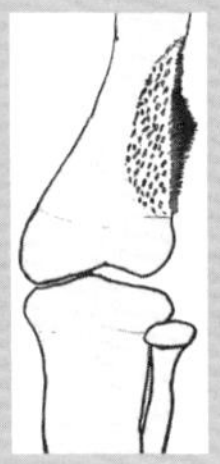

- 病因病机
  - 由间质细胞发展而来
  - 经软骨阶段形成肿瘤骨样组织
  - 病因尚不明确
    - 相关因素
      - 外伤
      - 环境
      - 放射性物质
      - 病毒
      - 遗传
  - 好发于青少年，男性多于女性
  - 常见于长管状骨干骺端
    - 好发部位
      - 股骨远端
      - 胫骨近端
      - 肱骨近端
- 病理
  - 组织学特点
    - 形成骨样组织或未成熟骨
    - 呈梭形
    - 可累及骨膜、骨皮质及髓腔
    - 病灶切面：呈鱼肉状，棕红或灰白色
  - 组织学分型
    1. 成骨型
    2. 成软骨型
    3. 成纤维型
  - 病理分期
    - 外科分期/TNM分期
  - 转移途径
    - 血道转移：最常见
    - 淋巴道转移
- 辅助检查及治疗
  - 实验室
    - 血清碱性磷酸酶↑
    - 乳酸脱氢酶↑
    - 与肿瘤细胞的成骨活动有关
  - 影像学
    - X线检查

      - 骨质破坏形态
        - 成骨性
        - 溶骨性
        - 混合性
      - 可见Codman三角或呈“日光射线”形态
    - MRI
      - 明确肿瘤的边界和侵袭范围
  - 治疗
    - 截肢术
    - 化疗

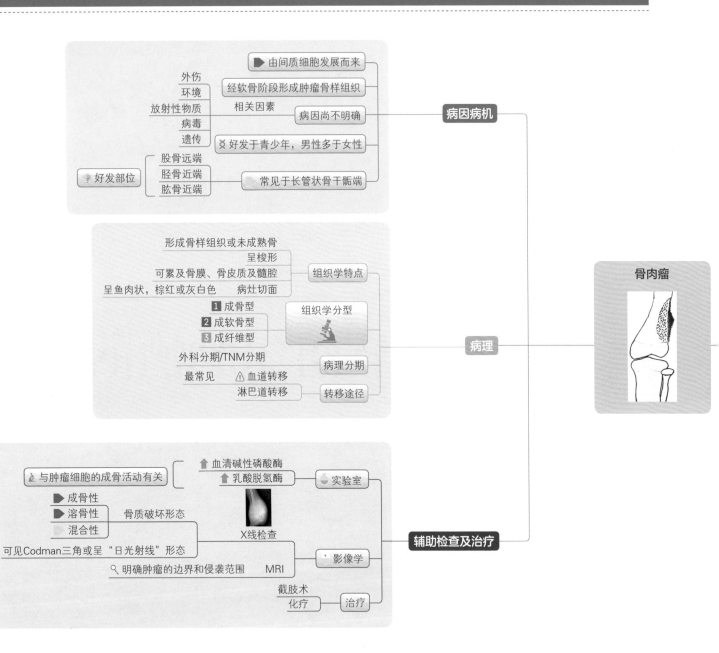

- 临床表现
  - 疼痛
    - 早期：局部隐痛 — 逐渐加重
    - 多为持续性 — 夜间为甚
    - 局部表面皮温升高，静脉怒张
    - 休息、制动或一般镇痛药无法缓解
  - 肿胀和肿块
    - 发展迅速
    - 触之硬度不一，伴有压痛
  - 病理性骨折
    - 多见于以溶骨性病变为主的骨肉瘤
  - 关节活动受限/跛行
  - 全身症状
    - 贫血、消瘦、食欲缺乏、体重下降、低热等
    - 晚期最易转移至肺
- 护理
  - 化疗
    - 胃肠道护理
      - 预防性使用止吐药
      - 观察有无腹泻、腹痛
      - 补充营养
        - ONS
        - 静脉营养
    - 静脉炎的预防
      - 充分评估血管 — 避免反复穿刺
      - 合理选择静脉输液导管
        - 输液港
        - PICC
        - CVC
    - 骨髓抑制护理 — 详见第一部分第七章第三节“骨髓抑制”
  - 保肢术后
    - 体位
      - 患肢高于心脏水平
      - 保持肢体功能位
    - 管道护理
      - 固定、通畅、防扭曲
      - 动态观察引流液情况
    - 康复训练
      - 功能锻炼指导前置至术前
      - 制订锻炼计划
      - 指导用助行器
    - 脆性骨折的预防
      - 避免暴力搬运
      - 防跌倒
  - 截肢术后

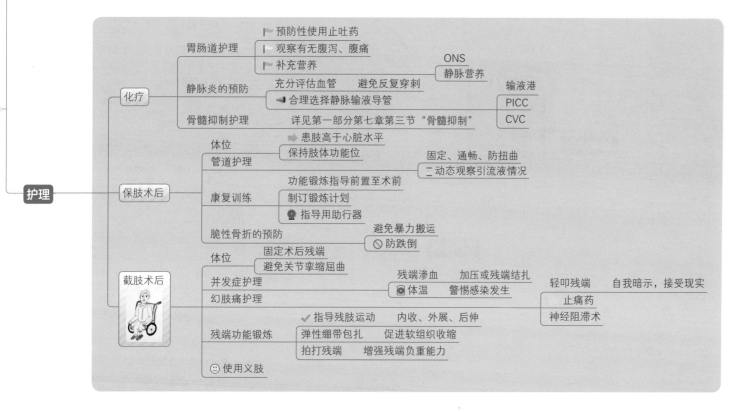

    - 体位
      - 固定术后残端
      - 避免关节挛缩屈曲
    - 并发症护理
      - 残端渗血 — 加压或残端结扎
      - 体温 — 警惕感染发生
    - 幻肢痛护理
      - 轻叩残端 — 自我暗示，接受现实
      - 止痛药
      - 神经阻滞术
    - 残端功能锻炼
      - 指导残肢运动 — 内收、外展、后伸
      - 弹性绷带包扎 — 促进软组织收缩
      - 拍打残端 — 增强残端负重能力
    - 使用义肢

第二节 骨转移瘤

骨转移瘤

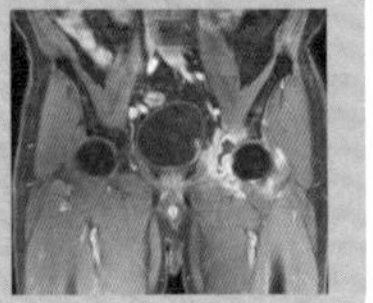

- 病机
  - 转移方式
    - 血道播散
      - 原发瘤细胞浸润
      - 瘤细胞脱落
      - 停留骨髓血管壁
      - 溢出增殖血管外
      - 骨转移灶
  - 最易出现骨转移
    - 乳腺癌
    - 肺癌
    - 前列腺癌
    - 肾癌
    - 甲状腺癌
  - 好发部位
    - 脊柱
    - 骨盆
    - 肋骨
    - 肢体近端
- 临床表现
  - 疼痛（50%~90%）
    - 间断转为持续
    - 晚间为甚
    - 发展迅速
  - 病理性骨折（5%~40%）
    - 溶骨性转移
      - 虫蚀
      - 穿凿样
      - 大片状
    - 成骨性骨转移
    - 混合性转移
      - 斑点样
      - 斑片样
  - 高钙血症（10%~20%）
    - 腹痛
    - 呕吐
    - 脱水
    - 肾衰竭
  - 脊髓压迫症（<10%）
    - 轻度感觉障碍
    - 严重疼痛
    - 大小便功能障碍
    - 截瘫
- 辅助检查
  - 影像学
    - X线
      - 溶骨性
      - 成骨性
      - 混合性
    - ECT
    - CT
    - MRI
    - PET-CT
  - 肿瘤标志物
- 治疗
  - 放疗
  - 化疗
  - 放射性核素治疗
  - 手术治疗
- 护理措施
  - 疼痛护理
    - 原则
      - 遵医嘱用药
      - “321原则”
        - 疼痛评分<3分
        - 爆发痛≤2次/d
        - 1d达到
    - 骨溶解抑制药
      - 唑来膦酸
      - 伊班膦酸钠
    - 放疗止痛
  - 病理性骨折
    - 预防为主
      - 避免
        - 剧烈弯腰
        - 转体
        - 体位改变
        - 外固定支具
    - 发生骨折
      - 制动
      - 不可随意搬动
      - 止痛
  - 高钙血症
    - 遵医嘱用药
      - 抑制骨钙吸收
      - 扩容
      - 增加尿钙排泄
    - 多饮水　增加尿量
    - 避免高钙食物
    - 保持皮肤干燥、清洁
    - 监测生命体征　防心脏停搏
  - 脊髓压迫症
    - 支具应用
      - 少下床
      - 支撑颈腰段
    - 体位转换
      - 仰卧位
      - 轴性翻身
    - 功能锻炼
      - 保持关节功能位置
      - 主/被动运动
  - 饮食护理
    - 多食牛奶、蛋类、肉类等营养食物
    - 忌肥腻、辛辣、生、冷、硬食物
  - 心理护理
    - 家庭、社会支持
    - 鼓励宣泄

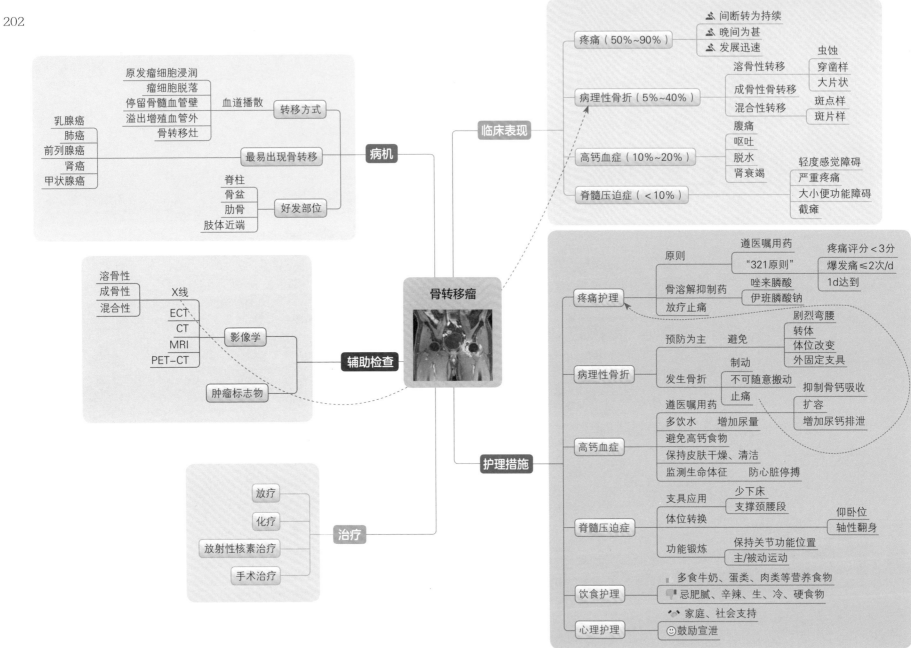

第三节 恶性黑色素瘤

恶性黑色素瘤

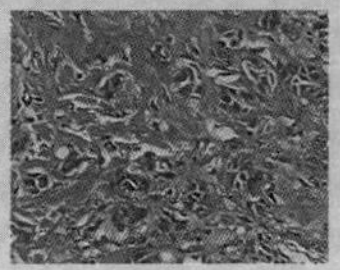

病因病机

- 来源
  - 黑色素细胞的恶性肿瘤
    - 红黄黑色素
    - 深色黑色素
  - 先天性痣
  - 获得性痣
  - 非典型痣
- 风险因素
  - 环境
    - 对阳光敏感性
    - 紫外线（主要）
    - 皮肤表型（浅肤色、雀斑）
  - 遗传
    - 痣的数量
    - 黑色素瘤病史
    - 黑色素瘤家族史
  - 免疫
    - 体液
    - 细胞
- 转移途径
  - 淋巴道转移
  - 血道转移
- 增长率
  - 肿瘤厚度
  - 有丝分裂率
  - 男性
  - 年龄≥70岁
  - 较少的黑色素痣和雀斑
  - 不典型的临床表现
- 好发部位
  - 背部
  - 胸腹部
  - 腿部
  - 足底
  - 指趾

诊断

- 体格检查
  - 形状不对称
  - 边界不规则
  - 颜色变异
  - 直径>6mm
  - 隆起
- 影像学检查
  - 胸片
  - 超声
  - CT、MRI
  - PET-CT
- 前哨淋巴结活检
  - 区域淋巴道转移
    - 金标准

临床表现

- 非典型痣
  - 普通皮肤
  - 放射生长
  - 铅弹样播散
  - 溃疡型
- 丘疹、结节及斑块
  - 任何部位
  - 膨胀性
  - 息肉样
- 恶性雀斑
  - 头颈部
    - 日光暴露
- 肢端雀斑
  - 手掌、足底或甲下

治疗

- 手术
  - 扩大切除
    - 病灶厚度≤1.0mm，切缘1cm
    - 厚度1.01~2mm，切缘1~2cm
    - 厚度>2mm，切缘2cm
  - 前哨淋巴结活检
    - 选择性清扫
- 化疗
- 生物治疗
  - 干扰素
  - 白细胞介素-2
  - 胸腺素-α1

护理措施

- 用药不良反应
  - 发热
    - $T<38.5$℃，物理降温，多饮水
    - $T\geq38.5$℃，遵医嘱用药
  - 胃肠道反应
    - 暂时停用药
    - 遵医嘱用药
  - 骨髓抑制
    - 详见第一部分第七章第三节“骨髓抑制”
- 舒适护理
  - 适当下地活动
  - 使用娱乐用具
- 心理护理
  - 接受患病事实
  - 树立战胜疾病的信心
- 营养支持
  - 高维生素、高热量、低脂肪饮食
  - 饮食清淡，忌辛辣刺激，多饮水
- 避免不良刺激
  - 理化因素刺激
  - 过度紫外线照射
  - 工作压力大
  - 黑色素痣反复摩擦

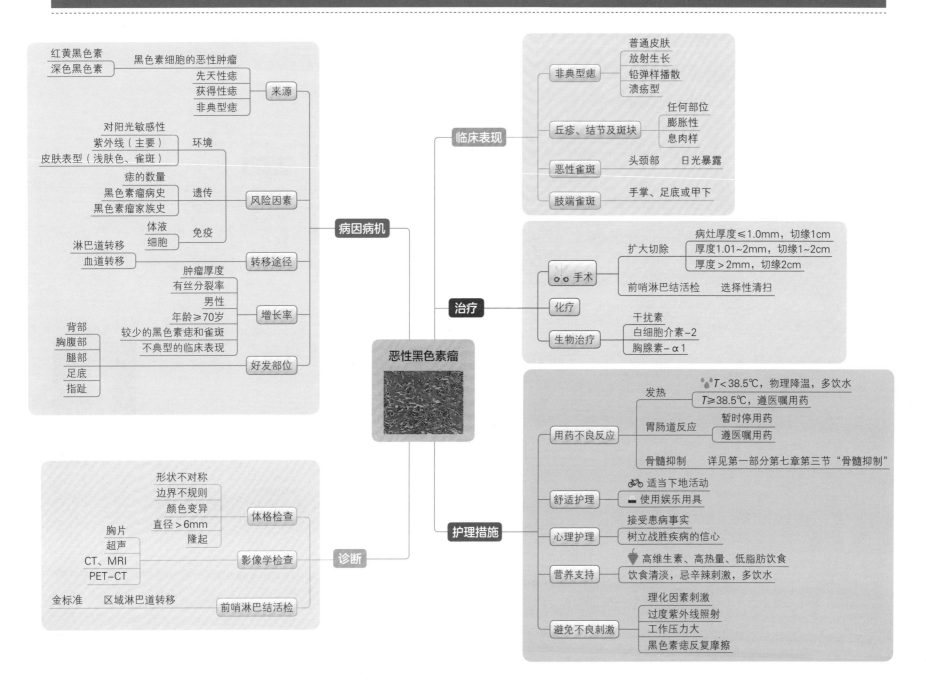

第四节 骨纤维肉瘤

骨纤维肉瘤

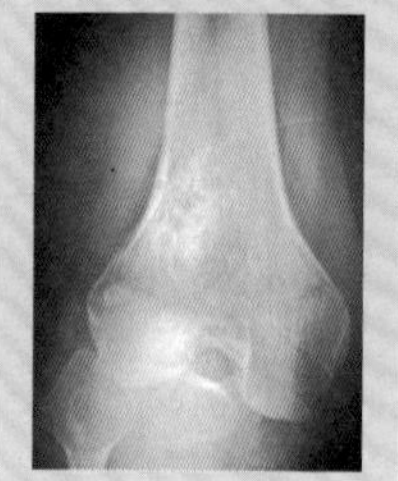

- 病因病机
  - 纤维细胞
    - 网状纤维肉瘤
    - 胶原纤维肉瘤
  - 病因尚不明确
  - 发病率低，多见于青春期后
  - 不同原发部位分为
    - 中央型
    - 周围型
  - 常见于四肢长骨干骺端偏干
    - 好发部位
      - 股骨远端
      - 胫骨近端
      - 股骨近端
      - 盆骨
- 病理
  - 组织学特点
    - 富含胶原，呈白色
    - 质地致密、坚硬
    - 长梭形，细胞核为卵圆形或梭形
    - 多见淋巴细胞浸润
  - 组织学分级
    - 1级：富含胶原纤维
    - 2级：为束状或人字形
    - 3级、4级：肿瘤细胞量多，呈多形性
  - 病理分期
    - 外科分期/TNM分期
  - 转移途径
    - 血道转移
      - 常见于肺转移和骨转移
    - 淋巴道转移

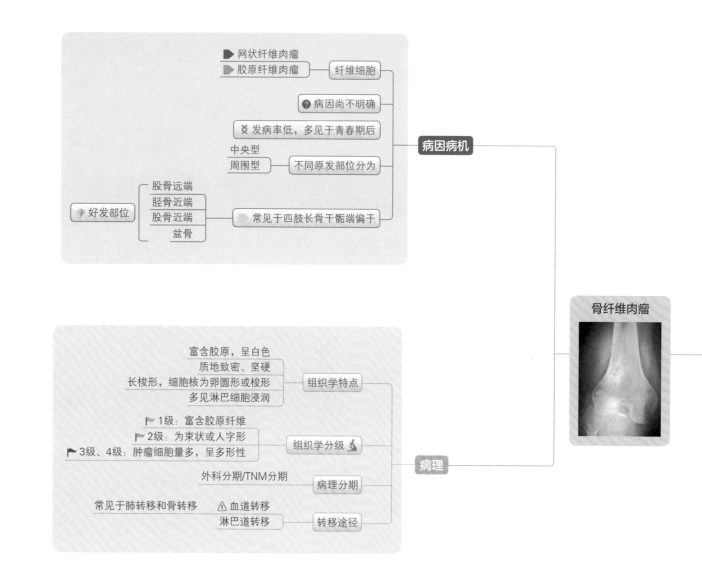

- **临床表现**
  - 病程长，症状不典型
    - 头颈部
    - 日光暴露
  - 疼痛
    - 中央型者以疼痛为主，逐渐加重
  - 肿胀
    - 周围型者以肿胀为主，肿块大小不一
  - 病理性骨折
    - 常见于恶性程度高者
  - 后期常有皮温高、浅静脉怒张等表现
  - 全身症状
    - 贫血、食欲缺乏、消瘦等

- **护理**
  - 化疗、放疗护理
    - 详见第一部分第一章“肿瘤化疗的护理”和第二章“肿瘤放疗的护理”
  - 体位
    - 肢体保持舒适
    - 必要时制动、固定
  - 饮食
    - 高蛋白
    - 富含维生素和高热量
    - 易消化
    - 必要时口服肠内营养粉
  - 疼痛护理
    - 局部固定、制动，操作轻柔
    - 观察肢体肿胀程度
      - 皮肤颜色
      - 有无畸形
    - WHO三级阶梯镇痛处理
  - 康复指导
    - 功能锻炼
      - 肌肉等长收缩运动
      - 踝泵运动
      - 肢体运动
        - 内收、外展、后伸
    - 制订康复计划
    - 预防DVT发生
  - 脆性骨折的预防
    - 防跌倒
    - 三个“30秒”原则
  - 截肢术后护理
    - 详见第二部分第七章第一节“骨肉瘤”
  - 健康宣传教育
    - 定期复诊
    - 监测血常规、肝肾功能
    - 注意休息，保证睡眠
    - 提供延续性护理服务

- **辅助检查及治疗**
  - 影像学检查
    - X线检查

      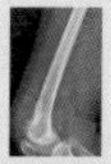

      - 溶骨性破坏
        - 边界不清
        - 骨皮质中断或侵犯软组织
        - 骨膜反应很少或全无
        - 呈虫蚀样
    - MRI
      - 明确肿瘤侵袭范围
  - 治疗
    - 手术治疗
      - 纤维肉瘤切除术
      - 复发性纤维肉瘤扩大根治术
      - 截肢手术
    - 化疗
    - 放疗

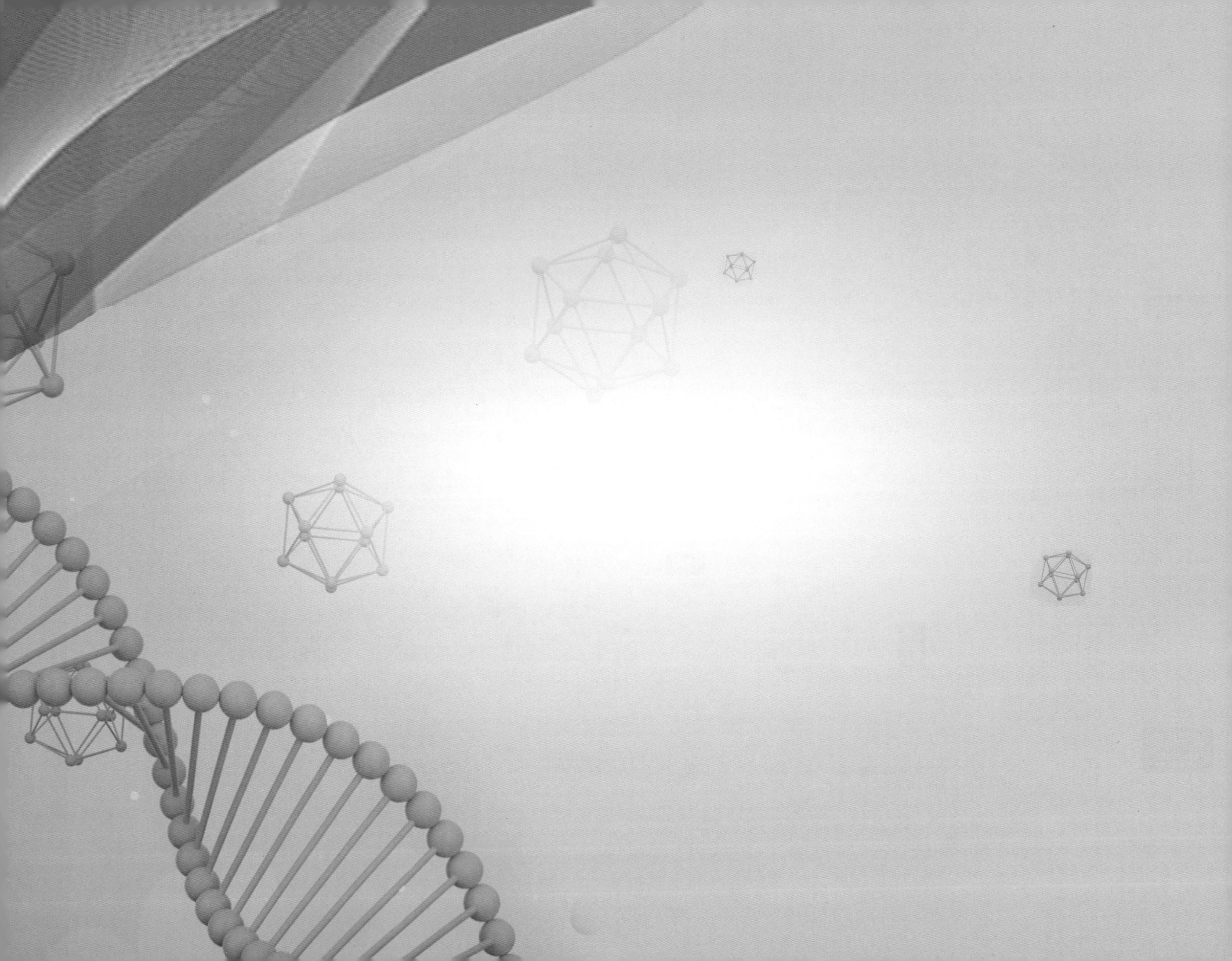

第八章

中枢神经系统肿瘤的护理

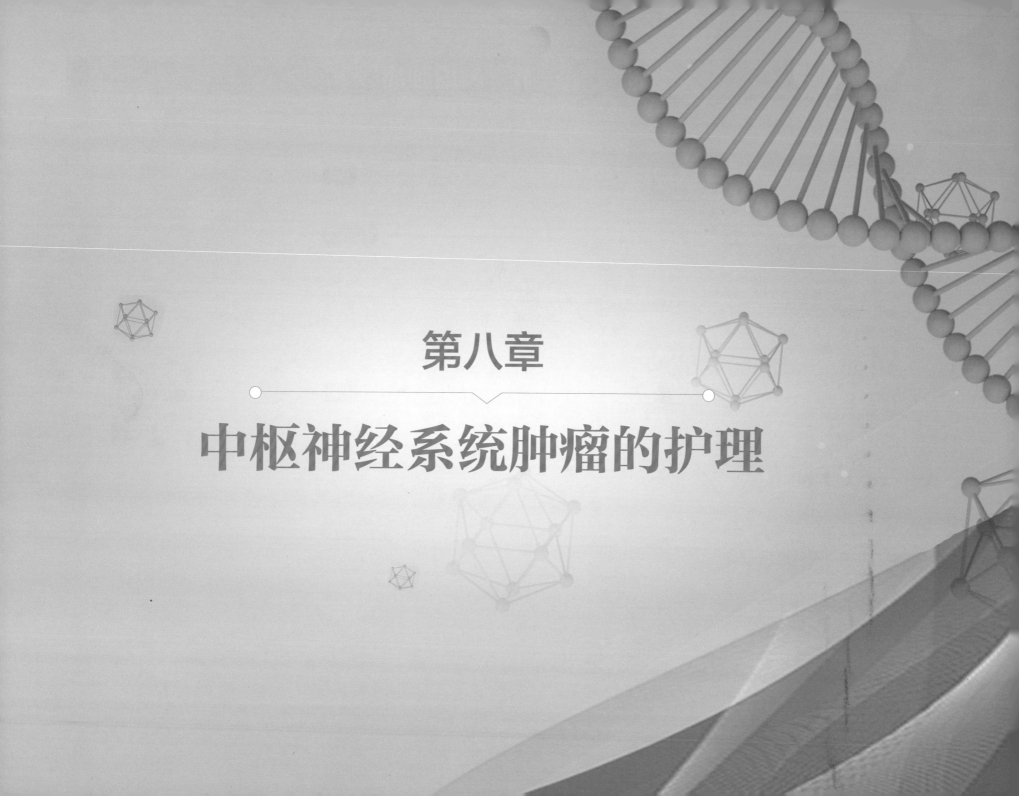

第一节 颅内肿瘤

- 颅内肿瘤

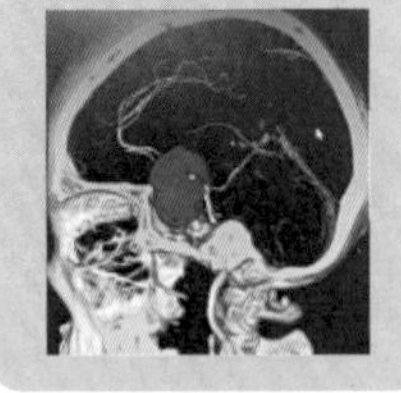

  - 分类
    - 幕上肿瘤
    - 幕下肿瘤
    - 蝶鞍区肿瘤
  - 病因病机
    - 基因及遗传因素
    - 电离辐射与非电离辐射
    - 职业暴露
      - 杀虫剂、除草剂、电磁场暴露
    - 化学致癌剂
      - 亚硝胺类化合物
      - 多环芳香烃化物
    - 颅脑外伤
    - 病毒感染
      - 猴病毒40、人巨细胞病毒
  - 病理
    - 神经上皮组织肿瘤
    - 颅神经和脊神经根肿瘤
    - 脑膜肿瘤
    - 淋巴造血系统肿瘤
    - 生殖细胞肿瘤
    - 鞍区肿瘤
    - 转移瘤
    - 垂体瘤
    - 颅咽管瘤
  - 临床表现
    - 颅内压增高
      - 头痛
      - 呕吐
      - 视盘水肿
      - 精神症状
      - 复视
      - 头围增大
      - 生命体征变化
      - 脑疝
    - 癫痫发作
      - 一侧口角、手指或足趾抽搐
    - 局灶症状
    - 内分泌症状
      - 生长激素分泌过多
      - 女性患者
        - 闭经、泌乳、不孕
        - 性功能减退
      - 向心性肥胖、满月脸、水牛背
      - 甲状腺肿和甲状腺功能亢进
      - 垂体功能障碍
        - 儿童发育迟滞，面黄
        - 毛发脱落
        - 无第二性征
    - 对周围结构压迫症状
      - 头痛
      - 视力视野障碍
      - 下丘脑症状
        - 体温失调
      - 其他神经症状和体征

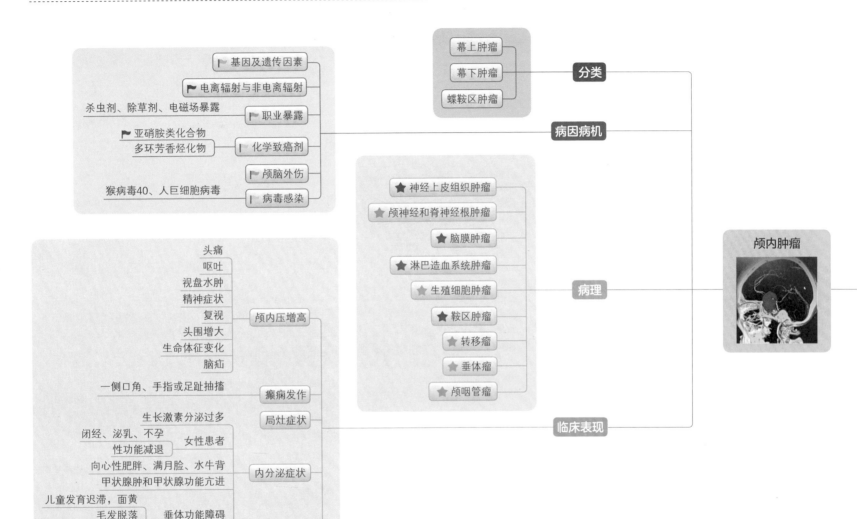

- 治疗
  - 手术治疗
  - 药物治疗
    - 垂体瘤　激素
    - 泌乳素腺瘤　甲磺酸溴隐亭
  - 放疗
  - 免疫治疗
- 护理
  - 手术前、手术后护理
  - 化疗、放疗护理
    - 详见第一部分第一章“肿瘤化疗的护理”和第二章“肿瘤放疗的护理”
  - 康复训练
    - 认知
    - 肢体功能障碍
    - 语言康复
    - 吞咽功能训练
  - 居家护理
    - 特殊护理
      - 癫痫
      - 偏瘫
      - 语言障碍
        - 缩唇、叩齿、卷舌、鼓腮、吹气、咳嗽
        - 营造轻松、安静的语言交流环境
    - 康复期　避免剧烈运动
    - 步态不稳者　注意防摔伤
    - 听力障碍者　选择助听器
    - 面瘫者　避免吹风、受冷
    - 脑室–腹腔分流术者　按压分流泵、保持通畅
  - 特殊护理指导
    - 经鼻蝶，避免剧烈咳嗽，用力擤鼻
    - 视力障碍者　陪伴，防跌倒
    - 垂体瘤患者　遵医嘱服药，勿擅自停
    - 颅咽管瘤术后永久尿崩症患者　终身用去氨加压素和垂体后叶素
    - 复查指导
      - 垂体瘤　术后3个月、6个月、12个月复查
      - 颅咽管瘤
        - 术后3个月复查
        - 每半年复查1次，至少5年

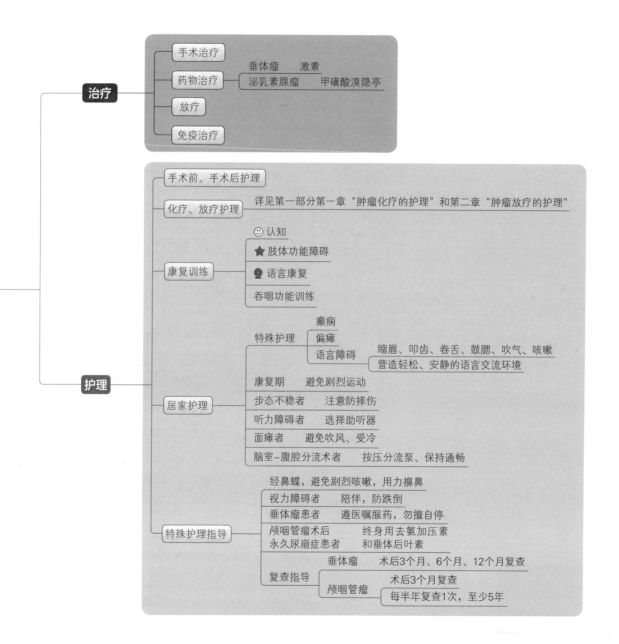

第二节 椎管内肿瘤

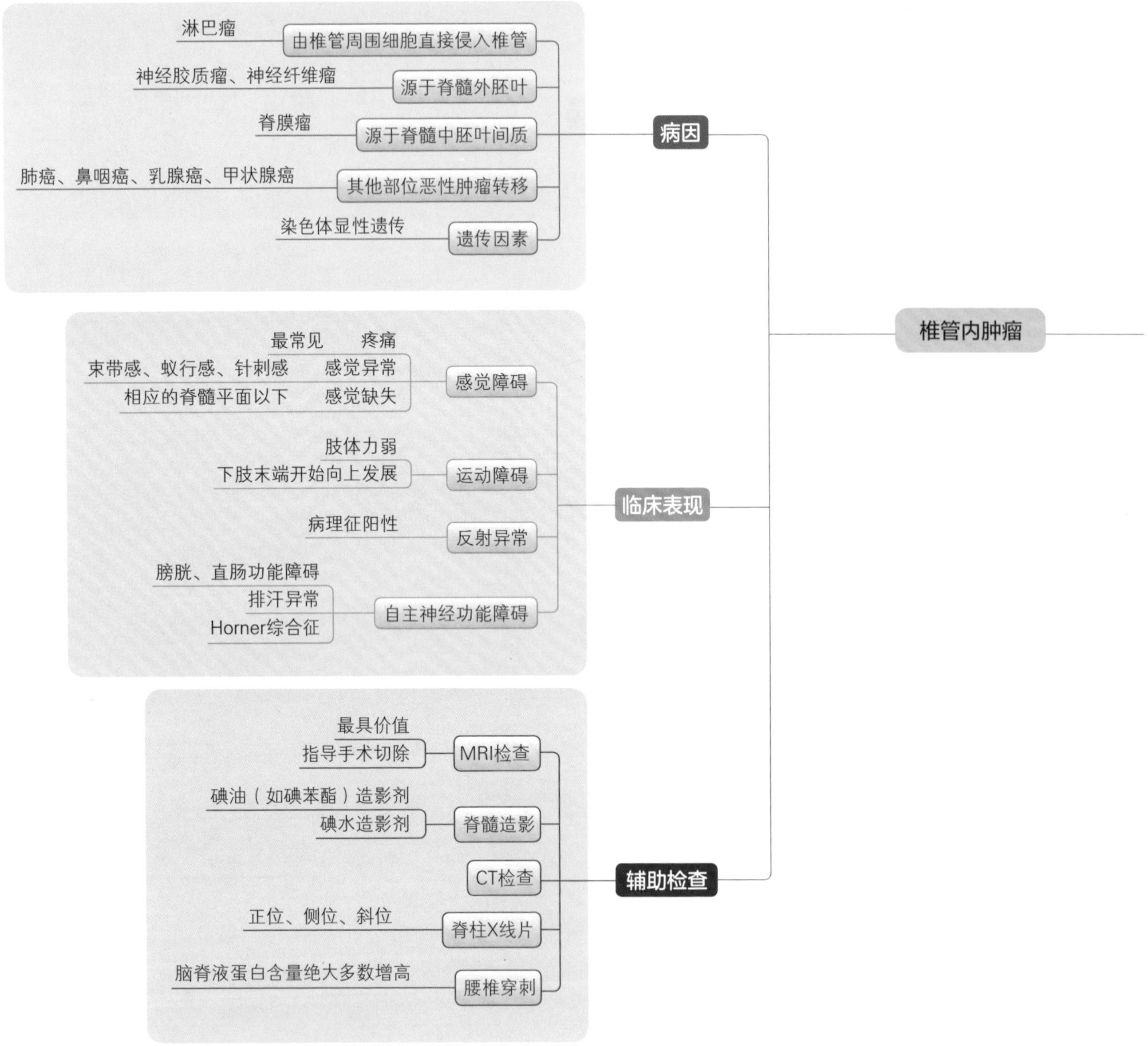
椎管内肿瘤
病因
由椎管周围细胞直接侵入椎管
淋巴瘤
源于脊髓外胚叶
神经胶质瘤、神经纤维瘤
源于脊髓中胚叶间质
脊膜瘤
其他部位恶性肿瘤转移
肺癌、鼻咽癌、乳腺癌、甲状腺癌
遗传因素
染色体显性遗传
临床表现
感觉障碍
疼痛
最常见
感觉异常
束带感、蚁行感、针刺感
感觉缺失
相应的脊髓平面以下
运动障碍
肢体力弱
下肢末端开始向上发展
反射异常
病理征阳性
自主神经功能障碍
膀胱、直肠功能障碍
排汗异常
Horner综合征
辅助检查
MRI检查
最具价值
指导手术切除
脊髓造影
碘油（如碘苯酯）造影剂
碘水造影剂
CT检查
脊柱X线片
正位、侧位、斜位
腰椎穿刺
脑脊液蛋白含量绝大多数增高

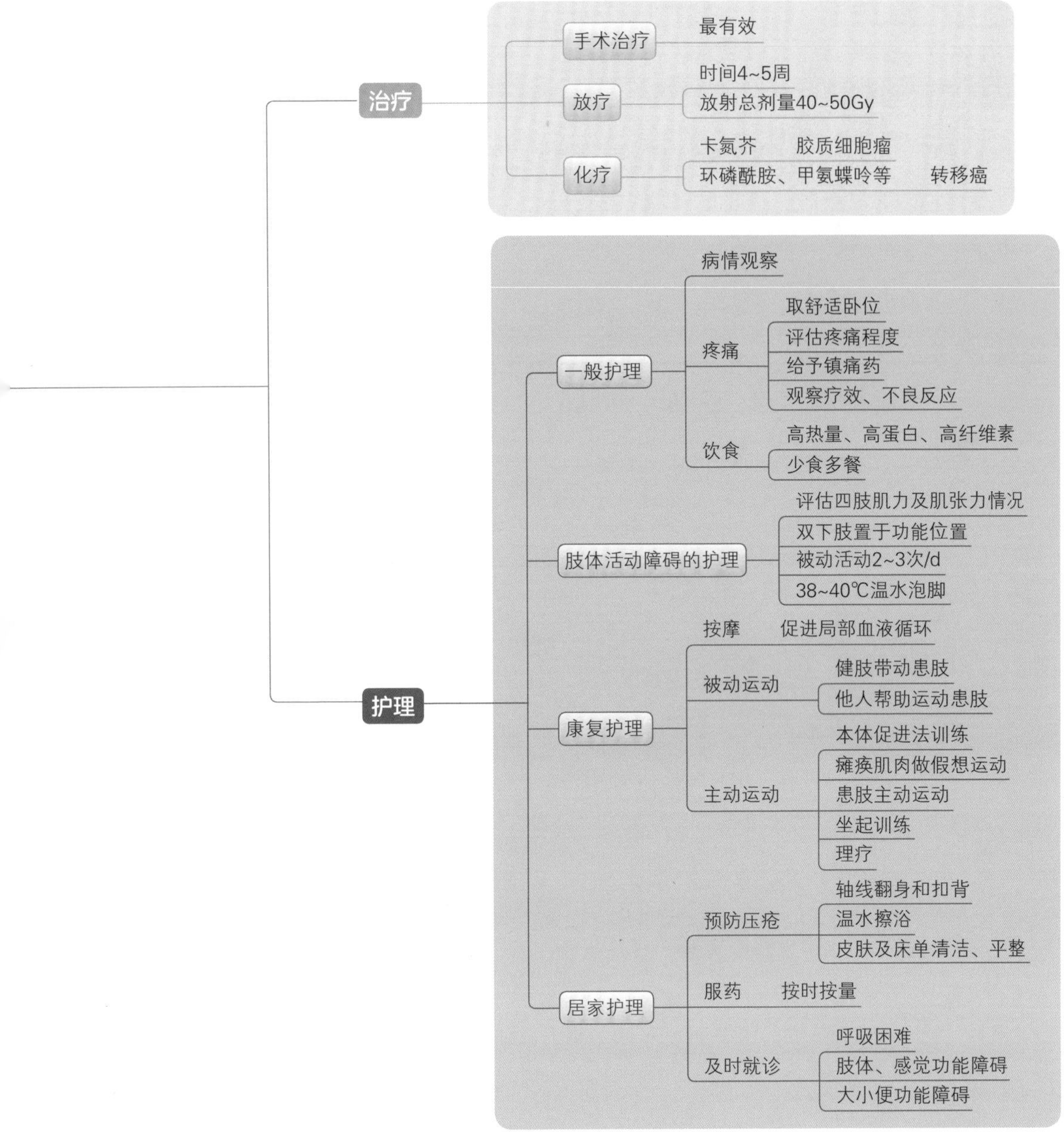
治疗
手术治疗
最有效
放疗
时间4~5周
放射总剂量40~50Gy
化疗
卡氮芥
胶质细胞瘤
环磷酰胺、甲氨蝶呤等
转移癌
护理
一般护理
病情观察
疼痛
取舒适卧位
评估疼痛程度
给予镇痛药
观察疗效、不良反应
饮食
高热量、高蛋白、高纤维素
少食多餐
肢体活动障碍的护理
评估四肢肌力及肌张力情况
双下肢置于功能位置
被动活动2~3次/d
38~40℃温水泡脚
康复护理
按摩
促进局部血液循环
被动运动
健肢带动患肢
他人帮助运动患肢
主动运动
本体促进法训练
瘫痪肌肉做假想运动
患肢主动运动
坐起训练
理疗
居家护理
预防压疮
轴线翻身和扣背
温水擦浴
皮肤及床单清洁、平整
服药
按时按量
及时就诊
呼吸困难
肢体、感觉功能障碍
大小便功能障碍